膝关节退变性疾病
诊疗最新进展

崔树平　汤志刚　王西迅　主编

天津出版传媒集团

天津科技翻译出版有限公司　　天津科学技术出版社

图书在版编目（CIP）数据

膝关节退变性疾病诊疗最新进展 / 崔树平，汤志刚，
王西迅主编．—— 天津：天津科技翻译出版有限公司：
天津科学技术出版社，2019.9

ISBN 978-7-5433-3970-5

Ⅰ．①膝… Ⅱ．①崔… ②汤… ③王… Ⅲ．①膝关节
—关节疾病—诊疗 Ⅳ．① R684

中国版本图书馆 CIP 数据核字（2019）第 198296 号

出 版 人：刘子媛　　　　　　　　　　蔡颢
出　　　版：天津科技翻译出版有限公司　天津科学技术出版社有限公司
地　　　址：天津市南开区白堤路 244 号　天津市西康路 35 号
邮　　　编：300192　　　　　　　　　　300051
电　　　话：022-87894896　　　　　　　022-23332400
传　　　真：022-87895650　　　　　　　022-23332400
网　　　址：www.tsttpc.com.cn　　　　　www.tjkjcbs.com.cn
印　　　刷：河北盛世彩捷印刷有限公司
发　　　行：全国新华书店
版本记录：710mm×1000mm　16 开　23 印张　116 千字
　　　　　2019 年 9 月第 1 版　2019 年 9 月第 1 次印刷
　　　　　定价：128.00 元

（如发现印装问题，可与出版社调换）

主编简介

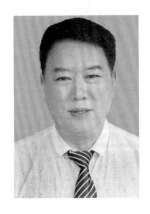

崔树平，河南南阳人，毕业于湖北中医药大学，主任医师，现任河南省南阳崔树平骨伤医院院长，中共党员，河南省第十二、十三届人大代表，全国"五一劳动奖章"获得者，南阳地区骨伤科学术带头人，2005年曾获"中医大师"荣誉称号，从医40年骨伤科有丰富的临床经验。先后获专利2项、成果4项，主持和参编《崔树平正骨经验录》和《中华医道·骨伤专辑》两部专著。曾在国内核心期刊发表论文36篇。大爱无疆，无私奉献。曾亲率团队四进灾区（汶川、玉树、雅安、九寨沟）抗震救灾，深受藏族同胞感谢并获当地政府表彰。

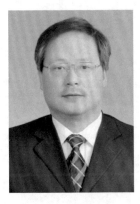

汤志刚，男，1967年8月出生，浙江富阳人。现任浙江台州市博爱医院副院长，主任中医师。1990年7月毕业于浙江中医药大学中医骨伤专业。

从事骨伤专业临床28年，有丰富的临床经验。创伤性股骨头坏死防治研究曾获浙江省科技进步二等奖，曾任浙江中医药大学、江西中医学院兼职教授，荣获杭州市"131"应用项目（膝关节损伤的微创治疗）项目负责人、关节病学科负责人。

现任浙江省中西医结合学会骨伤分会青年委员及海峡南少林手法医学协会常务理事，为浙江省台州路桥区第一、二届名中医、首届名医工作室领衔人。

所在医院为"全国百姓放心示范医院"和浙江省文明单位。

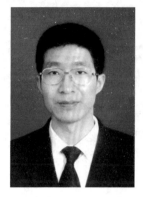

王西迅，男，1971年6月出生，河南南阳人。现任武警浙江省总队嘉兴医院手足显微外科副主任，主任医师，嘉兴学院兼职讲师。

从事骨科及手足显微外科临床20余年，在核心期刊发表论文50余篇。主持、参与完成省部级、厅局级科研课题9项。获得省、市级科技成果奖6项。个人荣立三等功1次。

现任浙江省康复医学会四肢修复重建外科委员会常务委员，浙江省医学会手外科分会委员，浙江省医学会显微外科分会青年委员，浙江省中西医结合学会骨伤科专业委员会儿童骨科学组委员，世界中医药学会联合会骨伤科分会常务委员。

参编人员

主　　编：崔树平　汤志刚　王西迅

主编助理：龙荫生

副 主 编：

张明华　李　果　赵东友　徐晓刚

崔　晓　张金标　任　磊　龙　攀

编　　委：（按姓氏笔画排序）

马卓娅　王清品　王　歧　王西迅

龙荫生　龙　攀　龙　勇　任宗豪

任　磊　许挺涛　汤志刚　李　果

张明华　张金标　张留栓　赵东友

侯　聪　柳云恒　姬士伟　郭德民

郭全通　魏东阁　崔树平　崔　晓

审　　校：

张留栓

内容提要

本书分为 12 章详细从膝关节的生理解剖、功能解剖和生物力学等方面做了叙述。因为膝关节是人体中最大的也是结构最复杂的关节，造成其退行性疾病的原因很多。不仅仅是"骨关节炎"应准确诊断和精准治疗，因而本书收集了近十年来国内核心期刊发表的文章和国家自然基金资助的项目以及省部级科研项目，包括对膝关节退行性病变的基础理论、动物实验、临床研究以及治疗方面（保守治疗、微创治疗以及经典手术治疗）的研究，结合作者从医 50 年的临床经验撰写了此书，此书具有一定的权威性和可靠的循证医学依据，可供临床专科医师、研究生或博士生参考。

由于水平有限，此书仅供学者参考。不当之处，敬请斧正。

编者

郑重声明

本书中所介绍的有关膝关节退行性疾病的最新疗法，须在专业医师指导下开展，否则，一切后果自负。

编者
2018 年 8 月

目录

第一章　膝关节的结构功能与特点 …………………………… 1

第二章　膝关节的生物力学特点 ……………………………… 7

第三章　膝关节退行性疾病的生化特点 ……………………… 20

第四章　膝关节退行性疾病的病理过程 ……………………… 26

第五章　膝关节退行性疾病的临床表现 ……………………… 37

　　第一节　膝关节半月板损伤及退变 …………………… 58

　　第二节　股骨髁间窝前交叉韧带撞击综合征 ………… 72

　　第三节　髌骨外侧撞击综合征 ………………………… 78

　　第四节　膝关节滑膜皱襞综合征 ……………………… 82

　　第五节　髌股疼痛综合征 ……………………………… 85

　　第六节　髌骨软化症 …………………………………… 88

　　第七节　高位髌骨 ……………………………………… 95

　　第八节　膝关节自发性骨坏死 ………………………… 103

　　第九节　膝关节滑膜炎 ………………………………… 115

　　第十节　膝部滑囊炎 …………………………………… 120

第六章　膝关节退行性疾病的循证依据 ……………………… 142

　　附1：骨关节炎诊治指南（2007年版） ……………… 154

　　附2：重度膝关节骨关节炎临床路径（2009年版） …… 158

　　附3：膝关节骨关节炎临床路径（2011年版） ………… 163

　　附4：膝滑膜炎临床路径（2016年版） ………………… 168

　　附5：膝关节置换临床路径（2016年版） ……………… 173

　　附6：人工膝关节置换术后康复临床路径（2016年版） … 178

第七章　膝关节退行性疾病治疗方法的选择 ·················· 183

第八章　膝关节退行性病治疗方法的效果评价 ·············· 202

第九章　康复训练的临床意义 ······························· 207

第十章　膝关节退变性病变前瞻性研究的评估 ·············· 216

　　第一节　"对策失配"舍本求末表现 ···················· 217

　　第二节　基因治疗的研究 ···························· 218

　　第三节　生物分子医学治疗 ························· 226

　　第四节　3D打印技术在骨科的应用 ·················· 232

第十一章　膝关节退行性病变的微创治疗 ·················· 235

　　第一节　微创全膝关节置换术 ······················ 236

　　第二节　关节镜下清理与钻孔减压术 ················ 242

　　第三节　射频汽化联合关节镜治疗半月板病变 ········ 244

　　第四节　射频汽化软骨成形术 ······················ 247

　　第五节　髌股骨关节炎的微创治疗 ·················· 249

　　第六节　髌骨内静脉造影及减压钻孔术 ·············· 252

　　附1：膝关节骨关节炎临床路径 ····················· 258

　　　　（2017年县级医院适用版） ··················· 258

　　附2：膝关节骨关节炎临床路径表单 ················· 261

　　附3：膝关节骨关节病关节镜下病灶清理临床路径 ······· 264

　　　　（2016年版） ······························· 264

第十二章　膝关节退行性病变最新疗法 ·················· 269

　　第一节　非药物疗法 ···························· 269

　　第二节　药物疗法 ·························· 271

　　第三节　抗骨质疏松治疗在膝关节退变中的作用 ······· 279

　　第四节　3D打印技术在临床骨科的应用 ············ 296

第五节　个体化数字导板结合 3D 打印技术在旋转铰链型人工
膝关节置换术中的应用 …………………… 301

第六节　3D 打印技术构建骨修复材料生物力学研究 … 304

第七节　膝骨关节炎的最新微创治疗 …………… 306

附 1：骨关节炎诊疗指南（2018 年版） ………… 331

附 2：骨关节炎诊疗指南（2018 年版）解读 ……… 342

参考文献 …………………………………… 347

后　记 …………………………………… 355

第一章 膝关节的结构功能与特点

人类 600 万年前从爬行进化到站立行走、奔跑、攀爬等付出了高昂的代价，脊柱、骨盆和下肢关节，尤其是双膝关节付出了惨痛的代价，但是人类获得了双手的解放，从而改变和创造了世界。

在人类的生存活动中，膝关节是身体中最大和最复杂的关节；关节的构成可以分为关节内结构和关节外围结构。关节内结构有关节上端的股骨内、外髁，下端有胫骨的内、外平台以及人体内最大的籽骨（髌骨以及关节囊，前、后交叉韧带、内外侧副韧带和内外侧半月板和滑膜、皱襞）。膝关节囊外结构由滑囊、肌腱肌肉等组成。使膝关节具备了特殊的活动功能，以供人类的生存活动需要。

骨结构介绍如下。

1. 股骨远端

股骨远端参与组成膝关节上端分为：内髁、外髁、内上髁、外上髁和髁间窝。（图 1-1 股骨组成膝关节上端）

内侧股骨髁比外侧股骨髁狭窄（图 1-2）。

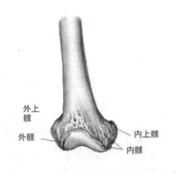

图 1-1　股骨下端组成膝关节上部

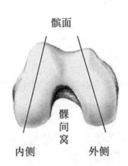

图 1-2　内侧髁比外侧髁狭窄

2. 胫骨近端（胫骨平台）

胫骨平台是膝关节内直接负重的关节面；外侧平台是球形，内侧平台是凹形，中间的髁间脊将其分开，中间的隔使其保持稳定。（图 1-3）（图 1-4 胫骨的后倾角为 3° ～ 15°）

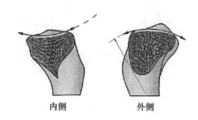

内侧　　　外侧

图 1-3　胫骨的后倾角为 3° ～ 15°

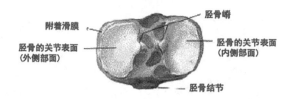

图 1-4　胫骨中间高突处为胫骨嵴

3. 髌骨

髌骨是人体中最大的籽骨。其厚度为 16 ～ 26mm，直径为 30 ～ 55mm，髌骨后面两边凹是关节软骨，为 4 ～ 5mm（图 1-5）。

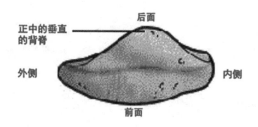

图 1-5　人体内最大的籽骨（髌骨结构）

4. 半月板

半月板是人体中最大的关节内软骨组织，内侧半月板呈半环形软骨，后角比前角宽；外侧半月板呈 2/3 的环形软骨，整个全长均比内侧半月板宽；维持膝关节承重的 60% ～ 80%；当股骨旋转（扭体）、膝弯曲（下蹲）和伸直时，外侧半月板可上移 12mm，内侧仅移动 4 ～ 5mm。半月板有效及时地承载传导载荷的分散，保持膝关节的稳定，减轻震荡并起到润滑的作用（图 1-6）。

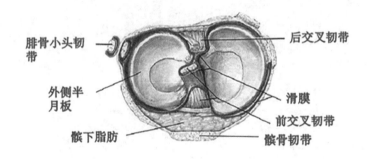

图 1-6　膝关节内外侧半月板与周边组织

5. 关节外韧带结构

关节外韧带结构如图 1-7 所示。

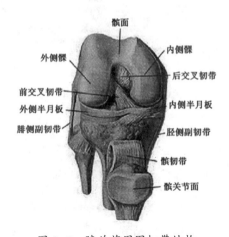

图 1-7　膝关节周围韧带结构

关节外韧带结构对膝关节的稳定起着至关重要的作用，任何一条韧带的退变或损伤，都会导致膝关节病变（图 1-7）。内、外侧副韧带，前、后交叉韧带，髌韧带，是膝关节内外韧带中比较重要的结构为膝关节前、后和中部稳定提供了基础；前、后交叉互相作用，控制膝关节的前后运动，屈曲时 ACL（前交叉韧带）几乎垂直地平线，前交叉韧带起髁间窝内侧、后交叉韧带起髁间窝后内侧、胫骨嵴中后侧延伸至胫骨后下方，组成四纤维结构，管理膝关节的屈曲活动（图 1-8、图 1-9）。

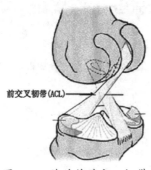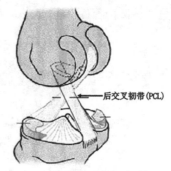

图 1-8　膝关节前交叉韧带与
内侧副韧带

图 1-9　膝关节后交叉韧带

　　膝关节内侧副韧带宽而呈扇形，起源于股骨的内上髁，远端与胫骨内上端镶嵌 4 ~ 5cm，其由两束组成，前方与关节囊不相连，后方与内侧半月板和关节囊相附着（图 1-1-10、图 1-1-11）。

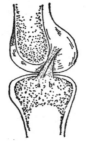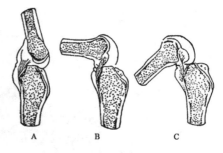

图 1-10　前交叉十字韧带
a. 前内侧部　b. 后外侧部

图 1-11　后交叉十字韧带在膝关节伸屈时的
张力和扭曲现象
A. 伸直　B. 屈曲　C. 扭曲

　　Hughston 等 1973 年报告，通过解剖发现内侧副韧带为另一独立韧带，起于前部纤维后上方 1cm 处的内收肌结节，向后下方分为三束止于胫骨（图 1-12、图 1-13）。

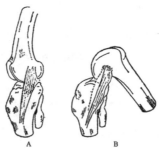

图 1-12　膝内侧副韧带
A. 伸膝　B. 屈膝

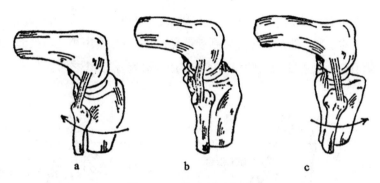

图 1-13　膝外侧副韧带
a. 外旋位　b. 屈曲位　c. 内旋位

6. 膝外肌肉结构

股四头肌是膝前外最强大的一块肌肉，是膝关节伸直的主要动力肌，可分为四部分：最中央为股直肌，股外侧直接附于髌骨上为股外侧肌；肌内侧肌包括两个较长的功能性肌肉（又称股二头肌，即缝匠肌和内收大肌）和股中间肌，它直接着于髌骨上缘（图 1-14）。

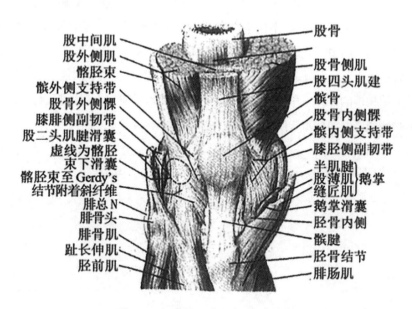

图 1-14　膝周肌肉、韧带及滑囊

7. 滑囊结构

由于膝关节在人的一生中是使用频率最大的关节，因此膝部有与膝关节活动和肌腱滑动结构有关的滑囊（图 1-15），有的与关节腔相通，有的则孤立存在。髌上囊并非真正的滑囊，而是膝关节滑膜腔的 个膨出部分。还有一些滑囊，尤其是腘窝肌腱和与外侧副韧带有关的滑囊，常由小孔与关节腔相通，和髌上囊有些类似。比较大的和起重要作用的滑囊有 12 个之多。

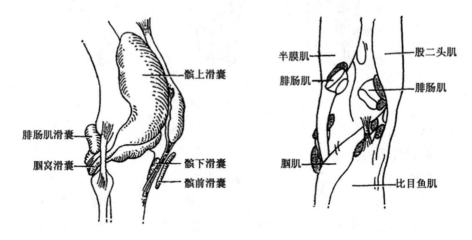

图 1-15　膝部滑囊

此种结构在活动锻炼中或生产劳动中，经常要承受反复的轻微损伤，中老年以后的组织退行性改变因此发病率也较高。不应以"膝骨性关节炎"或"膝关节骨质增生"一言蔽之，要精确诊断准确治疗。由于膝关节的这些结构特点，膝关节结构中的任何一种（骨结构、滑膜、滑囊以及肌肉）病变都会引起膝关节的功能障碍，而严重影响患者的生存质量。

（张明华　侯聪）

第二章　膝关节的生物力学特点

膝关节需要在人体不同姿势状态下保持稳定，才能起到支撑身体的作用。研究显示人体平卧时，膝关节负重为0；站立或平地行走时是自身重量的 1～2 倍；当上、下坡或上、下楼时是自身重量的 3～4 倍；跑步时则是自身重量的 4 倍；下蹲或跪地时，则可达到自身重量的 8 倍。因此在保持膝关节和人体稳定上不得不依靠相应的关节囊、韧带和滑囊、肌腱装置。以膝关节活动横轴为中心，可将膝关节大体分为前后两部分，前部的主要结构为髌韧带及内、外侧的支持带，主要为动力性功能结构，关节囊松弛，以膝关节屈曲为主，因此，当老年人关节韧带退变后，会出现严重的下肢活动受限。

在膝关节退变性疾病的诊断与治疗中，根据生物力学的特点提出了膝关节 Q 角的理论，Q 角是一个在临床诊治过程中常见的检查指标，又是一个在髌股关节生物力学研究过程中存在着许多争论的指标，关于 Q 角的理论，首先要提到髌骨和膝关节，它因损伤和退变而产生疼痛临床症状和功能障碍。髌股关节是膝关节中承载生物力学应力最严峻的一个关节，其治疗需要考虑生物力学的特点，正确认识 Q 角的相关问题，已是骨科专家的共识。

Q 角的理论基础：

Q 角的定义。研究者认为 Q 角是股四头肌力线和髌韧带力线的夹角，称股四头肌角（Qvadriceps Angle，QA），简称 Q 角。股四头肌力线是由髂前上棘到髌骨中心的连线，髌韧带力线是髌骨中心到胫骨结节的连线，两者交叉形成的夹角即 Q 角。

Q 角的形成。Q 角是生理性的。目前许多专家认为其形成主要与伸膝机制和髋关节内旋有关。在膝关节完全伸直时，髌骨与滑车上脂肪垫形成关节，正常膝外翻在股四头肌力线和髌韧带之间产生夹角。Hvid 等认为 Q 角的形成与髋关节内旋有关。国外学者在髌骨关节的动态力学分析中提到，胫股关节伸直过程中的扣锁机制（通过胫骨外旋相对股骨）使胫骨结节向外移位，随着股四头肌的收缩，膝关节完全伸直，髌骨从股骨髁滑车沟中滑出，通过此过程中的髋关节内旋、胫骨相对股骨的外旋、胫骨结节向外移位，形成 Q 角，故 Q 角常作为伸膝装置外翻角的反映。由此也可以推断 Q 角是随股四头肌力线和髌韧带力线变化而变化，与足旋前和旋后的活动也有关，如太极拳的动作中足跟落地、足旋前和胫骨旋内时，股四头肌收缩和髌韧带外偏把髌骨拉向外侧，可增大 Q 角。在形成 Q 角后，股四头肌的牵拉造成外翻矢量，该矢量受到髌骨内侧支持带和股内侧肌的拮抗，说明形成 Q 角后的力学平衡在股四头肌的牵拉外翻矢量和髌骨内侧支持带及股内侧肌的作用间产生。

Q 角的正常值。国内缺乏 Q 角的正常值方面的研究，国外许多文献报道中关于其正常值说法不一，范围较广。国外学者将有关 Q 角正常值的文献进行回顾性研究，结果各研究者得出的正常值范围不一，在体位上，部分学者仅研究仰卧位的测量值，部分学者在研究中既考虑仰卧位也考虑站立位，但有一点相同的是几乎所有结果都可看出正常女性人群的 Q 角普遍偏大（表2-1）。

表 2-1　正常人群 Q 角的回顾性研究

仰卧			站立		
作者	Q 角（°）	膝关节数量 / 年龄（岁）	作者	Q 角（°）	膝关节数量 / 年龄（岁）
Insall 等	14	50/NS	Woodlan 等	17.0 ± 0.72（F）	57/20.0
Agliett 等	17 ± 3（F）	75/23		13.6 ± 0.72（M）	69/22.3
	14 ± 3（M）	75/23	Fairbank 等	23 ± 1.2（F）	150/14.8 ± 0.1
Hsu 等	18.8 ± 4.7（F）	60/NS		20 ± 1.2（M）	160/14.6 ± 0.1
	15.6 ± 3.5（M）	60/NS	Horton 等	15.8 ± 4.5（F）	50 ± 22.6
Woodlan 等	15.8 ± 0.72（F）	57/20.0		11.2 ± 3.0（M）	50 ± 22.6
	12.7 ± 0.72（M）	69/22.3			

F：女性；M：男性；NS：无特殊差别

Q 角的测量方法。关于测量体位和测量时的注意事项许多临床医务工作者都有自己的看法或者经验。Insall 等描述 Q 角测量体位是仰卧位；而 Woodland 等证明在站立位时 Q 角虽轻微增加但意义重大；有人按逻辑推断站立位的 Q 角测量更能反映下肢的承重功能；Olerud 等提出足的标准位置对 Q 角测量的重要性，在站立位足的位置会影响 Q 角的测量，足的内旋和旋前（足内侧承重，常见于足弓扁平）都会使 Q 角增大，在具体操作方面，以髂前上棘至髌骨中点连线与胫骨结节至髌骨中点连线的延长线间形成的夹角为 Q 角，关节测角器测量位置为枢轴置于髌骨中点，固定臂置于髌骨中点与髂前上棘的连线，活动臂紧沿胫骨结节和髌骨中点连线的延长线；有学者认为体表定位测量 Q 角是一种简单易行、精确可靠的方法，选取髌骨中点是保证精确测量的关键。但对于髌骨外侧半脱位患者，此症本身掩盖评估它的测量方法；Fithian 等通常在屈膝 30° 位，同时用手法复位使髌骨进入股骨滑车，然后再测量 Q 角的大小。

在临床上 Q 角的大小常用于评估下肢力线，反映下肢的力线问题可以估计髌骨向外侧移动程度，Q 角越大髌骨向外活动就越大，许多临床医生用 Q 角作为力线矫正方案的一个标准。

作为评估证据 Q 角在髌股关节疾病的诊断中常作为反映下肢力线和下肢承重的评估证据。Q 角的异常增大或减小可能导致髌骨软骨面的压力分布不均，与髌股关节疾病有显著相关性。研究发现，增大的 Q 角会导致髌骨外移，引起髌股外侧压力增高，而 Q 角的减小有造成髌骨内侧压力增高的趋势，即说明 Q 角异常可能会出现髌股关节疾病的症状；刘玉昌等对收治的 1 例家族性习惯性髌骨脱位报道中提到患儿查体有双膝外翻，外翻角 30°，屈膝时双侧髌骨向外脱位，伸膝时双侧髌骨亦不能自行复位，可手法复位，双侧 Q 角 40°，双侧膝关节屈伸不受限，患儿母亲 13 岁时因左侧习惯性髌骨脱位行手术治疗术后 1 年复发，查体；左膝内侧切口，屈膝时髌骨向外脱位，伸膝时髌骨复位，左膝 Q 角 25°，左膝外翻角 20°，此病例 Q 角的明显增大作为诊断疾病的主要依据之一；通过对我国排球运动员膝关节 Q 角测量及髌骨软化症的调查，认为 Q 角增大与髌骨软骨软化发生密切相关，并建议把 Q 角测量列入我国体育运动员的选材标准之一。

许多临床医务工作者在治疗髌股关节疾病过程中，常将 Q 角作为治疗方案的主要衡量标准。陈秋生等应用缝匠肌下 1/3 段游离，止点不切断，移至髌骨前固定，建立髌骨向内的可变拉应力，使 Q 角变小，恢复髌骨关节的正常解剖学、生物力学结构，治疗因髌韧带外侧紧张、内侧松弛、Q 角大于正常值所引起的髌骨软骨软化症、髌骨半脱位及复发性髌骨脱位等；高庆涛等应用胫骨结节抬高内移术治疗髌骨软骨软化症,并特别指出该法适宜于 Q 角增大者,其治疗依据为可同时减低髌股关节接触压力、减小 Q 角、松解髌骨外侧组织;姚剑川等对 21 例复发性髌骨不稳的患者采用改良三联疗法,即关节镜下膝外侧支持带松解、内侧关节囊支持带紧缩术,辅以改良截骨治疗复发性髌骨不稳,术后通过随访,了解髌骨不稳复发情况、患膝主观症状以及患肢整体功能康复情况,其中也用矫正解剖性或者生理性 Q 角来作为力线矫正方案的部分标准,并认为解剖性或者生理性 Q 角的增大、髌骨内侧支持带的撕裂或者退变松弛、髌骨外侧支持带的挛缩是复发性髌骨不稳的主要原因。

另外膝关节不仅是一个屈成关节,又因半月板的形状和活动功能,使之具有某些球窝关节的特征,即不仅能屈伸,还具有一定范围的旋转活动。这些运动的配合,使人们能完成日常生活的走、跑、跳等活动。

(一)膝关节单一运动的完成

膝关节在伸直位时,各韧带紧张,骨及软骨接合紧密,无旋转余地。在屈曲位时,则外侧及内侧副韧带后部、后关节囊、腘斜韧带等皆松弛,股骨髁后部弧度大的部位与胫骨髁面接触点小,使膝易于产生一定范围的旋转活动。

(1)膝关节的伸直运动:膝关节由屈位伸直时,由股四头肌牵拉,此时两股骨髁向前转动并向后滑动,由于内侧股骨髁大且弧度较长,故其转动及后滑较外侧为快,外侧及内侧副韧带变紧张,交叉韧带紧张,以阻止股骨前移和膝过伸。在接近完全伸直的最后 10° ~ 15° 时,股骨外侧髁的转动及后滑已完成,内侧髁连同内侧半月板加速进行其后滑,使股骨在胫骨面上做一定内旋,致外侧副韧带进一步紧张,前后交叉韧带相贴面分开,内侧副韧带前部前移,后部与腘斜韧带皆拉紧,使整个关节绞锁稳定。股骨、半月板及胫骨间亦嵌紧稳定。

在伸膝时,股四头肌各部产生的合力拉髌骨向上,通过髌韧带将小腿伸直。此时,髌骨逐渐由上部关节面与股骨髌面下部的接触,渐变为下部关节面与股骨髌面上部接触。特别在最后 10° ~ 15° 时,髌骨沿股骨髁做较大前移,股四头肌亦增加其拉力的 60%,加大力矩,使膝得以完全伸直(图 2-1)。

在膝伸直过程中,由阔筋膜张肌及臀大肌牵拉的髂胫束起稳定作用,但其伸膝作用尚不肯定,由于伸膝常与伸踝及伸髋有联系,特别在负重直立时,臀大肌对抗股骨向后,腓肠肌和比目鱼肌拉胫骨向后,协助伸膝作用(图 2-2、表 2-2)。

表2-2　膝关节的伸肌及其神经供应

作用	肌名	神经	脊髓节段范围	主要节段
主伸肌	股四头肌	股神经	$L_2 \sim L_5$	$L_{3、4}$
副伸肌	臀大肌	臀下神经	$L_5 \sim S_3$	$L_5 S_{1、2}$
	阔筋膜张肌	臀上神经	$L_4 \sim S_1$	$L_{4、5}$
	腓肠肌	胫神经	$L_4 \sim S_3$	$S_{1、2}$
	比目鱼肌	胫神经	$L_4 \sim S_3$	$S_{1、2}$

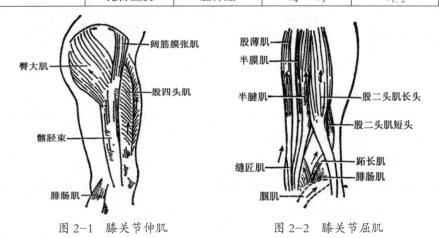

图2-1　膝关节伸肌　　　　　　图2-2　膝关节屈肌

（2）膝关节的屈曲运动：膝关节由伸直位开始屈曲时，先由腘肌牵拉胫骨内旋或股骨外旋，此时股骨内髁连同内侧半月板前移，使膝先纠正在最后伸直过程中的外旋，腘绳肌的牵拉以及部分腓肠肌的作用使膝屈曲，同时髌韧带及髌骨逐渐陷入股骨髁间，以控制股骨的活动（图2-2、表2-3）。

表2-3　膝关节的屈肌及其神经供应

作用	肌名	神经	脊髓节段范围	主要节段
主伸肌	半膜肌	胫神经	$L_4 \sim S_3$	$L_{4、5} S_1$
	半腱肌	胫神经	$L_4 \sim S_3$	$L_{4、5} S_1$
	股二头肌短头	腓神经	$L_4 \sim S_2$	$L_5 S_1$
	股薄肌	闭孔神经	$L_2 \sim L_5$	$L_{3、4}$
	缝匠肌	股神经	$L_2 \sim L_4$	$L_{3、4}$
副伸肌	腘肌	胫神经	$L_4 \sim S_3$	$L_{4、5} S_1$
	腓肠肌	胫神经	$L_4 \sim S_3$	$S_{1、2}$
	股二头肌长头	胫神经	$L_4 \sim S_3$	$S_{1、2、3}$

（3）膝关节的旋转运动：膝关节在伸曲过程中的旋转运动已如前述。此外膝关节只能在屈曲位时，才能做内外旋活动。一般讲，膝关节屈曲90°时，膝的旋转度最大，但有人试验在屈曲45°时平均旋转40°，膝关节的外旋靠

股二头肌及髂胫束，内旋则腘肌起主要作用（表2-4）。

表2-4　膝关节旋肌及其神经供应

作用	肌名	神经	脊髓节段范围	主要节段
内旋肌	腘肌	胫神经	$L_4 \sim S_3$	$L_{4、5}S_1$
	缝匠肌	股神经	$L_2 \sim L_4$	$L_{3、4}$
	股薄肌	闭孔神经	$L_2 \sim L_5$	$L_{3、4}$
	半腱肌	胫神经	$L_4 \sim S_3$	$L_{4、5}S_1$
	半膜肌	胫神经	$L_4 \sim S_3$	$L_{4、5}S_1$
外旋肌	股二头肌短头	腓神经	$L_4 \sim S_2$	L_5S_1
	阔筋膜张肌	臀上神经	$L_4 \sim S_1$	$L_{4、5}$

（二）膝关节在人体运动中的作用

人类是唯一直立行走的动物。无论站、走、跑、跳都靠下肢各关节（包括膝关节）的稳定与灵活来完成。

（1）站立：在安静站立时，髋、膝处于伸直（180°）位时，踝关节则处于胫骨垂直于足底（90°）位。此时，身体重力线自膝关节轴的稍前方及踝关节轴的稍前方垂直于地面。

站立时，膝关节周围的运动肌肉仅有少量在活动，首要的作用是关节的紧密嵌合位置。

关节的紧密嵌合即锁固机制（locking mechanism），亦即骨面的稳定和韧带的紧张。当膝关节处于完全伸直时，股骨内旋（或小腿外旋），此时股骨内侧髁及外侧髁、半月板及胫骨内侧髁及外侧髁关节面间接触最广，内、外侧副韧带及十字韧带也最紧张，使关节紧密嵌合保持稳定。

在站立时，膝关节往往有10°过伸位，身体重力线在膝关节前，使关节本身产生一定的过伸扭力，此种扭力靠后交叉韧带及后关节囊的弹性和半膜肌的主动活动来承担。据Smith（1956）观察被动的弹性抵抗力占70%，仅少数（30%）靠屈肌的主动活动承担（图2-3）。

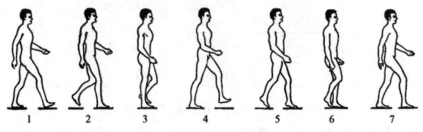

图2-3　走的步相
1、5、7为双支撑阶段　2、3、4、6为单支撑阶段

安静站立并非绝对静止，人体经常处于小的摆动中，由伸膝肌及屈膝肌随时调节。

（2）行走：是在水平方向上前进的运动，人类是用两足行走的，因此需左右各前进一步，亦即从其一足跟着地到下一次此足跟着地，为一个步态周期（图 2-1-3），对左或右一个下肢来说，每一个步态周期中，要经过一段踩地支撑期，也称着地期或站立相，及离地摆动期，也称跨步期或摆动相。据戴尅戎等对 77 例男女青年平地常速行走时的步态分析，每个下肢的支撑期平均占整个步态周期的 63.6%，摆动期占 36.4%（图 2-4）。

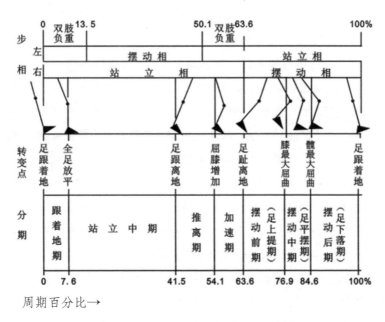

图 2-4　平地常速行走时的步相，转变点的分期

支撑期：自足跟着地起至足趾离地止。以右足跟着地至右足放平，称为跟着地期，此时身体右倾使右下肢开始并负担全身重量，左足抬起，由右足放平到右足跟离地称站立中期，此期全足接触地面，身体在右下肢支撑下，不断向前移动。右足跟离地至右膝关节逐渐屈曲为推离期，此时身体又逐渐左倾而左足跟着地。自右足跟离地至右足趾离地，身体因足蹬地而前进最快，称加速期，如此完成右足支撑全程。

在支撑期，身体重量靠支撑腿来支持，此时伸膝肌、屈膝肌、髋部肌肉和小腿肌肉皆收缩以维持膝关节稳定。腓肠肌则在支撑末期拉足蹬地以推动身体前进。

摆动期：自足趾离地到足跟着地。开始时右膝及髋关节屈曲，足上提，直到膝关节达到最大屈曲约 70° 称摆动前期。然后髋关节继续屈曲，膝渐伸向前摆动，超越左下肢，至髋关节达最大屈度，称摆动中期或超越期。最后膝逐渐伸直，足跟着地，称摆动后期。在摆动期，摆动腿主要靠髋屈曲拉下肢向前；屈膝及伸膝主要靠重力及摆动来完成。

在此步态周期中，自右足跟着地到左足趾离地有两条腿支撑体重称双支撑期；自左足趾离地到左足跟着地仅右下肢支撑体重，称单支撑。如此每个步态周期中有两次双支撑期和两次单支撑期，交替前进。

在整个常速步态周期中，膝关节始终未完全伸直，这可减轻震荡，增加灵活度，同时膝周肌肉的完整就显得格外重要。

行走的步态可因肢体条件、行进速度和个人习惯而不同。其主要差别在左右摆动上，其前进方向的运动则基本相似。进行步态分析有助于对下肢各关节包括膝关节的功能分析及疾病研究。如某一膝关节疼痛，则其支撑期缩短；股四头肌无力则不能主动加速，股四头肌无力伴膝关节不能伸直者，则需扶大腿而行；屈膝肌无力则摆动末期不能减速。

（3）上、下阶梯：与平地行进不同处是要产生体重的升降，双支撑期长，肌肉收缩力大而参加的肌肉广泛。以右腿上升为例：右腿先屈髋屈膝，左腿则伸膝并伸髋，直至身体上升到右足在上一台阶着地，右股四头肌拉直膝关节而左小腿三头肌收缩提足跟离地，又开始左侧屈髋屈膝，右侧伸膝、伸髋等交替动作。在膝部主要是膝部伸肌在起作用。下阶梯时则伸膝、屈膝肌皆起控制性屈膝屈髋作用。

（4）跑和跳：跑和走的不同处是没有双支撑期，而有双摆动（腾空）期，支撑腿的伸膝和足蹬地同时进行（图 2-5）。跳是由髋、膝在曲位伸直而踝在背伸位跖屈，使身体腾空前进（图 2-6）。膝关节在运动中宜平衡稳定，否则易伤韧带。

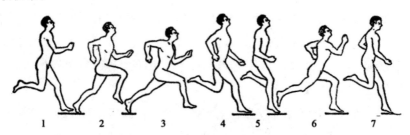

图 2-5　跑的基本步相
1、3、4、6、7为腾空阶段　2为左脚支撑阶段　5为右脚支撑阶段　（仿人体解剖学）

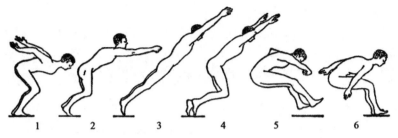

图 2-6　跳的基本步相

1 为准备阶段　2、3 为起跳阶段　4、5 为腾空阶段　6 为落地阶段

　　膝关节位于下肢中部,负担着身体重量和主要运动功能,其上下有较长的股骨和胫骨作为力臂,强大的关节周围肌肉常跨越两个关节——膝髋或膝踝,因此受到比其他关节更大的应力。任何膝关节结构的时长都可影响膝关节的正常力学平衡,导致膝关节功能不足或易造成损伤、疼痛。因此研究膝关节生物力学改变,可推测膝关节的病损性质和部位,从而改进对膝关节疾病的诊断和治疗。关于各结构的单项力学,已在各结构中叙述,此处仅述对膝关节整个活动有关的一些基本概念。

　　膝关节的运动主要包括通过股骨两髁横轴的屈伸和绕胫骨纵轴的旋转运动为主,内、外翻运动较小。

　　如前所述,股骨内、外侧髁的角度和弧度皆不相称,曲率亦不等,因此在膝关节的屈伸运动时,既有滚动,也有滑动,还有旋转。这些运动受着韧带和半月板的控制和导引,其中以前、后交叉韧带和内、外侧半月板的导引为主。在解剖上前交叉韧带有纤维与内及外侧半月板前角相连,在后方外侧半月板后角分出半月板股骨韧带与后交叉韧带并行附于股骨内髁,因此半月板与交叉韧带在膝关节内形成一"8"字形结构(图 2-7),既限制膝关节在一定范围内活动,又引导膝关节按照一定的规律进行运动,称为制导机制。

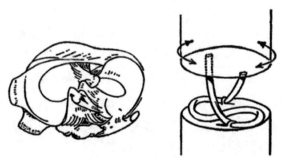

图 2-7　十字交叉韧带与半月板形成的"8"字形制导机制

正常膝关节的旋转是在屈伸运动的过程中伴随进行的。屈膝时，股骨在胫骨上绕胫骨纵轴向外，或胫骨绕自身纵轴向内旋转，这种旋转从过伸到屈膝30°时旋转度较大，共29°，以后渐小，自过伸到屈膝120°共旋转39°，伸膝时则相反，这种旋转是受股骨内侧髁及外侧髁不等弧、两侧副韧带紧张度不同，以及交叉韧带的制导作用产生的。伸膝时两骨旋转方向与上相反。当伸膝至30°时，旋转加快，而在最后10°时旋转最快，最后内侧及外侧十字韧带、内、外侧副韧带皆紧张，半月板嵌于股骨髁及胫骨髁间，称为锁固，以维持膝关节的稳定。

制导与锁固机制失常，将导致膝关节运动的失灵及不稳。

横向旋转轴，为通过胫骨内侧髁间隆突处的冠状线，这是由内侧半月板与胫骨结合较紧密和内侧副韧带在旋转中较紧张，而外侧半月板则与股骨运动结合较紧、外侧副韧带在屈曲时较松弛有关。此轴在股骨髁上由伸而屈、自前向后移动，形成一略呈心尖形的暂时中心曲线。

纵向旋转轴的部位并不固定，一般认为纵向轴位于胫骨髁间隆突内侧，当膝关节屈曲角度加大时，此轴渐向后移。

纵向旋转常伴膝屈伸运动同时发生。除此之外，只有在膝屈位时，股骨在胫骨上才能做一定程度的旋转，此时由于胫骨髁间隆突的高起，使股骨在转动时上升，拉紧了韧带，并限制其旋转活动。

矢状面上的力矩：髌韧带至股骨髁暂时旋转中心的距离为力臂，在股四头肌拉力不变的情况下，伸膝的力矩取决于此力臂的长短，膝关节不同屈度时，髌韧带的力臂亦不同。Smit 观察 26 例，以膝伸直为 0°位时，力臂为 44mm，屈 30°时为 49mm，屈 60°时为 47mm，屈 90°时因髌骨下陷到股骨两髁间，力臂仅 38mm。髌骨的存在，在伸膝时可加大力臂，髌骨切除后由于伸膝时力臂减小，股四头肌必须增加 15% ~ 30% 的拉力，才能代替，因此对髌骨切除应慎重考虑。

冠状面上的力矩：行走时地面对脚的反作用力线擦过膝关节内侧，该力与旋转中心之间的垂直距离的乘积即为内翻力矩，此力矩在站立和行走时被外翻力矩所平衡。外侧髂胫束拉力与旋转中心到此力线的垂直距离的乘积为外翻力矩。如外侧肌的收缩足以使股骨和胫骨外髁紧贴在一起，此时合力经过膝关节中心。如外侧肌瘫痪则此时合力经膝关节内侧，从而造成膝内翻（图 2-8），如外侧肌挛缩或内侧松弛则造成膝外翻。

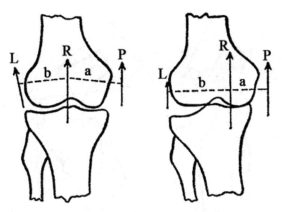

A. 正常　　　　　　B. 外侧肌减弱时产生膝内翻
图 2-8　地面对脚反作用力线在膝部的表现
L 髂胫束拉力　　P×a 内翻力矩　　L×b 外翻力矩

接触力：膝关节的接触力可分为胫 – 股和髌 – 股两部分。

胫 – 股骨间接触力，系指股骨两髁和胫骨平台之间的压应力，这一接触力与重心的变化和小腿位置有关。Walker 计算在上楼和下楼时膝关节表面的总压缩力分别为 21/2 和 31/2 倍体重（B.W.）。地对足的力线距膝关节中心越远则股四头肌和关节面上的力就越大，当膝屈 15° 时，力线正经过膝关节面中心，用力最小，平均峰值为 4.4 B.W. 和 4.9 B.W.，平地行走为 2.8 B.W.，快速平地行走为 4.3 B.W.。

髌 – 股骨间接触力，此力主要取决于股四头肌力和膝关节屈曲角度，在股四头肌力不变的情况下，此力随膝屈曲而增加（图 2-9），据统计其平均峰值在平地行走为 0.6 B.W.，快速平地行走为 1.5 B.W.，上、下楼梯分别为 1.8 B.w. 和 2.0 B.W.。由于股四头肌拉力线和髌韧带间有一明显向外的角度，正常时此力由股骨外髁的高起和斜面所抵消。但如此斜面变平，则会产生髌骨向外滑脱。

接触区：膝关节的胫 – 股骨间接触区尚有半月板参与，因而半月板不仅参与膝关节的制导作用，还起着承重和胫骨软骨面接触的大小与膝关节的角度和负荷有关。当膝伸直位及负载超过体重时，则接触面最大。

髌 – 股骨接触区，随膝的屈曲程度不同，膝伸直位，髌骨下方与股骨髌面接触，当屈曲至 90° 时则接触区移到髌骨上部和髁间窝。再屈曲则髌骨陷入股骨髌面两髁中。有人计算股四头肌达最大负载时，接触区如下：20° 时为 120 mm²，60° 时为 480 mm²，120° 时又下降到 360 mm²。

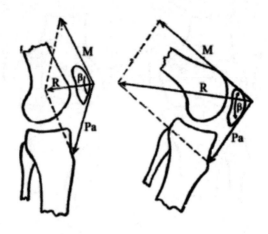

图 2-9　髌-股骨间接触力

M 为股四头肌力　Pa 为髌韧带力　R 为两者的合力　β 为屈曲角度

研究膝关节的生物力学，可进一步推测膝关节的病理状态和可能发生的磨损与压缩创伤，对矫正和人工膝关节的置换与研制有指导意义。

另外，膝关节高度轴移现象是膝关节旋转稳定性减弱或丧失的最特异性表现，也是评估前交叉韧带重建术后膝关节旋转稳定性和功能恢复的主要检查方法。前交叉韧带退变或损伤后膝关节前外侧失衡，包括外侧半月板、前外侧关节囊、髂胫束和胫骨平台形态异常均与轴移的程度有关。外侧半月板是膝关节前交叉韧带退变损伤后限制胫骨前向移位和旋转的次级稳定结构；前外侧关节囊协助交叉韧带限制胫骨向前移位和内旋；髂胫束是膝关节高度屈曲时胫骨前向移动和内旋的重要限制结构；外侧胫骨平台后倾角增大造成膝关节前交叉韧带损伤后，造成胫骨向前移位量增加；外侧胫骨平台的大小也与轴移程度有关（图 2-10）。

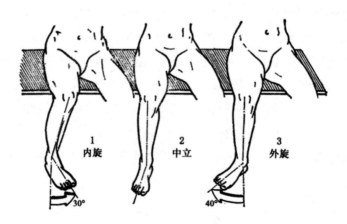

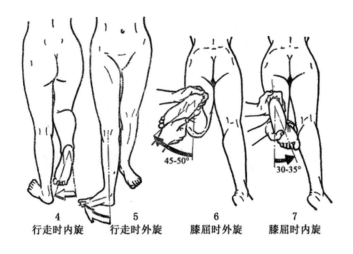

4	5	6	7
行走时内旋	行走时外旋	膝屈时外旋	膝屈时内旋

图 2-10　膝关节旋转的示意图
1.膝屈曲 90° 时内旋位　2.膝屈曲 90° 时中立位　3.膝屈曲 90° 时外旋
4.行走时内旋　5.行走时外旋　6.屈曲时外旋　7.屈曲时内旋

　　前交叉韧带损伤伴膝关节前外侧软组织的密封性和功能失衡与高度轴移与解剖和形态学因素及其在膝关节前向旋转稳性方面扮演着重要角色。因此在膝关节退行性疾病的诊断与治疗中要准确诊断，应以更好地恢复前外侧结构的密封性和功能完整性为循证原则。

　　所以，从膝关节生物力学的特点分析，膝关节毫无疑问是人体上结构力学特点最严谨的关节，应该提高对膝关节周围失配性疾病的认识和理解，以及对膝关节周围疾病的认知水平。

　　（崔晓　魏东阁）

第三章　膝关节退行性疾病的生化特点

膝关节骨性关节炎是人体中退行性改变较早的关节，因为其也是人体中最大的承重关节。据研究显示：正常人的膝关节平均可承受 35kg，承受越重，关节软骨磨损概率越大，肌腱、韧带也最易受损，因此膝关节退化也较快。

膝关节的最好状态约 15 年；15 岁以前处于生长发育阶段，故青春期的"生长痛"多发生在膝周附近；15～30 岁是膝关节的"最佳状态期"；30～40 岁膝关节内软骨会产生轻度的磨损，进入"脆弱期"，尤其是膝关节的髌骨软骨是人体膝关节内一层 3～5mm 厚的透明软骨，没有神经分布，所以在全层磨损前会在脆弱期产生"滑膜炎"的预警信号和"酸痛"的感觉。因此，40 岁以后，对膝关节就要进行保护性的锻炼。

软骨中主要的化学成分有水、胶原蛋白及蛋白聚糖，正常情况下胶原纤维形成网络结构的支架，蛋白聚糖在胶原网内，蛋白聚糖带负电荷的阴离子 SO_2^{2-} 及 CO_2^- 相互排斥并吸引阳离子（主要是 Na^+）及水分，从而使渗透压增加，吸引水至软骨内。由于水进入软骨中产生了渗透压，这种渗透压作用主要存在于胶原网眼间的间隙内，软骨表面平行胶原纤维带是不透水的，而胶原网眼内含有蛋白聚糖（主要是硫酸软骨素）。水在其中流动就产生了摩擦力，称为液压机制，这是关节软骨的硬度和承重能力的基本要素，水与胶原纤维网所产生的摩擦阻力，与胶原蛋白分子的压缩程度和蛋白聚糖中暴露的负电荷数量以及软骨内水分含量有关，并受其调节而获平衡，水在关节表面的含量最多，由软骨表层至深层逐渐减少，而蛋白聚糖的浓度随软骨深度增加逐渐增加。

如果骨性关节炎发生，则胶原网架破裂，蛋白聚糖暴露、溢出，软骨内有更多的阴离子，故可增加软骨内水的含量，从而引起软骨肿胀。蛋白聚糖丢失得越多，则软骨内水的含量越多，同时因蛋白聚糖丢失，减少了水的流动阻力，降低了其液压机制的作用，使软骨表面的硬度及负重能力下降，软骨更易受到损伤及破坏。

尽管软骨基质丢失及水分增加是骨性关节炎发生退变的病变早期，首先是Ⅱ型胶原退变，增加了关节表面的摩擦作用及水的通透性。在病变后期，网架破损、蛋白聚糖丢失，将严重影响软骨液压机制，进一步降低负重能力。

软骨细胞反应期。软骨一旦损伤，即释放一些炎症介质，刺激组织引发炎症反应，早期释放出一氧化氮（NO）诱导IL-1（白介素-1）的产生。IL-1刺激金属蛋白酶，使基质蛋白多糖大分子降解，蛋白多糖逐渐丧失，含水量增加，导致关节承受压力增加，与此同时，在酶降解蛋白多糖的过程中又释放出软骨细胞的增生合成因子，使软骨细胞增生，这种修复反应有自行对抗蛋白酶的降解作用，并起到一定程度的稳定、恢复组织结构的作用。

病变再进一步进展到软骨细胞衰退期（第三期），进入这一期后，软骨降解加剧，软骨细胞衰退呈不可逆反应，可造成软骨细胞死亡，基质稳定丧失。

骨的病变。伴随着软骨退变，软骨下骨囊性变形成，囊内含有液体，纤维及类软骨样组织，含类软骨样组织的囊内，最后形成软骨组织。此外在软骨下骨及干骺端内原有的骨小梁也相继发生断裂，使骨密度增加，病变到晚期，软骨全部脱落消失、软骨下骨（有以上病变的）暴露（图3-1）。关节软骨消失，导致肢体缩短，关节间隙狭窄、畸形及不稳定。

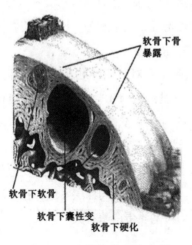

图3-1　关节软骨退变晚期

滑膜的病变。炎症介质的刺激，使滑膜引起炎症反应，可出现充血、水肿、关节积液、甚至有软骨脱落的碎片。使关节活动受限，导致关节僵硬。可使关节囊及周围肌肉发生挛缩，引起关节畸形。

伴随着软骨、软骨下骨及干骺端骨的病变，在关节周边骨赘形成，在骨软骨交界处，或关节囊附近，或韧带附着处（如股骨髁间隆起——十字韧带附着部）可发生纤维性、软骨性或骨性的突起，称为骨赘形成。

膝关节骨性关节炎所引起的症状是炎症介质诱发的炎症引起的。最近研究认为OA（骨关节炎）与自身免疫系统有密切关系。由于软骨表面层受损，软骨各组成部分暴露，从而引起免疫反应。这种免疫反应可进一步引起软骨的破坏，使更多的软骨抗原暴露，从而刺激免疫系统，这种正反馈性、自我修正的过程可能是骨关节炎慢性发展、持续存在的机制。过去有学者已在患病体内发现了软骨内各成分的抗体及免疫细胞，有力证明OA与自身免疫系统关系密切。

体内有以下的炎症介质与骨性关节炎有关的生化特点介绍如下。

（一）补体

补体是人的体液中具有酶活性的高分子糖蛋白，与细胞膜的亲和力特别强，当与细胞膜结合后，遇到抗原抗体复合物，细菌内毒素、激肽、凝血及纤溶系统，通过经典和替代途径被激活，其裂解产物启动免疫功能，攻击细胞膜，使细胞膜溶解、破坏而杀灭微生物，并进行清理及清除，故对免疫防御机制发挥重要作用，但在细胞膜受攻击过程中的过敏反应物质，同时又能引起组织细胞的病理性损伤及炎症反应。裂解产生的C3a、C4a、C5a均为过敏毒素，能刺激肥大/嗜碱性粒细胞释放组胺和血小板释放5-羟色胺（5-HT），引起毛细血管扩张，血管通透性增强，发生水肿、疼痛等炎症表现。

（二）胶原酶及蛋白水解酶

胶原酶及蛋白水解酶主要对胶原纤维起破坏作用。胶原酶是一种特殊的基质蛋白酶（MMP），习惯称为MMP-1，由成纤维细胞、单核巨噬细胞、内皮细胞、中性粒细胞、特别滑膜A、B细胞及关节软骨细胞大量产生，在骨性关节炎的早期，软骨表层损伤后（表层为胶原纤维覆盖），胶原酶便释放出来。而蛋白水解酶，主要水解多种蛋白质、蛋白多糖及硫酸软骨素，可破坏滑膜、软骨及软骨下骨的骨质。随着关节炎向深层发展，在深层的蛋白多糖及硫酸软骨素暴露，丢失增多，均与基质蛋白酶有关。

（三）激肽

激肽来源于血浆蛋白质，有以下4种：①缓激肽（bradykinin）。②结缔组织激活肽（CTAP）。③纤维素肽。④中性粒细胞激活肽2（MAP-2）。这些均能激活嗜酸性粒细胞、中性粒细胞、肥大/嗜碱性粒细胞释放组胺介导炎症反应。

（四）前列腺素

前列腺素是炎症的重要介质，人体所有细胞（除红细胞外）都可产生PG，以滑膜的巨噬细胞及单核细胞产生量最高，其作用可归纳为两大类。

1. 前列腺素 E1（PGE1）

能扩张血管，增加侧肢循环和心搏输出量，改善心肌缺血与微循环。抑制多形核粒细胞活性，诱导超氧化物歧化酶（SOD）与过氧化氢酶（CAT）的活性，减少白细胞生成素（LPO）合成而提高组织细胞供氧。抑制白细胞趋化性与白介素。抑制血小板聚集及血栓素（TXA2）的合成，防止血管痉挛和血栓形成，故前列腺素 E1 具有抗炎作用。

2. 前列腺素 E2（PGE2）

其作用与上述相反，具有致炎作用，归纳如下。

（1）扩张血管，降低血管张力，增强毛细血管通透性。

（2）诱导血小板聚集与血栓素（TXA2）合成。

（3）下调 I 型胶原及上调 II 型胶原的合成，收缩平滑肌，扩张支气管，提高痛觉敏感性。

（4）具有致热原作用，引起炎症反应性水肿、渗出、局部充血、红斑、疼痛及发热。

（5）诱导 T 细胞产生破骨细胞活化因子，激活破骨细胞引起软骨下骨的骨质吸收及破坏。

（6）抑制细胞免疫功能。能抑制 CD8+T 细胞和杀伤细胞活性，诱导花生四烯酸氧化代谢过程中释放自由基和溶酶体酶。

（7）抑制人类白细胞 DR 基因（HLA-DR）抗原表达，刺激滑膜血管翳的形成，加重滑膜炎症。

3. 前列腺素 F（PGF）。作用同 PGE2。

4. 前列环素（PGI2）。对胃肠黏膜有保护功能，可降低胃肠道溃疡的发生率，故有防治作用。

（五）白三烯

淋巴，单核巨噬细胞，肥大/嗜碱性、嗜酸性、中性粒细胞和炎症细胞均可产生白三烯（leukotrienei，LT）。有 LTC4、LTD4 及 LTE4 这 3 种。

白三烯具有极强的炎症反应，使血管通透性增强，抑制淋巴细胞增殖，增强杀伤细胞活性，刺激干扰素生成和垂体前叶释放黄体生成激素，促使 PG 及 TXB2 释放增多。

（六）血栓素

血栓素（thromboxane A2，TXA2），包括 TXB2 是花生四烯酸在加氧过程中生成的，具有强力的收缩血管、血小板聚集和血栓形成作用。

（七）脂质素 A

脂质素 A（lipoxine A）是花生四烯酸在脂氧合酶反应过程中生成，为内毒素成分，包括脂质素 B。能扩张血管，收缩平滑肌，激活蛋白酶 G，趋化单核巨噬细胞（Mφ），促其自由基超氧阴离子释放及抑制杀伤细胞的活性。

（八）组胺及组胺释放因子（HRF）

组胺由肥大 / 嗜碱性粒细胞和血小板产生，能引起炎症反应。

组胺释放因子由 B 淋巴细胞、单核、中性粒细胞、内皮细胞和血小板合成与分泌，白介素 –3（IL–3）、白介素 –8（IL–8）、粒细胞 – 巨噬细胞集落刺激因子和干扰素 –y 均可诱导 HRF 产生。可趋化与聚集嗜碱性粒细胞、单核巨噬细胞、中性粒细胞和 B 淋巴细胞，促其释放组胺和白三烯。

另外，还有组胺释放抑制因子（HRIF），与 IL–8 作用相似，均可抑制HRF 的活性。

（九）5– 羟色胺（5–HT）

5– 羟色胺又名血清素(serotonin)，主要由血小板、肥大及嗜碱性粒细胞产生。分布在神经末梢、血小板、消化道黏膜及乳腺细胞内。作用同组胺，还具有减低疼痛敏感性、加重镇痛及安静作用。血小板膜上有高亲和力的 5–HT 受体。

（十）脂多糖（LPS）

脂多糖又称脂质过氧化，是葡萄球菌细胞外膜的主要成分，即细胞内毒素。存在单核巨噬细胞、多形核白细胞、CD14（B 淋巴细胞亚群）和多种 LPS 反应性细胞表面，能激活单核巨噬细胞、中性粒细胞和内皮细胞释放白素介 –1（IL–1）、白介素 –6（IL–6）、肿瘤坏死因子 – α（TNF– α）等细胞因子和炎症介质。

（十一）自由基

自由基（free radicals，FR）又称游离基，有氧自由基（OFR）及脂质自由基（LFR）两类。是指氧外层轨道含未配对电子的原子、原子集团，含奇数电子的离子特殊状态的分子，如 H（H⁻）、O_2^-（O_2^-）、OH（OH）、HO（HO）等。微生物、结晶、颗粒物质、游离花生四烯酸代谢物、化学物质、放射线及高压氧、免疫球蛋白、免疫复合物、碎片等，被细胞吞噬后经氧化酶作用，均能产生自由基。自由基能使类脂质、脂多糖、脂质素过氧化，多肽链裂解，酶解聚及免疫球蛋白变性等一系列反应发生，导致组织损伤。其损伤机制如下。

（1）骨性关节炎的关节为滑膜关系，发作时滑膜发生炎症，充血、水肿，渗出的滑液中含有大量的滑膜 A 细胞、巨噬细胞、中性粒细胞、淋巴和内皮细胞等诸多炎症细胞聚集，这些细胞被免疫球蛋白、免疫复合物和补体 C2 激活后，使细胞膜上的还原型辅酶 II（NAPDH）氧化酶活化，氧分子还原生成大量的超氧阴离子 O_2^- 及小量的 H_2O_2，O_2^- 遇 H_2O_2 后生成氢氧自由基（OH）。由于滑膜炎症局部循环障碍，局部缺血而氧供应不足，三磷酸腺苷（ATP）分解增多，一磷酸腺苷浓度升高，经代谢生成大量次黄嘌呤，使 H_2O_2、OH 及 O_2^- 等自由基产生更多。

（2）自由基介导免疫球蛋白变性。羟基（OH）与细胞膜和细胞成分的酶、脂质、碳水化合物、蛋白质、核酸，尤其是含硫基（SH-）物质发生共价键结合，使半胱氨酸、色氨酸和酪氨酸、免疫球蛋白 -G（I8G）多肽键氧化、断裂而致 I8G 变性，又激活补体，释放致炎介质，产生滑膜炎症。氧化变性 I8G 的水平与血沉、C 反应蛋白（CRP）及临床症状一致。

（3）免疫复合物沉积于滑膜血管壁，使免疫细胞活化，产生大量自由基，导致细胞膜多价不饱和脂肪酸过氧化分解、裂解镶嵌于细胞膜上许多酶的空间结构，使膜的空隙增大，通透性增加，毛细血管内皮损伤。出现炎症反应及退变。

细胞膜上产生的白细胞生成素（LPO）促使膜中花生四烯酸分解产生血栓素（TXA2）及活性氧能氧化蛋白、核酸和 SH 族物质，导致 DNA 变性，抑制胶原和蛋白多糖合成，使血管壁透明质酸和胶原蛋白解聚。高分子右旋糖酐从静脉渗出，动脉血管收缩，出现出血性紫癜和血液黏度降低，软骨变性，细胞坏死，致关节失去滑润及缓冲能力，引起关节僵硬。再由于红细胞膜脂质过氧化的结果，导致溶血。O_2^- 进入红细胞，生成变性血红蛋白（Hb）及 H_2O_2，进而生成细胞毒性过氧化高铁血红蛋白复合物，破坏红细胞，引起贫血。

（4）NO 产生。NO 是一种不稳定的自由基。能诱导软骨蛋白多糖降解，导致软骨细胞破坏和修复减弱。

（5）滑液中过氧化物增多，使环氧化酶活化增强，使 PGF 合成增多，加剧了炎症反应，关节肿痛加剧。

（6）羟基（OH）与 DNA 碱基上的脱氧鸟嘌呤核苷反应，生成 8- 羟基脱氧鸟嘌呤核苷，使 DNA 变性，OH 还可激活白细胞胶原酶，使软骨变性、破坏、抑制软骨的胶原及蛋白多糖的合成。

（赵东友　姬士伟）

第四章　膝关节退行性疾病的病理过程

　　膝关节退行性疾病的病理改变是一个漫长的过程，其改变与患者的年龄以及从事的活动有着密切的相关性。如果关节长期处在垂直应力和移动状态下，其退行性改变是不一样的。软骨、软骨下骨及基质会发生一系列病理改变。膝骨性关节炎是伴随疼痛和关节功能障碍的一种以关节软骨退变与关节周围形成骨赘的病理特征的慢性进行性骨关节病。目前研究认为无论是运动损伤还是关节积累（长期）负重使关节软骨退化所造成的骨关节病，其生物力学根源主要与关节运动和关节内部应力分布不合理有直接关系。许多学者提出了不同的润滑机理来解释软骨的低摩擦特性，包括流体润滑、增压润滑、渗透润滑、挤压润滑和边界润滑等。

　　摩擦系数是摩擦副系统（静摩擦）的综合特征，也是摩擦副系统的输出响应，受到滑动过程中各种因素的影响。Mabuchi等测定了人膝关节软骨的摩擦系数，认为加载应力、加载时间和滑行速率影响软骨的摩擦行为。例如，软骨摩擦副系统（软骨对软骨、软骨对玻璃、软骨对不锈钢）、摩擦副系统的刚度和弹性、接触载荷（外部载荷）的大小和加速度、静止接触时间（预压时间）、滑动速率、滑动方式、温度情况、摩擦表面几何特性、表面层物理性质和润滑剂，这些因素都将影响软骨摩擦副系统的摩擦系数。具体研究中应选择恰当的滑动方式，尽量与真实的软骨滑动机制相吻合。根据接触载荷的变化，摩擦副系统的运动过程将被分为4个部分，即接触、加载、静压和滑动，而每个阶段的时间都将影响摩擦副系统的摩擦系数特征。在正常情况下，软骨的摩擦系数很低。研究表明随着载荷从640N增至1000N，牛软骨表面磨痕的宽度和深度均增大；在同样载荷下，随着模拟运动时间从20min增至60min，牛软骨表面磨痕的宽度和深度增大。软骨磨损表面的磨痕和破损表面检测有铁元素的存在，表明不锈钢材料在摩擦过程中发生转移。试验后得到的磨粒包括长条形的金属磨粒和圆形的软骨成分磨粒。Davim 研究了牛软骨在蒸馏水条件下的摩擦行为，认为接触应力、滑动速率和滑行位移对摩擦系数的影响较小，但对磨损量的影响很大。罗小兵等对四类关节软骨修复材料的摩擦学性能对比研究结果显示，材料的平均摩擦系数都很小，但都高于天然猪关节软骨（POAC）的摩擦系数。PVA 的平均摩擦系数与猪关节软骨最为接近，而 PU 和 PA66 的抗摩擦能力优于 PVA 和 EVA。Wang 等对软骨在摩擦剪切力下的正应力和摩擦系数进行测定，认为滑行速率和正压力的增加导致摩擦系数减小。Katta 等在不同接触应力下对关节软骨的摩擦行为进行研究，发现较高的接触应力产生较低的摩擦系数，而液体承受的载荷比例却有近似的变化趋势。蔡振兵的研究发现在扭动摩擦处于部分滑移状态时，牛髋关节软骨表面损伤轻微，主要损伤机理为表面褶皱。处于滑移状态时，沿半径方向，磨痕可依次分为黏着区、褶皱区、微裂纹区和剥落区，其主要损伤机制为表面裂纹与剥落。Forster 等对软骨在不同加载时间下的摩擦系数进行测定，发现关节液比模拟体液能降低软骨间的摩擦系数，较大的预压时间产生较高的启动摩擦系数。倪自丰等发现接触面积对天然软骨摩擦行为有一定的影响。Merkher 等在不同润滑剂下研究软骨摩擦副系统的摩擦特征，结果表明关节液的摩擦系数明显高于生理盐水和氨酸缓冲液的摩擦系数，较大的接触应力产生较小的摩擦系数。尚西亮等研究透明质酸对关节软骨摩擦特征的影响，结果表明透明质酸主要起着弹性减震器的作用，以缓冲应力对关节的撞击，保护软骨。关节滑液还具有向关节软骨提供营养和传递细胞信号的作用。Basalor 等对原始软骨和 ABC 软骨素处理的软骨进行摩擦特性研究，结果发现处理过软骨的摩擦系数明显高于未处理软骨的摩擦系数，这表明软骨内蛋白多糖的流失将提高软骨摩擦系数的时效性。Ikeuchi 等用渐散液法研究软骨表层的水合润滑机理，发现棱镜上蛋白多糖分子引起黏着效应和摩擦，而软骨表层的液体防止黏着并有效降低摩擦。Naka 等在间隔试验中分别对表面完好和表面受损的软骨进行摩擦系数测定，发现表面完好的软骨摩擦系数明显低于表面受损的摩擦系数，这表明软骨表层的水合作用和蛋白多糖的亲水性影响摩擦副系统的润滑特性。Ballantine 等使用氯仿和甲醇去除羊关节软骨的表面磷脂类，与未处理的羊关节进行摩擦磨损试验比较，结果发现去除表面磷脂层的关节磨损加快，软骨出现开裂和孔洞。Graindarge 等发现天然关节软骨的无定型层磨损后能重新生成，即无定型层主要成分为脂类和黏多糖，在力的作用下磨损区周边脂类和黏多糖发生移动，从而使去除的无定型屋重新出现。Forster 等对连续滑动时关节软骨的表面磨损进行研究，发现滑动前后的摩擦表面粗糙度相差很大，且滑动时间是摩擦系数增加的主要因素，关节液比 Ringer 溶液更能降低摩擦副系统的摩擦系数；而软骨表面存在无细胞无纤维的表层，能提供短暂的边界润滑。Pickard 等研究了蛋白多糖分子对软骨的摩擦学特性影响，发现病变软骨比正常软骨能在短期内达到平衡值，但病变软骨与正常软骨在摩擦特性方面并没有太大的差异。Naka 等用渐散波法在间隔滑动和加载下对关节软骨的摩擦特征进行研究，发现卸载时间明显影响软骨的摩擦系数，而摩擦系数的降低源于软骨表层液体比例的增加和关节软骨的再水合特性。万超等在不同的预压时间下研究关节软骨的启动摩擦行为，结果表明启动摩擦系数与预压时间呈非线性增加，并与法向位移有相同的变化趋势。Graindorge 等采用有限元理论模拟计算关节软骨在瞬时载荷作用下液相和固相的承载能力及润滑性能，发现关节软骨表面的液相对关节软骨的承载和润滑能力起着重要的作用，双相表层还保护软骨的固相免受高载荷的损害。

膝关节关节软骨摩擦系数拉伸应力随应变的变化规律呈现出非线性关系，表现出典型的黏弹性。较高的含水率产生较大的拉伸变形、较高的抗拉强度和模量，表现为与流动有关和与流动无关的黏弹性机制。相同的转速、不同的润滑方式下，低载荷下的摩擦系数和磨损量小于高载荷；相同的载荷下，高速下的摩擦系数和磨损量小于低速。在无润滑条件下，摩擦磨损机理表现为疲劳磨损、磨粒磨损和磨料磨损，表面磨损严重。在有润滑条件下，摩擦磨损机理主要表现为黏着磨损、疲劳磨损和微磨粒磨损，表面磨损相对较轻。不同条件下的摩擦磨损表面形貌与相对应条件下的摩擦系数和磨损量的规律一致。随着自然科学的发展，膝关节关节软骨摩擦行为研究会更加深入，改变膝关节软骨摩擦方式将是防止膝关节退行性病变的主要方向。

软骨病变。最早的特征是软骨表层的纤维变及裂隙（图 4-1），进而发生越来越多的关节面变得粗糙不平，纤维化向深层发展直达软骨下骨。随软骨裂隙加深，表层纤维化的软骨剥脱可形成关节内游离体。软骨变厚，同时基质发生酶解，使软骨体积减小，最后软骨下骨全部暴露（图 4-2）。其病变过程可分为三个连续的阶段，即软骨损伤期、软骨组织反应期及细胞反应衰退期。

软骨损伤期。软骨表层纤维化及软骨的裂隙是软骨损伤早期的表现，如上所述，这些变化增加了基质的通透性（分子及水的通透能力），降低了基质的强度。

软骨细胞反应期。软骨一旦损伤，即释放一些炎症介质，刺激组织引发炎症反应，早期释放出一氧化氮，并诱导 IL-1 的产生。IL-1 刺激金属蛋白酶，使基质蛋白多糖大分子降解，蛋白多糖逐渐丧失，含水量增加，导致关节承受压力增加。与此同时，在酶降解蛋白多糖的过程中又释放出软骨细胞的增生合成因子，使软骨细胞增生，这种修复反应有自行对抗蛋白酶的降解作用，并起到一定程度的稳定、恢复组织结构的作用。

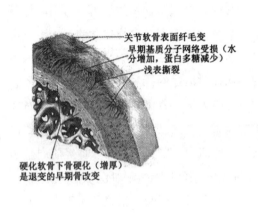

图 4-1　软骨病变早期病理改变

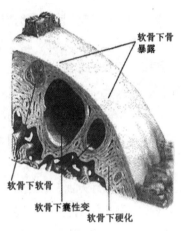

图 4-2　软骨晚期退变病理改变

病变进一步进展达软骨细胞衰退期（第三期）。进入这一期后，软骨降解加剧，软骨细胞衰退呈不可逆反应，可造成软骨细胞死亡，基质稳定丧失。

骨的病变。伴随着软骨退变，软骨下骨囊性变形成，囊内含有液体、纤维及类软骨样组织，含类软骨样组织的囊内，最后形成软骨组织。此外，在软骨下骨及干骺端内原有的骨小梁也相继发生新骨，使骨密度增加。病变到晚期，软骨全部脱落消失、软骨下骨（有以上病变的）暴露。关节软骨消失，导致肢体缩短，关节间隙狭窄、畸形及不稳定。

滑膜的病变。炎症介质的刺激，使滑膜引起炎症反应。可出现充血、水肿、关节积液，甚至有软骨脱落的碎片。使关节活动受限，最后关节僵硬。可使关节囊及周围肌肉发生挛缩，引起关节畸形。

骨赘形成。伴随着软骨、软骨下骨及干骺端骨的病变，在关节周边，在骨软骨交界处，或关节囊附近，或韧带附着处（如股骨髁间隆起——交叉韧带附着部）可发生纤维性、软骨性或骨性的突起，称为骨赘形成。

在膝关节退行性变的病理表现过程中，髌骨关节是影响膝关节的关键病理过程，髌骨关节中的髁间窝结构功能复杂，其中的前交叉韧带（ACL）是膝关节发挥正常活动的核心韧带，当 ALC 退变损伤后膝关节的运动功能会随之改变，即股骨相对于胫骨的后移和外展出现病理性增加，造成关节间的应力发生变化，进一步会导致半月板和关节软骨的继发性损伤。膝关节前交叉韧带撞击综合征概念的提出 1984 年 Fallerton 描述了股骨髁间窝骨赘形成造成髁间窝狭窄与前交叉韧带产生撞击引起伸膝受限的现象，1943 年 Howell 提出了前交叉韧带损伤重建后，移植肌腱与股骨髁间窝顶发生撞击，可引起伸膝受限、疼痛导致手术失败。膝关节前交叉韧带撞击综合征概念的提出不仅可以将其撞击现象的诊断从机制上更加深入，而且在诊断中排除了许多临床表现相似，但又无前交叉韧带撞击的疾病，对治疗的针对性与预后有重要的意义。为了确定前交叉韧带损伤的潜在危险因素，各国研究者已经展开了对来自人类膝关节内部和外部危险因素的探索。既往已研究过的外部因素大致包括体育训练、运动员技术水平、股四头肌肌力、腘绳肌肌力、神经肌肉生物力学和本体感觉等方面，而前交叉韧带体积、胫骨平台倾斜度（前倾或后倾）、激素水平、关节松弛度、股骨髁间窝宽度和股骨髁间窝指数则属于来自人体内部的危险因素。这对我们在临床上探讨研究其病因提供了充分的循证依据。从流行病学的角度来看所谓膝关节骨性关节炎的发病率并非是老年人的普遍规律，其中包括许多膝周疾病。

髁间窝是股骨下端的重要解剖结构，其容纳有前交叉韧带、后交叉韧带（PCL）和胫骨髁间嵴。早在 1938 年 Palmer 等首次提出股骨髁间窝与前交叉韧带有显著相关性，文献报道，股骨髁间窝前交叉韧带撞击综合征以及前交叉韧带损伤与髁间窝大小有关。许多学者通过不同的方法对正常人和前交叉韧带损伤患者股骨髁间窝的形态进行测量后发现，股骨髁间窝形态研究对指导临床工作有重要的意义。

股骨下端粗大，股骨外侧髁较内侧髁宽大，前面较突出，内侧髁较狭长。股骨内侧髁与外侧髁之间即为髁间窝，向上延伸为股骨髁间窝顶壁，股骨内外侧两髁内外侧唇及髁间线之间围成的腘平面，下方对应胫骨平台的髁间隆起。股骨髁间窝作为腘窝之底，其上有两个压迹，膝交叉韧带附着其上。前交叉韧带附着于外侧髁内面的后部，后交叉韧带附着于内侧髁外面的前部。前交叉韧带位于股骨髁间窝内是维持膝关节稳定的重要解剖结构。当膝关节成 0°位时，前交叉韧带前下部进入前外侧切迹和髁间窝内。其移动紧贴髁间窝顶部，倾斜角度约为 40°，当膝关节渐渐伸直伴随股骨髁内旋关节锁扣机制的完成，进入股骨髁内的前交叉韧带中 1/3 部分与髁间窝的前侧切迹直接相接触。因此，当膝关节过伸或髁间窝狭窄时，就会在伸膝位出现前交叉韧带与髁间窝撞击甚至会断裂，而产生相应的临床症状。前交叉韧带断裂后虽然可以通过肌肉代偿，但这种肌肉代偿不可能避免运动时的膝关节不稳，从而造成半月板的慢性损伤，软骨磨损以及其他韧带结构损伤，导致膝关节骨性关节炎的提前发生，使膝关节功能性稳定结构和结构性稳定结构发生新的损伤，膝关节的不稳症状会进一步加重。对于髁间窝的解剖研究国内外学者都做了大量的工作。最有说服力的是 1998 年 Souiyal To 测量的髁间窝指数是 0.2338，国内 2003 年张志强等报道的髁间窝指数平均为 0.24±0.05 基本一致。如髁间窝指数小于 0.24 术中均证实有狭窄并与前交叉韧带有不同的撞击，已经能满足临床诊断需要（髁间窝指数指的是 NWI 髁间窝宽度与股骨髁宽度的比值，是最常用的髁间窝形态学指标）。

目前常用的髁间窝形态分为 3 种（图 4-3）：

A 型：从髁间窝顶部到开口处较狭窄。

U 型：髁间窝顶部较圆滑，开口处无明显狭窄。

W 型：髁间窝呈双顶形。

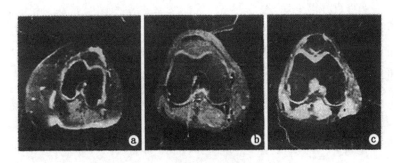

图 4-3　髁间窝的 A/U/W 分型

a. A 型：较深，顶部较锐利，开口处较窄　b. U 型：顶部较圆润、开口处无明显狭窄
c. W 型：双顶型

以上 3 种分型中，A 型最多，约占 56%；U 型约占 41.5%；W 型最少，约占 2.5%。因为髁间窝的解剖结构及深浅、宽窄对膝关节交叉韧带的损伤都有直接相关性，而膝关节前交叉韧带对于膝关节的稳定性又起着主要作用，因此

膝关节的稳定性对关节软骨和半月板的损伤又有直接的关联性。膝关节前交叉韧带平均长度为 3.9cm，其于胫骨平台面髁间区域前部的内侧和内侧半月板的前角，向后、外上呈扇形。止于股骨外侧髁内面的后部，大部分介于股骨内、外髁之间。其主要功能在于防止胫骨对股骨髁的相对前移和内旋，并与内、外侧副韧带协同参与膝关节的"锁扣机制"，保证膝关节的稳定性，当膝关节完全伸直时，前交叉韧带下部进入髁间窝和前外侧切迹内。当股骨髁间窝发育狭窄，或因骨赘形成就会在伸膝位撞击前交叉韧带产生临床症状。骨赘的形成多位于髁间窝出口处外上方，相当于髁间窝的滑膜与股骨外侧髁关节软骨的结合部。在这里股骨外髁内面凹形的壁与髁关节面交界部形成一条嵴，当膝关节屈曲时，外翻加上胫骨外旋前交叉韧带刚好卡在这条嵴上。当股骨髁间窝狭窄，可造成前交叉韧带损伤。国内研究报告显示正常膝关节标本测量为 20.4mm。而髁间窝狭窄伴前交叉韧带损伤时测得髁间窝狭窄可达 16.1～18.1mm。

综上所述，国内外研究证实膝关节前交叉韧带撞击综合征产生的原因：①股骨髁间窝发育性狭窄；②股骨髁间窝骨赘形成；③前交叉韧带重建手术时韧带胫骨止点偏前或股骨外髁韧带止点选择过高，造成髁间后出口撞击。

Ⅰ国内学者将其分为三种类型：

Ⅰ型为软组织撞击型：

Ⅰa（滑膜半月板型）

Ⅰb（韧带重建型）

Ⅱ型为骨性撞击型：

Ⅱa（先天发育型）：因髁间窝发育性狭窄造成的撞击。

Ⅱb退变型：因髁间窝或胫骨棘前缘骨质增生而引起。

Ⅱc骨折畸形愈合型：股骨髁间窝骨折或胫骨棘骨折畸形愈合引起撞击。

Ⅲ型为混合型

以上渐进式的病理过程中，膝关节的功能都会出现临床症状。因此对于膝关节退行性改变过程中，年龄是一个重要的因素。文献报道 20 岁的发病率为 20%，而 70 岁的发病率为 85%，这是一些生物因素随年龄的增加而改变的结果，包括软骨细胞对促进修复的生长因子反应性降低、韧带松弛、关节失稳、肌力减弱等综合病理的变化。

现代分子生物学表明，随着年龄的增加，细胞的增殖能力减退，甚至完全停滞，使功能细胞难以更新，最新研究认为，人类细胞内染色体上的端区长度缩短是引起人类细胞复制能力降低并造成衰老的重要原因。随着年龄的增加，关节软骨多发生退行性改变，含水量和亲水性黏多糖减少，软骨性能减弱，甚至关节软骨完全退化，损伤致软骨下骨质的改变而发生局限性的骨坏死。如地基塌陷，可致地面建筑物倒塌一样。

软骨下骨表面覆盖着关节软骨，它包括皮质终板及其下方的骨小梁、血管和小梁间的腔隙，皮质终板将钙化软骨和骨髓腔分隔开来。长期以来研究一直认为皮质终板为不可通透结构，后来的研究发现软骨下骨与钙化软骨之间存在细小通道，小血管经这些通道进入钙化软骨层，为关节软骨深层提供营养，同时也带走关节软骨代谢产物，而软骨下骨和关节软骨之间的功能作用是相互的。

关节软骨缺失是 OA 最典型的病理变化之一，而软骨下骨骨质改变也是 OA 的重要特征。在 OA 后期，软骨下骨主要病理变化包括骨质象牙化、骨囊肿形成及骨赘形成等。

近来研究发现，OA 中软骨下骨存有活跃的骨重建，软骨下骨区域骨转化增加。正常情况下，骨吸收与骨形成相偶联，破骨和成骨在同一部位有序进行，两者动态平衡保证了骨量稳定，最终导致骨量改变。软骨下骨和钙化软骨反复微损伤将启动骨重建过程，激活成骨细胞、破骨细胞和纤维血管组织。由于血流增加及破骨细胞局部骨溶解，软骨下区可表现为短暂的骨质疏松现象。骨重建过程中纤维血管长入钙化软骨并产生新的软骨下骨和软骨矿化区，最终发生骨质硬化。

Hayami 等对大鼠前交叉韧带切断后关节软骨和软骨下骨变化进行研究发现，组织形态学检测显示术后 2 周即出现软骨下骨丢失，术后 6 周软骨下骨体积增加，术后 10 周增加更明显。Pelletier 等在前交叉韧带切断犬模型中也发现软骨下骨于术后 8 周出现过度吸收，这种现象与破骨细胞和骨细胞数量增加有关，它们能合成导致骨吸收的组织蛋白酶 K 和基质金属蛋白酶 MMP-13 等。组织蛋白酶 K、MMP-13 在 OA 软骨下骨和钙化软骨中表达增加，大量组织蛋白酶 K 选择性聚集于软骨下骨破骨细胞周围，形成骨吸收区。这种早期骨吸收可能是导致后期骨形成的重要因素。Bettica 等研究发现，进展期膝关节 OA 患者尿液中骨吸收标志物 I 型胶原 N 末端和 C 末端肽显著增加。这些均提示，OA 中软骨下骨转化增加。

软骨下骨病变在 OA 过程中起着多种作用。

1.始动因素或继发改变

尽管软骨下骨在 OA 起病和进展中的潜在作用已提及多年，但软骨下骨形态学和生化变化是否与软骨退变进展有关，软骨下骨改变是发生在软骨退变之前还是继发于关节软骨损伤，仍存有争议。一些研究认为软骨下骨变化发生于软骨损失之前，是软骨退变进展的原因，但也有报道指出软骨下骨变化与软骨变化同时发生，甚至发生于软骨变化之后，即软骨下骨变化只是软骨损伤的继发现象。另有研究则认为，软骨下骨硬化只是骨的适应性改变。

Radin 等提出骨量增加和软骨下骨增厚是关节软骨退变始发因素的假说，且认为软骨下骨硬化与软骨退变相关。Bellido 等实验发现软骨下骨结构与骨重建参数及软骨成分相关，认为骨重建带来的软骨下骨结构改变加重了关节软骨损害，骨吸收增加是软骨损害的原因。Chappard 等应用显微 CT 对软骨缺损区及软骨区软骨下骨进行比较，发现在关节软骨已破坏重症 OA 中软骨下骨才有明显变化，认为软骨下骨变化继发于关节软骨破坏。

由于关节软骨与软骨下骨在解剖上相互依存，且软骨病变和软骨下骨改变的评测指标灵敏性不同，似乎很难说清两者何为始发。但可以肯定的是，软骨下骨在 OA 发病中扮演重要角色。

2. 软骨下骨对关节软骨的影响

应力增加和生化因子参与是 OA 进展的主要因素，OA 中软骨下骨不仅对关节软骨起力学保护作用，还通过代谢因素影响覆盖其上方的关节软骨。

正常情况下，关节软骨和软骨下骨共同参与应力传导。软骨下网状基质以纵向柱状排列，将负荷向下传递至骨干，这些网状骨如吸收能量的骨床，保护上方覆盖的关节软骨。负重状态下，关节通过形变最大限度地增加关节面接触面积，当负荷进一步增加、单纯软骨性变不足以完全吸收应力负荷时软骨下骨发生形变以协助吸收应力，应力传导最终引发软骨下骨重建，骨重建异常导致软骨下骨微结构改变，从而损害其吸收应力减轻震荡的作用，使关节软骨丧失保护功能。同时，局部硬化的软骨下骨顺应性也较之周围正常组织下降，这种形变能力的不一致使得覆盖上方的关节软骨遭受异常剪切力，同样也加速了关节软骨退变。前交叉韧带切断动物模型中软骨下骨体积减小主要集中在负重较大的胫骨内髁，而此处关节软骨病变也更为严重，体现了力学因素在 OA 病变中的作用。Bailey 等对 OA 中软骨下骨生化和力学性能进行研究，通过对前胶原蛋白合成率和金属蛋白酶降解率的评估发现，软骨下骨胶原转化增高 20 倍，同时矿化度减少 25%，代谢增加和赖氨酰羟基化引起胶原纤维变细，且成骨细胞表型发生改变，除了合成正常的 I 型异质三联体外，合成 I 型同型三聚体比例增加，这些因素共同导致软骨下骨力学强度降低。陆继鹏等经刮除兔胫骨内侧软骨下骨后置入聚甲基丙烯酸甲酯（PMMA）、甲基丙烯酸甲酯（MMA）、羟基磷灰石（HA）和蒸馏水制成的复合材料，以增加软骨下骨刚度，术后观察发现软骨中 MMP-1 表达增加，提示软骨基质降解和退变。OA 早期软骨下骨转化增快，软骨下骨材料学特性也发生变化。软骨下骨处骨重建增快产生大量类骨质和低矿化的新生骨，导致单个骨小梁形态和结构改变，表现为骨小梁连接性减少和密度降低，但由于骨小梁数目增多、间距减小，总体骨密度增高。骨小梁数目、材料学特性和结构变化均影响关节负重时的软骨机械压力。

皮质终板长期被认为是一没有通透性的结构。Berry 等于 1986 年报道经皮质终板到达软骨深层的血管通道，小静脉、小动脉穿行其中将髓腔与钙化软骨层连接起来，为深层软骨提供营养。OA 患者毛细血管自关节软骨下骨质中穿入钙化的关节软骨，这种血管为体液介质、细胞因子到达软骨发挥作用提供了通道。近年研究也提示，小分子介质和因子可从软骨下骨向钙化软骨渗透，软骨下骨与关节软骨之间存有信号通道，从而形成力学与生化代谢上相互作用的功能单位，调控着关节功能的维持和退变。Amin 等将取自牛的组织块分 A、B、C 三组进行培养，A 组去除软骨下骨，B 组保留软骨下骨，C 组软骨和软骨下骨独立共存，培养 7d 后 A 组培养基中浅层软骨细胞死亡率明显增加，而B、C 组蛋白含量明显增加，表明软骨下骨通过释放细胞因子影响软骨细胞存活。Hulejova 等检测 OA 患者血清、关节软骨、滑膜及软骨下骨中细胞因子和MMP 表达，发现 MMP-3、MMP-9 和白细胞介素（IL）-10 等水平增高，认为软骨下骨区域血管化增加了 MMP 和多种细胞因子合成，从而导致软骨退变。Harada 等研究发现，OA 中软骨下骨细胞合成转化生长因子-β（TGF-β）增多。TGF-β 可促进软骨细胞合成 MMP-13，因此可能是 OA 软骨深层 MMP 水平增加的原因。人和动物实验均发现，OA 关节软骨和滑液中血管内皮生长因子（VECF）表达增加，大鼠关节软骨和软骨下骨交界处 TGF-β、MMP-9、MMP-13 水平增高，局部蛋白酶增加及 TGF-β、胰岛素样生长因子（IGF）、骨形态发生蛋白（BMP）、前列腺素（PG）E2、IL-6 增加均来自软骨深层肥大的软骨细胞、破骨细胞及骨重建过程中新募集的成骨细胞。

软骨下骨在 OA 进展中的重要作用，引发了 OA 治疗的新思考，是否可通过调控软骨下骨异常代谢达到治疗 OA 的目的？由于 OA 早期软骨下骨变化主要表现为骨吸收增加和骨重建加快，这种骨吸收增加可导致后期软骨下骨骨质硬化和材料学性质改变，因此如何控制软骨下骨骨重建速度，改变软骨下骨硬度成为关注的焦点。Hayami 等对前交叉韧带切断的雄性 SD 大鼠皮下注射阿仑磷酸钠（ALN），骨组织计量学分析显示 ALN 可抑制术后 2 周的软骨下骨吸收及术后 10 周的成骨增加，同时还可减少钙化软骨中血管侵入，阻止成骨细胞向软骨下骨募集，而组织学分析表明实验组软骨损伤较对照组轻。在 Behets 等实验中，另一种骨吸收抑制剂降钙素也体现出相似的作用，这与降钙素抑制软骨下骨小梁吸收，保护软骨免受过度的力学负荷有关。研究还发现，双醋瑞因可减少软骨下骨中 IL-1β 介导的 MMP-13 表达，抑制破骨细胞中 MMP-13 和组织蛋白酶 K 活性，并阻断 IL-1β 对破骨细胞分化的影响，从而改善软骨下骨异常代谢。关节腔内注射透明质酸钠同样能选择性抑制软骨下骨中 MMP-13 表达，起到治疗关节软骨的作用。

作为一种慢性疾病，OA 病变进展非常缓慢，且病变涉及关节各个组成部分，使得 OA 病因学和病变进展研究存在很大难度。人类 OA 病因学研究在很多细节上尚未阐述清楚，但可肯定的是 OA 涉及软骨合成与分解代谢，以及关节其他组成成分如滑膜、软骨下骨等多种因素。因此，必须树立关节是一器官而非各组织简单连接的概念，构成这一器官的韧带、软骨、软骨下骨、半月板和关节囊共同维持其稳定，其中任一部分生化和生物力学性能改变均可能参与 OA 发病。对 OA 软骨下骨的研究可更深刻和全面地认识 OA 病变与发病机制。针对软骨下骨病变的骨吸收抑制剂为阻断 OA 早期病变带来希望，但 OA 病变进展缓慢，早期发现隐匿病变，做到早期诊断，是实现早期治疗的前提。

（徐晓刚 郭德民）

第五章 膝关节退行性疾病的临床表现

膝关节退行性疾病的表现在临床上是复杂的，因为关节软骨从 30 岁开始就连续出现退行性改变。如软骨的亲水性改变又有关节周围的肌肉软组织及滑膜，滑囊以及半月板的退变。故在临床上可出现以下改变。

年龄的表现是分阶段性的如 30 岁以后，对于膝关节退行性疾病的专家共识，认为是由于机械及生物力学的共同作用导致软骨细胞、细胞外基质及软骨下骨三者，降解和合成正常偶联失衡的结果。

影响膝关节骨性关节炎（KOA）的局部因素有外部因素和内部因素，外部因素包括体力活动、外伤等，内部因素包括关节的对位、排列不齐和紊乱、肌力不平衡、关节的内、外翻不稳及前后不稳、关节的本体感受下降、关节的先天畸形等。

随着 OA 的病因研究越来越深入，有关肌力的因素不仅仅是作为 OA 形成和发展的病因之一，而且 OA 也会进一步导致肌力的改变。由于膝关节最易好发 OA，所以本章重点探讨 KOA 的肌力研究情况。

（一）KOA 患者肌力下降

肌力测试的方法比较多，但自 1969 年 Janes 率先提出等速运动理论以来，等速运动测定仪已成为量化测定肌力的重要仪器，并在康复医学临床和实验研究中日渐得以重视与应用。

等速运动测定仪广泛应用于肌肉骨骼系统疾病，等速测力时由于运动阻力随着关节的活动而不断自动调节和变化，因此能准确测定关节运动时相关肌群任何一点肌力的大小，而又不会对被测试者产生任何运动损伤，因此被广泛应用于体育科学研究和康复医学研究。

McCarthy 等通过等速测定仪和肌电图研究发现，KOA 患者不仅股四头肌力下降，肌耐力同样下降。而 van der Esch 等的研究却表明 KOA 患者内外翻步态，与肌力的下降、关节的本体感觉减退、关节的稳定性和对线状况并没有关系。Fransen 等发现 KOA 患者股四头肌肌力和腘绳肌肌力均有大幅度下降。不仅如此，KOA 患者肌力下降的同时，其股四头肌的本体感觉也下降，患者平衡功能亦多下降，容易跌倒，加上患者多为老年人，跌倒后容易并发其他疾病，需引起重视。

（二）KOA 患者肌力下降的可能原因

1. 疼痛

疼痛是 KOA 患者的主要症状，也是患者就诊时的主诉之一，膝关节疼痛会使患者日常生活活动能力（ADL）下降，严重影响患者的生活质量。疼痛是 KOA 患者股四头肌肌力下降的主要原因之一，Hartwick 等发现疼痛与膝关节的等长收缩力矩相关，导致肌力下降，但是对膝关节压力的增加也会加重 KOA 的疼痛。Gur 等研究也发现 KOA 患者股四头肌肌力明显下降，并且认为股四头肌肌力的下降是由于 KOA 后疼痛，导致股四头肌失用性的萎缩。Felson 等发现 KOA 患者骨赘的形成与疼痛和肌无力相关。

2. 年龄

KOA 多发生于老年，增龄是导致肌力下降的一个重要原因。在一般人群中，关节的退变与衰老直接相关，增龄与 KOA 呈正相关。Aagaard 等认为肌肉的最大收缩力和肌肉的体积都将伴随着自然年龄的增加而下降。Ostchega 等调查了1499 名年龄在 50 岁以上的老年人，发现膝伸肌的肌力受年龄和性别的影响，但与种族无关，年龄的增加与肌力的下降呈负相关，女性与男性相比尤为明显（$P < 0.01$）。在老年人当中，除了年龄的增加会导致肌力、神经受刺激后肌肉的反应时间下降外，由于年老而活动减少也是一个重要的因素。

肌丝的滑行引起肌肉的收缩，人类的骨骼肌存在着三种不同的肌纤维（肌细胞）：Ⅰ型、Ⅱa 型和Ⅱb 型。Ⅰ型为缓慢—氧化型肌纤维（SO），Ⅱa 型为快速氧化—糖原分解型肌纤维（FOG），Ⅱb 型为快缩纤维（FG）。Fink等在研究 KOA 后的股内侧肌标本时发现，所有Ⅱ型肌纤维均萎缩，同时有32% 的患者有Ⅰ型肌纤维萎缩。作者认为，Ⅱ型肌纤维的萎缩是疼痛所致肢体制动后的表现，肌纤维的退化和再生是 KOA 进展的一个协同因素。Hsich等认为膝关节慢性炎症性病变常表现为Ⅱ型肌纤维的萎缩。在肌肉组织中Ⅱ型肌纤维是一种快肌纤维，Ⅰ型肌纤维是一种慢肌纤维。通常膝关节损伤后短期的制动以Ⅰ型肌纤维的萎缩为主，而长期活动受限时，常以Ⅱ型肌纤维的萎缩为主。KOA 是一种慢性退行性疾病，病程较长，因此可导致 II 型肌纤维废用性萎缩。Tallon 等认为肌肽（N—β—丙氨酰 L 组氨酸）在老年 KOA 患者的 II 型肌纤维中会下降，引起细胞内理化缓冲能力的下降，并且认为引起肌肽下降的原因，可能是体力活动的减少、肌肉吸收营养的能力下降或者是去神经作用递增的结果。

3.基因与环境的影响

Tiainen 等研究了年龄在 63～76 岁的 101 名单合子和 116 名双合子的双胞胎姐妹，发现膝的伸肌力量和最大主动等长收缩是由同一基因调节，然而环境因子却扮演着肌肉强度和肌力明显差异的一个重要角色。Spector 等认为在非肌细胞中肌动蛋白基因的表达、结缔组织细胞的收缩与一些重要的生理和病理过程相关，成骨细胞和软骨细胞能够表达 α—平滑肌肌动蛋白基因，并且能够产生肌肉收缩的表现。

故认为由于 KOA 成骨细胞和破骨细胞的增殖平衡紊乱，成骨细胞的增殖速度大于破骨细胞，软骨细胞的增殖也过度，α—平滑肌肌动蛋白的基因超量表达，加上 KOA 骨赘的形成、长期炎性刺激，使肌肉长期收缩，致使肌肉疲劳性增加，肌力下降。

（三）肌力改变对 KOA 患者的影响

KOA 患者的膝周肌力往往下降，如股四头肌、腘绳肌。但是有的研究却发现，肌力的增加同时也加快 KOA 的发病进程。

在某些特定的关节环境之下，诸如关节排列不齐、排列错乱和关节不稳，肌力的增加，反而会对关节造成损伤。Sharma 等发现在排列错乱的膝关节，肌力的增加与 KOA 的进展密切相关（P=0.03），肌力增加同时也与 KOA 患者的高度关节不稳有关（当高度关节不稳定义为活动范围≥6.75°）（P=0.003）。Slemenda 等却认为股四头肌肌力下降增加女性患 KOA 的危险性，但并不是 KOA 进展的危险因子，同时认为 KOA 患者的股四头肌肌力下降，是膝关节疼痛、残疾、关节的进行性损害的一个最主要的危险因素。

KOA 患者股四头肌肌力的下降，已经是毋庸置疑的事实，因此在临床治疗方面，医务工作者和康复医师都期望通过各种措施提高 KOA 患者的肌力，研究均发现通过运动治疗和等速肌力训练后肌力明显提高，有利于改善关节的不稳，McNair 等认为如果患者没有其他的症状，可以鼓励患者进行主动的肌力训练，Rlgind 等认为适量的物理训练对 KOA 患者有益。Briem 等的研究表明 KOA 患者骨赘清除术后，肌肉的收缩力较术前提高，但作者却认为这一结果会加剧 KOA 患者膝关节的退变。

（四）疼痛

临床上患者几乎 100% 以疼痛为主要表现；可将疼痛分为两大类型：静息痛和活动痛。

1. 静息痛：主要表现为骨内静脉瘀滞致内压增高。

1968 年 Ahlback 等首次将膝关节自发性骨坏死（spontaneous osteonecrosis of the knee, SONK）作为一种独立的疾病进行了描述。该病与继发性骨坏死不同，患者无酗酒史、糖皮质激素使用史、镰状细胞病以及其他已知骨坏死的诱因，是指原因不明的主要发生于股骨内侧髁负重面深层的局部骨坏死，也可发生于股骨外侧髁或胫骨平台。患者多 55 岁以上，男女比例为 1∶3，典型的症状为突发膝关节疼痛，多局限于膝关节内侧，负重时疼痛加重，休息可缓解，常有夜间静息痛。主要体征为患膝受累处压痛、肿胀、积液以及不同程度的活动受限，一般无关节不稳。X 线表现为受累的股骨髁负重区稍变扁平，软骨下骨局部透亮区，周围有硬化带包绕，晚期为骨关节炎表现。MRI 在 T1 加权像上表现为股骨髁或胫骨平台负重区软骨下脂肪组织的高信号被坏死灶的低信号所取代，坏死灶的近端多存在一条线形低信号影，周围散在中等信号；在 T2 加权像上坏死灶的高信号被反应水肿带所包绕。

目前关于膝关节自发性骨坏死的病因及发病机制尚不明确，主要有两种理论：创伤源性理论和血管源性理论，现将该病的发病机制综述如下。

创伤源性理论认为多种原因导致的膝关节异常应力负荷或长期、反复、微小的创伤作用于已骨质疏松的软骨下骨可引起该部位的微骨折，关节液由微骨折间隙进入软骨下骨，同时骨髓水肿会导致骨内压增高，由此而引起的局部血供障碍会进一步加重骨髓水肿，如此循环反复，最终导致骨坏死。目前研究发现膝关节自发性骨坏死与膝关节软骨下骨微骨折、半月板损伤、膝关节镜手术、骨质疏松等多种因素有关，围绕这些因素进行的研究可支持创伤源性理论。

膝关节自发性骨坏死主要发生于老年女性，是骨质疏松的高危人群，大多数患者无明显临床病史，主要症状为患膝突发疼痛，而且病变主要累及股骨内侧髁及胫骨平台的负重面，此部位为膝关节负重最大、应力最集中处，该病的临床特点与软骨下骨的微骨折症状、表现相似，因此有学者认为膝关节自发性骨坏死与软骨下骨的微骨折有关。

Arnola 通过对 53 例膝关节炎患者行胫骨骨内压测定后发现，膝部无关节炎和静息痛者骨内压低，有膝骨关节炎者，骨内压显著增高。他指出骨内压在 5.3kpa 以上者，膝关节会明显出现静息痛；4.7kpa 以下者无静息痛；骨内压在 3.7kpa 以上者有膝痛；低于 3.7kpa 者无疼痛。提出休息痛是骨内压升高的结果。

另外，20 ～ 30 岁年龄段软骨退变主要是髌骨软骨软化，据张辉报道 3072 名大学生的发病率男大学生为 4.92%，女大学生为 5.61%，占运动损伤 40.5%。其中主要病理变化是因为关节软骨由软骨细胞、软骨基质和埋于软骨基质中的纤维成分组成，埋于软骨基质中的胶原纤维从深层到浅层是一种特殊的排列方式，称为纤维"拱形结构"，它由软骨下骨骨小梁中的胶原纤维合成小纤维束并垂直走向表面，此间纤维有将软骨固定于骨的作用，在中间层纤维束呈喷射状向四周散开斜行，最后进入表层，沿切线方向排列即软骨的"薄壳结构"，此"薄壳结构"既耐磨又能抵抗多种应力的破坏，使软骨不致发生拉断。胶原纤维的"拱形结构"，使纤维能更好地承受施加于它们的特定应力，当软骨负荷时胶原纤维拱形结构压缩变形，蛋白多糖分子与水大量活动，水分可向两侧移动，也可渗透到软骨表面并进入关节腔，蛋白多糖则发生形态改变，并因水分的丢失而导致其浓度增加，随即又增加膨胀压直到膨胀压与外界压力相平衡。此时减耗外来的压力，并沿胶原纤维方向将传递过来的压力分散到软骨下骨，又可因软骨变形而使关节面的接触彼此适应并随负荷的增加而致接触面逐步扩大，以保持其压强于可接受的低水平。压力消失后，胶原纤维的拱形结构回复原状，胶原纤维呈现全部张力。同时它又有"唧桶"作用，它能挤出软骨的代谢产物并"吸入"滑液的营养成分，为软骨提供营养和维持软骨细胞的外环境。软骨细胞、蛋白多糖、胶原纤维是软骨的主要成分，各成分之间有着非常密切的依赖关系，以共同行使其功能，首先胶原纤维和蛋白多糖是软骨细胞合成，正常的软骨细胞保证了软骨基质成分的质量，任何原因导致骨细胞发生退变或坏死，均会引起胶原纤维和蛋白多糖减少而消失，软骨细胞是位于胶原纤维构成的网络结构中，无论软骨处于加载或卸载时，它都受网络结构的保护而不至于受伤，一旦胶原网络结构被破坏，必定引起软骨细胞发生退变或坏死，使胶原纤维和蛋白多糖合成受阻，这又会加剧软骨细胞的损伤，蛋白多糖是在胶原网络之间起支持网络结构的作用，也受到网络结构的保护，倘若胶原网络破坏蛋白多糖易流失，而蛋白多糖的流失或降解，失去了对胶原网络结构的支持使胶原纤维在加载时遭到破坏，进一步影响软骨细胞的存活。

髌骨软骨软化症的病因有髌骨骨内压增高学说、软骨溶解学说、软骨营养障碍学说、自身免疫学说、髌骨不稳定学说和创伤学说。在髌骨软骨软化症致病因素中，通过对非体育系大学生调查研究发现髌骨软骨软化症患病率男女无差异，男女大学生膝关节疼痛患者中髌骨软骨软化症发生率无差异。但男女患者无论是运动量、膝关节扭伤还是膝关节外伤，都大于正常大学生，且患者与正常大学生之间有差异。

现代医学认为 KOA 是退行性疾病，主要与膝关节力学结构退变、凋亡因子刺激和软骨退变等多因素相关。并主要根据膝关节的临床表现和放射学表现进行分类与分期。并根据早中晚 3 期分期进行针对性的治疗，对病理进展的原因和相关的临床表现相关性分析则涉及较少。疼痛则属于多因素导致的相应部位病理产物对人体刺激的结果。

在对膝骨性关节炎分期与膝骨性关节炎疼痛部位规律的研究中，大量的解剖和临床资料，着重从解剖学角度阐述了 KOA 分期与疼痛的相关性规律，具体认识如下。

第一种表现：①膝关节后侧属于关节的薄弱部位仅靠后半侧半膜肌腱及半膜肌腱附着点向外上方反折的腘斜韧带的力量维持，且人体下肢屈伸活动多而大，膝关节后侧结构最容易使用过度，再加上外邪侵袭而发生病变，因此膝后侧疼痛往往作为膝骨性关节炎的首发症状；②膝关节外侧由外侧半月板、外侧副韧带、腓肠肌外侧头、阔筋膜张肌移行止于胫骨外侧髁的髂胫束等肌腱组成，为膝关节第二薄弱带，尤其是外侧半月板前外缘游离，不与腓侧副韧带相连，活动度大，容易在扭转时发生横形破裂，与内侧半月板相比，外侧半月板劳损及损伤更为多见，在后侧支持带力学损伤后，容易引起外侧部分的继发损伤而引起疼痛；③与内侧相比，前侧髌韧带部分为肌腱和骨性结构的双重保护，要比内侧部分坚强得多，但是髌韧带及髌骨作为伸肌的主要结构，活动量大，劳损亦严重，为膝关节的第三薄弱区，在膝关节的后期往往伴发有髌骨软化的发生；④内侧部分有半腱肌、内侧半月板、内侧副韧带、腓肠肌内侧头、鹅足腱等支持，相对比较坚强，与外侧半月板相比，内侧半月板活动度小，与内侧副韧带在后半部分紧密相贴，膝关节炎退变的后期才会波及内侧半月板，内侧解剖结构的特点可能参与了分期为晚期患者内后侧疼痛的发生。

综上所述，膝关节退行性疾病的发生发展中，疼痛具有一定的规律性，即初期膝关节疼痛多以后侧疼痛为主，中期外侧症状明显，后期前内侧疼痛明显，晚期内后侧为主。

第二种表现：关节活动受限，多发生在中期，软骨退变开始，呈渐进式发展，随着膝关节外科的发展，对于膝关节功能的评价也越来越得到重视。目前常用的膝关节功能评价系统有四类：生活质量评价系统、运动损伤评价系统、慢性疾病及关节炎评价系统和特定疾病评价系统。

1. 生活质量评价系统

这类评价系统的主要目的是评价慢性疾病对生活质量的影响。由于骨科疾病治疗的目的大多数是改善日常活动功能、提高生活质量。所以这类系统经常使用。最常用的有 SF-36 和 NHP。本书在全身健康状况评价的章节内有专门介绍。

2. 运动损伤评价系统

这类系统主要用于韧带损伤、半月板损伤和其他运动损伤。其主要对象是活动量较大的青壮年和运动员。

（1）HSS（纽约特种医院）评价系统。该评价系统由两部分组成，第一部分是一个病历记录系统由 102 个项目组成，第二部分是随访评分系统。该评分系统假设正常人为满分 50 分。内容包括患者总体感觉、症状部分、恢复运动或工作、功能检查、特殊检查、总分和医生签字。韧带检查分为软终点和硬终点。在最后评价中根据得分分为优良（41 ~ 45 分）、中上（36 ~ 40 分）、中下（31 ~ 35 分）和差（低于 30 分）。

（2）Lysholm 评分系统（表 5-1）。Lysholm 是一个问卷形式的评分系统，仍为百分制。包括跛行 5 分、拄拐 5 分、绞锁 15 分、不稳定 25 分、疼痛 25 分、肿胀 10 分、上楼梯 10 分和下蹲 5 分，共 8 项。其中不稳和疼痛各 25 分，占去总分的一半。由于使用方便，这是一个应用很广的评分系统。

上述几个评价系统中，HSS 系统内容较多，填表所需时间长。通常用于从事运动损伤临床研究的专业人员。Lysholm 评分系统由于简单易用，可由患者在 10 分钟左右完成，便于随访，所以在临床上应用广泛。

第三种表现：慢性疾病及关节炎评估系统。自 1970 年以来随着人工膝关节置换手术效果的提高，对膝关节慢性疾病的功能评价成为关注的热点，以致很多学会制定膝关节评价标准和专门针对关节炎及人工关节置换的评价系统。

1. HSS（hospital for special surgery）评分系统

这是一个百分制系统，疼痛 30 分；功能活动 22 分；关节活动度 18 分；肌力 10 分；无畸形 10 分；无不稳定 10 分。使用拐杖或有关节伸直受限时要减分。这是较早用于关节置换的评分标准，目前仍被广泛采用（表 5-2）。

2.AKSS（American knee society score）美国膝关节学会评分标准

疼痛50分；关节活动度25分；稳定性25分；有屈曲、过伸或侧方畸形要减分；走路50分；上下楼梯50分；需扶拐时要减分；总分为200分。该系统是目前在北美使用最广泛的评分系统。

慢性退变性关节疾病的功能评价系统大部分很相似，基本由疼痛、功能、关节活动度及力线和畸形几个部分组成，只是各个评分系统有各自的侧重，其中存在一定的主观因素。

第四种表现：特定疾病评分系统。

1.WOMAC指数（the Western Ontario and McMaster 西安大略和麦柯玛斯特大学骨关节炎指数）

WOMAC指数是针对骨关节炎的评分系统。分为疼痛、僵硬、体力功能、社会功能和情感功能5个部分共36个项目。由于下肢的骨关节炎比较常见，所以其功能描述主要针对下肢。在使用时可以使用整个系统或挑选其中的某几个部分。分数记录时可使用VAS（Visual analog scale）尺度或0～4五级尺度。这是一个全世界使用最广的评分系统。

2.KISS（knee society index of severity）系统

该系统是美国膝关节学会用于人工全膝关节置换失败后严重程度的评价标准。分为显露（包括切口和股四头肌）、内翻或外翻畸形、关节活动度（包括屈曲和伸直功能受限）、韧带稳定性、植入物情况、伸膝装置功能、髌骨状况、股骨和胫骨骨缺损程度共九部分。情况越好分值越低。

3.膝关节手术患者期望表

患者对治疗的期望与其生活、工作和心理要求有关，并且影响着患者对医疗结果的评价和满意度。纽约特种医院设计了两个膝关节患者期望表，一个是人工膝关节置换期望表，另一个是除关节置换术以外的手术期望表。前者17个问题，后者20个问题。了解患者对手术的期望有助于医生制订手术方案。

目前使用的评价系统主要有两类：一类是由患者评价问卷的形式，另一类是由医生评价的症状与体征混合型。前一类的优点是评价结果稳定，避免了医生的主观性偏差，节省时间。后一类的优点是便于医生进行技术性总结。医生评价的医疗结果和患者评价的结果往往有差异。目前逐渐趋向于使用患者评价的标准，如果患者感觉治疗不满意，结果就不能算满意。随着计算机和Internet应用普及与电子问卷的出现，患者评价问卷的形式会越来越普及，同时医疗结果的记录形式和评价方法也将发生巨大的变化。

表 5-1　Lysholm 和 Gillquist 膝关节评分标准

	评分		评分
跛行		疼痛	
无	5	无	25
轻及（或）周期性	3	重劳动偶有轻痛	20
重及（或）周期性	0	重劳动明显痛	15
支撑		步行超过 2km 或走后明显痛	10
不需要	5	步行不足 2km 或走后明显痛	5
手杖或拐	2	持续	0
不能负重	0	肿胀	
交锁		无	10
无交锁或别卡感	15	重劳动后	6
别卡感但无交锁	10	正常活动后	2
偶有交锁	6	持续	0
经常交锁	2	爬楼梯	
体检时交锁	0	无困难	10
不稳定		略感吃力	6
无打软腿	25	跟步	2
运动或重劳动时偶现	20	不能	0
运动或重劳动时常现	15	下蹲	
日常活动偶现	10	无困难	5
日常活动常现	5	略感困难	4
步步皆现	0	不能超过 90°	2
		不能	0

　　摘　自：Lysholm J，Gillquist J. Evaluation of Knee Ligament Surgery Results with Special Emphasis on Use of a Scoring Scale. Am J Sports Med，1982，10：150-154.

表 5-2　改良的 HSS 膝关节评分系统

	评分
主观因素	
疼痛强度	
无	35
轻度	28
中度（偶需镇痛剂）	21
重度	14
休息时	0

	评分
主观因素	
不稳定	
无	10
偶尔	7
中度（合并活动能力降低）	4
重度（应用支具）	0
行走辅助	
无	
手杖	
拐杖	
扶车	
行走距离	
＞1公里	
1～5个街区	
1个街区	
室内	
限于床上	
客观因素	
伸直不足（°）	
无残疾	10
＜5	7
5～10	4
11～20	2
＞20	0
屈曲（°）	
＞120	20
90～120	15
45～90	8
＜45	0
渗出	
无	10
中度	5
重度	0

摘自：Ghazavi MT，Pritxker KP，Davis AM，Gross AE. Fresh osteochondral allografts for post-traumatic osteochondral defects of the knee.J Bone Jiont Surg（Br），1997，79：1008-1013.

表5-3　适用于一般膝关节损伤患者的功能评定方法

评定指标	评定标准	评分（每项只选一种）
1. 疼痛	无痛：日常生活、活动无疼痛，可有疲劳或沉重感	30
	轻痛：各种活动开始时和长距离步行时有轻度的疼痛	25
	中度疼痛：步行时常有疼痛，休息后缓解	15
	重度疼痛：负重和各种活动时均有强烈的疼痛，安静时减轻但不消失，且又自发痛	5
	极重度疼痛：各种活动时和安静时均有强烈的与持续性的疼痛	0
2. 关节活动范围	120°以上，可以盘腿坐在地板上	20
	90°～110°，可以上下楼，可从椅子上坐起	15
	60°～89°，可平地步行	10
	30°～59°，可从地板上拾起物	5
	0°～29°，可上下5cm的台阶	0
3. 主动伸展运动	几乎无：受限。仅0～10°	10
	轻度：受限范围为11°～30°	5
	高度：受限范围大于31°	0
4. 内外翻畸形	无	10
	轻度：15°以下	5
	高度：16°以上	0
5. 步行能力	正常：在日常生活、活动中步行无障碍，也可以快走	20
	轻度障碍：有必要时可在街上走500～1000m	15
	中度障碍：虽然有必要也不能走500m以上，日常活动限于自己家的周围	10
	高度障碍：勉强行走，但限于室内活动	5
	不能行走：在室内也不能行走	0
6. 日常生活、活动	（该大项内，每一小项均按下述标准给分：无困难-2分，有困难-1分，不能进行-0分）	每一小项根据情况选择0、1、2
	从轮椅站起，如需支撑属困难	
	上楼梯，如需扶手属困难	
	下楼梯，如需扶手属困难	
	立正站，如需扶手属困难	
	跑步，不能跑，只能快走属困难	
7. 关节积液	该项只用正负号记录，不计分	
	重度—++	
	中度—+	
	轻度—+	
	无——	

注：100分为完全正常。91～99分为优良，75～90分为良好，50～74分为尚可，小于0分为差。

摘自：王亦璁.膝关节外科的基础和临床[M].北京：人民卫生出版社，1992：552.

以上各表详细说明了膝关节退变性疾病的临床表现，是目前国内、外常见的临床表现和量化标准。另外，疼痛视觉模拟计数法（VIS-ual analog scale，VAS）是最常用的量化指标方法，检查时用一个表示疼痛程度的标尺（0～10mm）背向患者，让患者指出标尺的距离，0为无痛，数字越大，疼痛越重。若VAS＞30mm，即表示最重疼痛的30%。

第五种表现：影像学表现。有X线表现的膝关节疾患，病种繁多，征象复杂。在X线分析时，应将不同疾患的类似表现即共性和不同疾患的各自表现即个性结合起来，全面考虑，综合分析。这样可减少诊断上的漏误和缩小鉴别范围。现按下列X线表现进行分析。

（1）关节间隙的改变：关节间隙的改变表现为变窄和增宽。①关节间隙狭窄伴有关节面破坏和局限性骨质疏松者，多为感染性、类风湿性和血友病关节炎的炎症期。关节间隙狭窄和局限性骨质疏松，为该组病变所共有，而关节破坏的情况则各有不同。化脓性关节炎，破坏快、多在关节的承重部位。滑膜型结核，进展慢，其破坏多在关节的非持重部位。类风湿和血友病的骨破坏多呈穿凿状骨缺损。②关节间隙狭窄，伴有骨质增生硬化者，多为创伤性、退行性、神经性和某些代谢关节病。前二者须结合外伤史和年龄进行分析，后者有各自的特点，并可累及其他关节，须结合实验室和其他部位改变，进行诊断。神经性者，局部无痛，病变进展快，短期复查可资鉴别。③关节间隙增宽，多为关节积液，偶为关节软骨增生所致。除外伤性关节积血外，多为感染性关节炎的早期改变，须结合临床进行分析。

（2）骨端或干骺端囊性膨胀性改变：多见于良性肿瘤或瘤样病变，其中以膨胀度、透明度、内部结构和病变部位如中心性或偏心性以及患者年龄有鉴别意义。例如，骨巨细胞瘤，为偏心性膨胀性皂泡状改变，在骨骺融合前多发生在干骺端，骨骺融合后多发生在骨端。骨囊肿为中心性，轻度至中度膨胀，透亮度强，位于干骺端，多发生于青少年。

（3）干骺端破骨（溶骨）和／或成骨性改变：干骺端边缘模糊的溶骨性改变，以及破骨和成骨混合存在，多为骨肉瘤。但须与不典型的骨髓炎鉴别，骨髓炎破骨周围有成骨，而骨肉瘤的成骨与破骨互不相干，即成骨区内无破骨，破骨周围无成骨。

（4）跨关节性改变：累及滑膜的病变多为跨关节性改变，其中主要为感染和类风湿性，偶有肿瘤或瘤样病变。前两者关节骨质破坏的特点已提及。跨关节的肿瘤性病变有滑膜肉瘤和骨巨细胞瘤，前者在骨破坏处有相应的软组织肿块，且可有钙化，后者可跨越关节侵及对侧或为多源性，仍具有骨巨细胞瘤的特点。

（5）钙质沉着性改变：包括软骨焦磷酸钙沉着症和关节内及其周围的羟磷灰石沉着症。前者包括假痛风、血友病、褐黄病等。后者包括关节周围炎，结缔组织疾患和肿瘤样钙质沉着症。假性痛风常伴有半月板和关节软骨的钙化，而血友病和褐黄病除关节软骨钙化外，尚有各自的生化特点。羟磷灰石的沉积，X线表现为无定形的钙质沉积。钙化最显著者为肿瘤样钙质沉着，表现为关节旁大块状钙化。

（6）关节周围软组织改变：除软组织本身病变外，多为关节病变所波及，可为炎症性、创伤性和肿瘤性。炎症性多为弥漫性肿胀。肿瘤性多为局限性硬块，可有肿瘤骨和钙化，常各具特点，可资鉴别。

（7）关节内游离体存在：又称剥脱性骨软骨炎、关节鼠等（图5-1）患者关节间隙消失，疼痛、肿胀、不能行走。术中清理出大量的剥脱性软骨碎块。

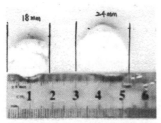

a. 手术清理出最大的软骨碎块

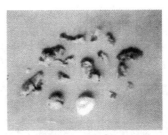

b. 手术清理出大小不等的软骨碎块

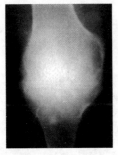

c. 患者女性56岁，术前X光片；关节间隙消失，胫骨内侧平台增生骨赘形成

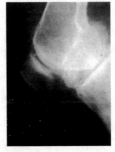

d. 同一患者X侧位片显示，髌股关节间隙变窄，髌骨与股骨面软骨毛糙，糜烂硬化

图 5-1

综上所述，许多膝关节疾患可有相似的 X 线征因而认识其中不同疾患的主要 X 线征是诊断依据。实践证明：一组 X 线征远比一个所谓特殊 X 线征更为重要，故须全面观察，将所有 X 线征一一找出，抓住重点，有机联系和系统分析。在临床上，患者的年龄、病史、症状和体征，往往已为某些膝关节疾病的诊断提供了初步线索，所以须将 X 线所见密切结合临床进行诊断。但在应用时应结合其他 X 线征和临床表现进行综合分析，以便对发生的异常情况及其程度做出正确诊断，为治疗提供依据，并可借以判断疾病的发展和疗效。现将膝关节的 X 线测量分述如下。

（一）股骨角与胫骨角的测量

1. 测量方法

摄取膝关节正侧位片，分别在股骨两髁最下缘画出股骨关节面的切线，在胫骨两髁最上缘画出胫骨关节面的切线，两切线正常时应相互平行，此时内、外侧关节间隙相等。

股骨纵（中）轴线与股骨关节面切线相交所成的外侧夹角为股骨角，正常值为 75° ～ 85° 胫骨纵（中）轴线与胫骨上关节面切线相交所成的外侧夹角为胫骨角，正常值为 85° ～ 100° 。（图 5-2）

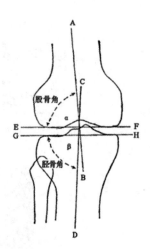

图 5-2　股骨角与胫骨角的测量（正位片）
AB 为股骨纵轴　EF 为股髁部关节面切线
CD 为胫骨纵轴　GH 为胫骨上关节面切线

2. 临床意义

当发生膝内翻或膝外翻、股骨下端或胫骨上端骨折、侧副韧带损伤、半月板病变时，股骨与胫骨关节面切线的平行关系可出现异常。如膝内翻或膝外翻时股骨角可发生异常，胫内或外翻时，胫骨角可发生异常。胫骨上端骨折或股骨髁上骨折时，胫骨角或股骨角可发生异常。在骨折复位或矫正膝内翻或膝外翻时，应将股骨角与胫骨角矫正至正常范围。

（二）股（骨）髁（干）角与膝过伸的测量

1.测量方法

摄膝关节侧位片，分别画出股骨、胫骨纵轴线，股骨髁纵轴线及胫骨关节面切线。股骨纵轴线与股骨髁纵轴线的后方夹角为股骨髁干角（骨髁角），正常值为 90 ~ 110°。胫骨纵轴线与胫骨关节面切线后方的夹角为胫后角，正常值应小于90°（图5-3）。

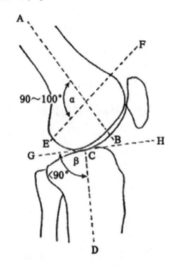

图5-3　股（骨）髁（干）角与胫后角的测量（侧位片）
AB 为股骨纵轴　EF 为股骨髁纵轴线　CD 为胫骨纵轴
GH 为胫骨关节面切线　β 为胫后角

2.临床意义：膝过伸时股骨髁干角＞15°，胫后角＞90°。

（三）膝关节半月板的测量

1.测量方法

摄膝关节充气造影或碘水及空气双重对比造影X线片，然后对半月板进行测量。

（1）内侧半月板为等边三角形，其基底部即边缘部厚3 ~ 5mm，附于关节囊和侧副韧带上。尖部呈水平位，游离于股、胫骨髁之间。三角形长、宽因投照位置不同而不一致，其前角不应超过股骨内髁负重面的1/3，中段可稍微超过股骨内髁负重面的1/3，后角不应超过股骨内髁负重面的1/2。

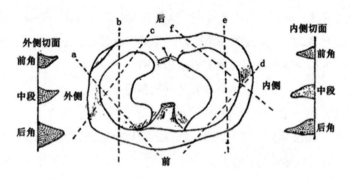

图5-4　膝关节半月板的测量（标准投照位置及半月板断面所见）

半月板投照位置
a. 外侧前角　　　d. 内侧前角
b. 外侧中段　　　e. 内侧中段
c. 外侧后角　　　f. 内侧后角

（2）外侧半月板亦呈三角形，较内侧半月板稍宽，三角形影长度可超过股骨外髁负重面的中点，但一般不会超过太多（图5-4，表5-4）。

表5-4　半月板的厚度和宽度（mm）

	前		中		后	
	厚度	宽度	厚度	宽度	厚度	宽度
内侧半月板	5	7	4	7	6	12
外侧半月板	9	13	5	10	4	10

2. 临床意义

半月板的大小、形状，因发育程度及旋转程度不同可不一致。内翻位时前角三角形影像短，外翻位时后角影像长。一般外侧半月板的厚度以中1/3平均值较大，故撕裂机会较多。内侧半月板后角平均值较大，故后角撕裂的机会亦较多，盘状半月板可呈条状影，其绝对值可增多，蜕变萎缩的半月板小而薄。

（四）髌骨位置测量

1. 测量方法

摄膝关节侧位片，根据膝关节活动时，髌骨、股骨和胫骨三骨的关系，确定三点。髌韧带长度是固定的，髌骨关节面的中点A，不向上、下方活动，仅向前、后移动。伸膝时向前，屈膝时向后，股骨髁间窝上方的骨疏松区的中点B，类似膝关节屈伸的轴心，仅有轻度移动。胫骨上端后缘和腓骨相交点C在膝关节屈伸活动时，与上述两点A、B的关系变化不大，故可利用此三点相交之角来测量髌骨的位置（图5-5）。王云钊教授测量50例的结果表明：＜ABC多数为100°～110°，为方便起见，可减去90°，即为10°～20°，大于此角者为髌骨高位，小于此角或负角者为髌骨低位。

2.临床意义

根据髌骨位置的高低，可以判断韧带断裂后髌骨上移的程度，还可用以研究髌骨软化症的发生率与髌骨位置的关系。

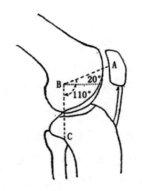

图 5-5　髌骨位置的测量

　　A.髌骨关节面的中点
　　B.股骨髁间窝上方骨疏松区的中心
　　C.胫骨上端后缘和腓骨相交点

（五）膝关节前后脱位的测量

1、测量方法：摄膝关节侧位片，经胫骨平台后缘最远一点划一直线，该线与胫骨后面的骨皮质平行。将此线向上延长，正常时股骨髁后缘与此线的距离，前后不应超过 5 毫米（图 5-6），亦可从股骨髁后缘（股骨内外髁未完全重叠时，则以位于后方之髁为测量标志）至胫骨平台关节面作一垂直线，再测量此两线交点到胫骨平台后上方之距离，正常可在胫骨之前方不超过 4 毫米或之后不超过 5 毫米。

2.临床意义

上法可以确定十字韧带撕裂而发生的膝关节前后脱位，以及脱位的程度。

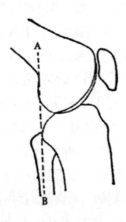

图 5-6　膝关节前后脱位的测量（侧位片）
注：AB 为经胫骨平台后缘最远一点，并与胫骨后面骨皮质平行之直线。

X线是最基本的检查，主要观察软骨下骨的骨密度有无增高（增生、硬化）及囊性骨质密度降低（囊样变），股骨及胫骨内、外髁边缘及胫骨骨髁间隆起，髌骨上极有无增生的骨赘或骨刺。此外还要观察关节间隙的改变。晚期病例可出现关节间隙变窄。上述3种关节退变的X线片表现，有时在1张X线片上只有其中1个或2个表现。当关节表面的碎片脱落，在X线片上可以发现骨软骨性游离体。

如果X线片表现有骨赘、骨密度增高及囊样变、关节间隙变窄，均是骨性关节炎的晚期表现。故X线检查的目的，不是要做早期诊断，而是用它证实诊断及鉴别诊断，所以，还是有必要做检查的。

X线片虽然不如MRI能早期发现疾病，但临床上仍视为最重要的影像学诊断工具，拍照X线片不仅是为了诊断，而且还可根据X线片来评价骨性关节炎的程度，至今Kellgren–Lawrence X线片分级法仍广为采用。

附：Kellgren–Lswrence 分级如下：

K–L I级。关节间隙疑似可能有狭窄及唇样变骨赘。

K–L Ⅱ级。关节间隙狭窄及骨赘均已确定。

K–L Ⅲ级。轻度多发性骨赘及关节间隙狭窄，少许骨硬化及畸形。

K–LIV级。大的骨赘，关节间隙明显狭窄，严重骨硬化及畸形。

1.MRI 的表现

MRI检查是膝关节退变临床检查的"金标准"，MRI检查能使膝关节退行性改变得到早期诊断。因为关节软骨的病变首先在软骨的表层，逐渐向深层发展。而早期的变化，主要是胶原的丢失，软骨内水分增加，这时形态学尚无改变，故X线检查无改变，而MRI可出现信号异常（T_1加权像为低信号；T_2加权像为高信号）。炎症进一步发展，软骨深层的固态物质（蛋白多糖逐渐丢失），故骨内可出现局限性式弥漫性小囊样病灶，软骨表面磨损、脱落及纤维化，故在MRI上这些形态学改变均可发现。但在T_1加权像，质子密度加权像以及多数GE序列图像上显示较差（因为软骨与液体界面的对比度，在短TE图像上对比较差），而在FSE序列T_1加权像，能使低信号的软骨与周围的关节液产生较高的对比度。如果再加用抑制脂肪序列，更增加了关节软骨与临近结构的对比度，因此，采用脂肪抑制三维快递梯度回波（FGE）序列，T_1加权进行扫描，所得到的三维数据，再用最大的信号强度投影（MIP）处理，便可获得软骨重建图像，有助于对骨性关节炎的演变过程进行动态观察及评比治疗效果。

2.膝骨性关节炎 MRI 分期及特征

I 期。病变为一过性肿胀，病变部位在软骨表面的表层（胶原纤维是平行排列），这一期 MRI 在 FSE 序列 T_1 加权像呈低信号，T_2 加权像呈高信号（软骨表面水分增加所致）（图 5-7）。

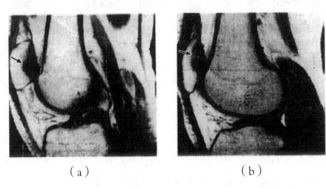

（a） （b）

图 5-7　膝骨性关节炎 I 期，髌骨软骨表面增厚、肿胀
（a）T_1 加权像　　　　（b）T_2 加权像

II a 期。病变仍在表层，但较前加重，表层可能有断裂、变薄、毛糙等改变。在矢状面质子密度加权像（TR/TE 为 2000ms/20ms）的 MRI 上可见软骨表面毛糙（图 5-8）。

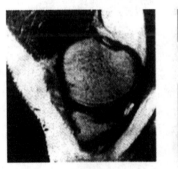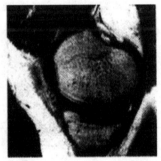

图 5-8　膝骨性关节炎 IIa 期
注：（a）及（b）均为矢状面质子密度加权像（TR/TE 2000ms/20ms）股骨外髁面后部关节软骨表面毛糙，有尖状突起。

II b 期。病变发展由表层达中层，这层胶原纤维排列不规则，具有较多的斜形交叉的纤维，软骨内的固体物质（蛋白多糖）丢失增多，故在软骨内出现小囊状病灶。MRI 在脂肪抑制三维 FGE 序列，T_1 加权像上为虫噬样弥漫性小囊状低信号灶（图 5-9）。

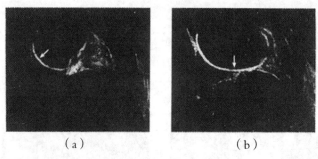

（a）　　　　　　　　　　（b）

图 5-9　膝骨性关节炎 Ⅱ 期

注：（a）及（b）均为矢状面脂肪抑制三维 FGE 序列 T_1 加权像，弥漫性小囊状低信号灶。

　　Ⅲ期。病变已累及软骨表面的深层（这层胶原纤维呈垂直排列，含水量很少，而蛋白含量最高），蛋白多糖丢失增多，软骨变薄。MRI 在脂肪抑制三维 FGE 序列 T_1 加权像上可见软骨明显变薄（图 5-10）。

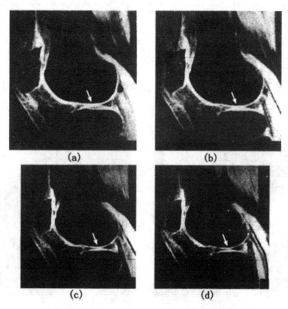

（a）　　　　　　　　　　（b）

（c）　　　　　　　　　　（d）

图 5-10　膝骨性关节炎 Ⅲ 期

矢状面脂肪抑制三维 FGE 序列 T 加权像软骨明显变薄，凹凸不平。
（a）软骨变薄（箭头所示）　（b）软骨表面不平（箭头所示）
（c）及（d）病变达软骨深层

　　Ⅳ 期。病变已累及最深层（钙化层及软骨下骨）引起软骨下骨硬化（骨刺形成），软骨全层或部分磨损及缺失，纤维化及关节间隙狭窄甚至消失，最终导致关节纤维强直或骨性强直。MRI 在 T_1 及 T_2 加权像上均为低信号条状硬化硬化影（图 5-11）。

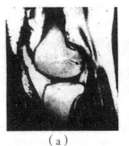 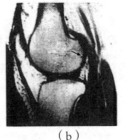

（a）　　　　　　　　（b）

图 5-11　膝骨性关节炎 IV 期
（a）T₁加权像　　（b）T₂加权像

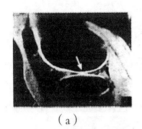 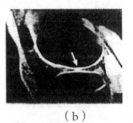

（a）　　　　　　　　（b）

图 5-12　膝骨性关节炎 IV 期

注：（a）及（b）均为矢状面脂肪抑制三维 FGE 序列 T₁加权像，箭头处关节软骨全层缺失。

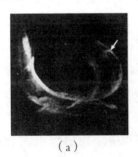 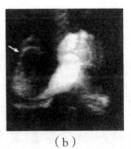

（a）　　　　　　　　（b）

图 5-13　膝骨性关节炎 IV 期

注：（a）及（b）均为 MRI 在 MIP 重建像，箭头示长条状不规则低信号影，余处呈"纱布网眼状"，表示软骨全层或部分缺失。

　　三维 FCE 序列 T₁加权像上述硬化处关节软骨全层缺失（图 5-12）。在 MRI 重建像上可见不规则的明显低信号及纱布网眼状（图 5-13）。

　　综上所述，膝关节退行性疾病的发生发展是一个缓慢的过程，在临床表现方面可将个体差异包括职业、运动等许多复杂因素综合考虑。但早期诊断应以临床表现为主要循证依据。

　　（李果　王歧）

第一节　膝关节半月板损伤及退变

一、结构与功能

半月板在关节中分为内、外侧，半月板损伤的发病率高，是一种膝关节局限性疼痛，多由扭转外力引起。半月板在人体上只有"方寸之地"，所起的作用有减震、分解应力、营养、润滑用，但却引起全世界骨科医生和运动医学医生持久而广泛的关注。

20世纪被称为"半月板时代"，50年代Fairbank里程碑式的研究、70年代关节镜的诞生以及80年代核磁共振（MRI）的临床应用，使人们对半月板的认识有了革命性的变化。半月板原来一直被认为在人体内是没有功能的结构，曾被当作阑尾炎一样切除，而现在，医生认识到了膝关节半月板的临床意义后，遵循了半月板治疗从微创过渡到"保全技术"的理念。针对退变引起的不同类型损伤进行多种方式的修补、重建和移植手术。

对于半月板诊断，现在MRI的准确率超过90%。

半月板是2个月牙形的纤维软骨，位于胫骨平台内侧和外侧面的关节面。其横断面呈三角形，外厚内薄，面稍呈凹形，以便与股骨髁相吻合，下面是平的，与胫骨平台相接。这样的结构恰好使股骨髁在胫骨平台上形成一个较深的凹陷，从而使球形的股骨髁与胫骨平台的稳定性增加。半月板退变后，可出现不同程度的病理改变，引起滑膜炎导致半月板的进一步损伤。

发生在白区的半月板损伤因无血液供应，损伤后不能愈合；发生在红区的半月板损伤由于血供充分，愈合能力较强；红–白区的损伤也有一定的愈合能力。

半月板的前后端分别附着在胫骨平台中间部非关节面的部位，在髁前棘前方和后方。这个部位又称半月板的前角和后角。

半月板的弹性由5mm压缩到2.5mm时依然能保持其稳定的弹力结构。这样人体在弹跳时就很容易了。

内侧半月板是"C"形纤维软骨盘，边缘光滑，外缘比内缘厚。内外半月板在胫骨平台中部密切接触形成骨性隆起称髁间滑车。

二、病因病理

半月板损伤多是因为扭转外力引起，当一腿承重时，小腿固定在半屈位，外展时，身体及股部猛然内旋，内侧半月板在股骨髁与胫骨之间受到旋转压力冲击，而致半月板撕裂。扭伤时膝关节屈曲程度越大，撕裂部位越靠后。外侧半月板的损伤机制相同，但作用力的方向相反。破裂的半月板如部分滑入关节囊扩张移行形成冠状韧带。内侧半月板活动性比外侧半月板小得多。因为它与胫骨平台紧密接触并与内侧副韧带、关节囊、冠状韧带，前交叉韧带及半月板相交织，半膜肌在膝关节屈曲时把内侧半月板向后拉。外侧半月板的活动度比内侧半月板大得多。因此，拉伤概率大，外侧半月板与后交叉韧带、关节囊、冠状韧带、腘绳肌屈曲时，腘肌接触，但不与外侧副韧带接触，膝关节屈曲时，腘肌把半月板向后拉。内侧与外侧半月板形成股骨髁的关节槽，这样有助于增加不对称关节的稳定性，胫骨平台的凹与股骨髁的凸不对称。这些可以增加润滑、减少摩擦。半月板是承重结构，是震动的吸收器，膝关节屈曲时，可承接负荷的50%，半月板具有本体感觉，其前侧有活动性。当伸直时，半月板前侧向前移动，屈曲时向后拉动。这些准确的诊断和关节镜技术的临床应用，已成为诊断与治疗膝关节退行性病变的"金标准"。对膝关节退行性改变的深入研究，可在临床上显著提高疗效，缩短康复期，降低合并症。

提高对膝关节退行性改变而引起膝周一系列疾病的认识。将作者的经验与读者分享。供年轻专科医生完整系统的学习。之间，膝关节活动发生机械障碍，妨碍关节伸屈活动，可形成"交锁"。严重损伤时半月板、十字韧带和侧副韧带可同时损伤，半月板损伤的形状可分为横裂、纵裂、水平裂，甚至破碎成关节内游离体。

任何半月板的退变或损伤均是由于关节软骨承重的增加而引起，同时增加了退行性变的机会。内侧半月板比外侧半月板更易受伤，同为活动性小。由于都是纤维软骨，半月板压力增加和创伤而易受伤，慢性退变损伤通常是长期承重的关节突然扭转而致伤半月板。处理关节软骨损伤是骨科领域一大难题。国外文献2003年报道关节软骨的损伤率为5%，特定人群的发病率可高达22%~55%，人体关节软骨是无血管组织，没有血液供应，营养主要来源于周围关节滑液的滋润，一旦退变损伤很难再生与修复。

三、临床症状

（1）多数有外伤史，膝关节疼痛、肿胀、积液。

（2）"绞锁"或在膝关节屈曲时有弹响。

（3）60岁以上老年人上下楼、上下坡及下蹲时疼痛明显。

（4）跛行或屈曲功能受限。

四、诊断

1.压痛部位

一般是病变的部位，检查时将膝置于半屈曲位，在膝关节内侧和外侧间隙，沿胫骨髁的上缘（半月板的边缘部），用拇指由前往后逐点按压，在半月板损伤处有固定的压痛点。如在按压的同时，将膝被动屈曲或内外旋转小腿，疼痛明显加重，有时可触及异常活动的半月板。

2.麦氏（Mcmurray's）试验

麦氏试验又称回旋挤压试验，患者仰卧，检查者一手握小腿踝部，另一手扶住膝部将髋与膝尽量屈曲，然后使小腿外展、外旋和内旋或内收，逐渐伸直。出现疼痛或响声即为阳性，根据疼痛和响声部位确定损伤部位。

3.强力过伸或过屈试验

将患者膝关节强力被动过伸或过屈，若是半月板前角损伤，过伸会引起疼痛；若半月板后角损伤，过屈会引起疼痛。

检查者一手握住患者患膝关节侧的踝关节向外侧推抬，另一手置于膝关节外上方向内侧推压，使内侧副韧带紧张度增加，如膝关节内侧疼痛为阳性，提示内侧副韧带损伤。反之，踝关节向内推，膝关节向外推使外侧副韧带紧张度增加，如膝关节外侧疼痛，则为外侧副韧带损伤。

4.强力被动内收或外展膝部，有伴半月板损伤，患侧关节间隙处同受挤压，可引起疼痛。

5.单腿下蹲试验

患者用单腿持重从站立位逐渐下蹲，再从下蹲位站起，健侧正常，患侧下蹲或站起到一定位置时，因受伤半月板受到挤压，可关节间隙引起疼痛，甚至不能下蹲或站起。

6.重力试验

患者取侧卧位，抬起下肢作膝关节主动伸屈活动，患侧关节间隙向下时，受损伤半月板受到挤压可引起疼痛，反之患侧关节向上时，则无疼痛。

7.研磨试验

患者取俯卧位，患膝屈曲，检查者双手握住踝关节将小腿下压，同时作内外旋活动。受损伤半月板因受到挤压和研磨而引起疼痛。反之，将小腿向上提起，再作内外旋活动，则不产生疼痛。

8. X 线检查

盘状半月板的 X 线检查，可见受累关节间隙增大，腓骨头高位，股骨髁发育不良（图 5-1-1）。变平胫骨平台倾斜，髁间嵴变钝。关节间隙增大和腓骨头高位最有临床意义。

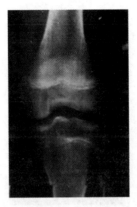

图 5-1-1　盘状半月板的 X 线平片显示，膝关节外侧关节间隙增大，股骨髁变平

9. 膝关节镜检查

膝关节镜检查（图 5-1-2）可直观观察到半月板损伤的部位、类型，有助于可疑病人的诊断。

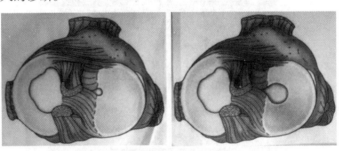

A　　　　　　　　　　B

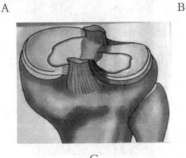

C

图 5-1-2　半月板的 Watanabe 分型

A. 完全破裂型；

B. 不完全破裂型；

C.Wrisberg 韧带型

以上三型为关节镜所见示意图。

10. MRI 影像检查

MRI 是检查膝关节半月板退变及损伤的"金标准"，其表现如图 5-1-3、图 5-1-4、图 5-1-5 所示。

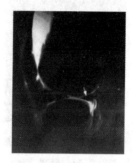

图 5-1-3 箭头所指半月板中球形高信号即为 1 度信号

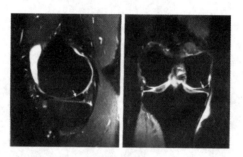

图 5-1-4 箭头所指半月板中水平走向线形高信号即为 2 度信号

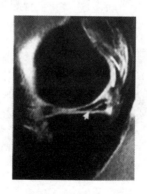

图 5-1-5 箭头所指高信号贯穿半月板下表面，即为撕裂

半月板内异常信号分为三度。

半月板1度信号：MRI表现为球形高信号，表明黏液性变和退变（图5-1-3）。

半月板2度信号：MRI表现为水平走行的线形高信号，是1度信号的延续，内侧半月板后角常见（图5-1-4）。

半月板3度信号：MRI表现为高信号影像至少通向半月板上下表面中的一侧，表示半月板撕裂（图5-1-5）。矢状位与冠状位相应区域对比有助于辨别2度和3度信号。

其中，1度和2度信号为半月板实质内的退变，并非撕裂，患者常无临床症状，而3度信号提示半月板撕裂。另外，半月板形态（大小、形状）的改变也常提示半月板损伤。

1. 半月常见病变的诊断

2. 纵裂

纵裂一般靠近滑膜缘侧，沿半月板长轴走行。纵裂在半月板横截面上可垂直走行或水平走行。外侧半月板腘肌腱区的纵裂易与腘肌腱裂孔混淆，需注意鉴别（图5-1-6）。

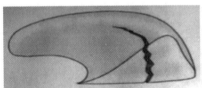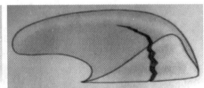

A. 在半月板横截面上垂直走向　　　　B. 在半月板横截面上水平走向

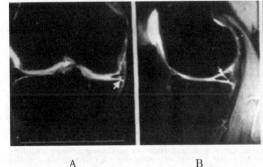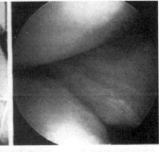

A　　　　　　　　　B　　　　　　　　　C

图5-1-6　图A和图B在冠状位和矢状位影像上纵裂表现为3度信号，贯穿半月板的上下表面；图C为关节镜下纵裂影像

3. 桶柄样撕裂

半月板桶柄样撕裂多见于年轻男性患者，内侧半月板受累多于外侧。这种撕裂常同时涉及半月板的前角和后角，撕裂的游离部分可移位至髁间窝处，造成患者交锁、弹响等症状。半月板桶柄样撕裂在 MRI 上有以下几个特殊征象（图 5-1-7）。

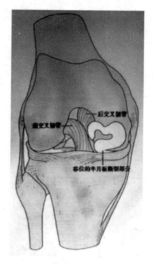

图 5-1-7　半月板桶柄样撕裂示意图

（1）分离征：冠状位可见撕裂的半月板移位至髁间窝（图 5-1-8）。

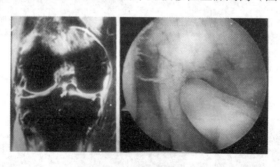

图 5-1-8　分离征

A 图中白色粗形箭头所指为撕裂并移位至髁间窝的半月板，白色窄箭头所指为遗留的半月板边缘；B 图为关节镜下桶柄样撕裂的影像

（2）双前角征（double-anterior horn sign）：移位的桶柄裂翻转至半月板前角后方。双前角征由两个邻近的三角形结构组成，正常的半月板前角在前，游离缘变钝，移位的桶柄样撕裂游离缘接近正常形态，常误认为是正常的半月板前角（图 5-1-9）。

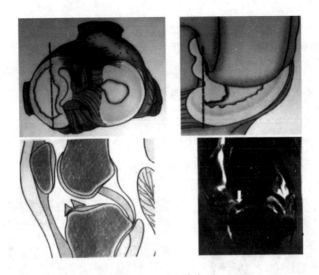

图 5-1-9 双前角征

A. 沿图中的标线进行矢状位核磁扫描，即可出现双前角信号征；B. 双前角征前方示意图；C. 双前角征矢状位示意图；D. 矢状位 MRI 影像，黑色箭头为半月板前角，白色箭头为移位的半月板

（3）双后交叉韧带征（double PCL sign）：撕裂的半月板移位至髁间窝，在矢状位可见后交叉韧带前方、平行于后交叉韧带的低信号密度条带（图5-1-10）。

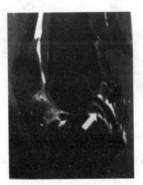

图 5-1-10 双后交叉韧带征

箭头所指为后交叉韧带，白色箭头所指的位于后交叉韧带前方、平行于后交叉韧带的低信号影为移位的半月板

（4）无移位桶柄样撕裂的诊断：桶柄样撕裂复位后，其 MRI 表现与纵裂相似。在关节镜下，用探钩可将桶柄样撕裂的撕裂部分拉至髁间窝处。我们总结的无移位桶柄样撕裂的诊断标准如下：①3 度信号距离滑膜缘＜4mm；②3度信号距离滑膜缘＜4mm 的 MRI 冠状位层数≥3（厚度 0.4mm，间距 4.0mm）；

③半月板无明显退行性变。

（5）桶柄样撕裂髁修补性的判断：桶柄样撕裂涉及的半月板组织广泛，应尽量缝合修补，以保留半月板功能。术前 MRI 检查可为术者提供桶柄样撕裂可否修补的参考，标准如下：①撕裂距离滑膜缘＜4mm；②位于红－红区的长度要＞1cm；③无明显退行性变。

（6）内侧半月板桶样撕裂举例（图 5-1-11A、B）。

（7）外侧半月板桶柄样撕裂举例（图 5-1-11C、D、E）。

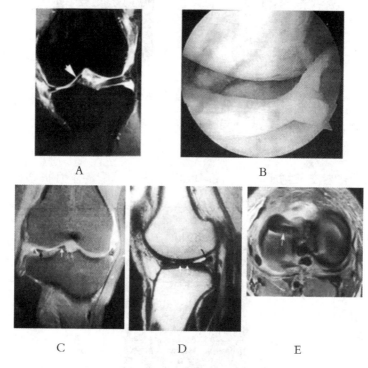

图 5-1-11　半月板桶柄样撕裂举例

图 A 显示内侧半月板桶柄样撕裂的核磁表现，白色箭头所指为移位至髁间窝的半月板片段；图 B 显示术中照片；图 C、D、E 分别显示外侧半月板桶柄样撕裂的冠状位、矢状位和轴位的核磁表现。白色箭头所指为移位的半月板片段，黑色箭头所指为残留的半月板边缘

4.放射状裂（横裂）

放射状裂为垂直于半月板环形纤维的撕裂，多见于半月板体部和后角。根据撕裂的位置和扫描层面不同，半月板放射状裂可有以下 MRI 表现：①正常半月板领结征中断，半月板前角或后角圆钝，后角或前角细长；②幽灵半月板；③游离缘高密度信号或者圆钝表现。

五、治疗方法的选择和评价

人类膝关节半月板是人体关节中最大的2块纤维软骨，其本身无血液供应，营养主要来自关节液，只有与关节囊相连的边缘部分（外侧1/3）从滑膜得到一些血供，因此，半月板本身血运差、修复力弱，一旦损伤即无法像其他关节那样通过血液吸收药物和营养来修复。

1.保守治疗

如膝关节急性损伤期，特别是老年人，则必须限制膝关节活动，可用石膏固定在伸膝160°～170°位3～4周。在固定期内作股四头肌功能锻炼。近年来随着临床研究及生物力学的研究，对完全切除半月板采取了慎重的态度。

2.微创治疗

近年来由于关节镜的临床应用进展，半月板的损伤可在镜下修复，缝合及部分切除，所以经关节镜行膝关节半月板修复是骨科领域的一大进展，它是在关节腔完整的情况下进行的创伤小、恢复快的一种微创手术。对于那些边缘游离，而前后附着点完好者，可采用镜下缝合术或部分切除术。

（1）半月板缝合有三种基本技术。自内向外缝合技术、自外向内缝合技术和全内缝合技术（图5-1-13）。

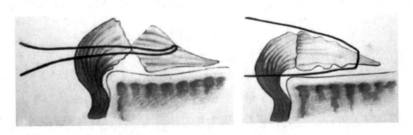

图5-1-13　自内向外缝合方式的比较示意图
A.水平缝合不能保证良好的组织对合　B.垂直褥式缝合能保证半月板断面间的解剖对合

（2）对于内侧半月板后角，全内缝合技术难度较大，自内向外缝合技术和半月板固定物是常用的方法。

自内向外缝合技术最理想的方式是垂直褥式缝合，可保证半月板的断面之间获得良好的对合以及充分的缝合强度，但操作难度较大；水平缝合则相对容易，但对合及强度都逊于垂直缝合。半月板固定物无法获得充分的固定，且有损伤软骨的风险。笔者（Ahn）改良的自内向外缝合技术弥补了上述方法的不足，可保证获得垂直褥式缝合的效果，固定强度大，适用于内侧半月板后角及体部中 1/3 区域的缝合。

（3）半月板是保持膝关节内环境的基本结构，具有传导重力、吸收震荡，增加股骨和胫骨之间匹配度，增加膝关节稳定性、润滑和营养关节软骨等重要作用。一旦半月板退变，半月板的这些功能就会减弱，膝关节的力学稳定性就会发生重大变化，导致早期膝骨关节炎的发生。因此，对半月板的损伤应尽可能地进行修复。

Amoczky 等 1982 年研究发现，成人内侧半月板有血管区宽度为 10% ~ 25%，外侧半月板有血管区宽度为 10% ~ 30%；据此将半月板组织按照血供情况划分为 3 个区：红区为绝对有血管区（距半月板滑膜 3mm），红 - 白区为相对有血管区（距半月板滑膜 3 ~ 5mm），白区为绝对无血管区（距半月板 - 滑膜结合部 5mm 以上）。目前研究结果表明，半月板无血运区损伤后不能自然愈合。分析其原因，主要与以下因素有关：①半月板无血运区没有血供，不能给损伤的半月板提供修复所需的足够营养；②半月板软骨细胞本身的惰性以及创口处处于有丝分裂状态的软骨细胞数量较少，使损伤处不能通过自身软骨细胞增殖、分泌基质和胶原纤维来填充缺损；③滑膜中的滑膜细胞在裂伤部位的集聚及演变可形成少量肉芽组织，但由于滑膜细胞数量少，滑液中没有纤维蛋白原，不能形成纤维支架，使新生细胞不能移行生长且易被关节液冲洗掉，达不到愈合目的。

3. 传统治疗

随着对半月板解剖、生物力学研究的发展，半月板损伤的治疗经历了半月板全切除、半月板部分切除和半月板修复 3 个阶段。Annandale 早在 1885 年最先报道半月板开放式全切除术。因为没有更好的方法，这一术式成为当时治疗半月板损伤的主要手段。随后的大量长期随访研究发现半月板全切除术后会引起长期的膝关节功能不全，且骨关节炎发生率与该术式有一定的正相性，半月板切除术对膝关节功能带来的损害越来越受重视。许多学者研究表明，半月板部分切除要明显优于全切除。然而半月板部分切除术，虽可保留一定的半月板功能，但肯定不如完整的半月板；即使切除一小部分半月板，也会使关节承受异常压力面导致早期关节软骨退行性变。当然，半月板损伤后半月板保留越多越好，最好能进行修复。对于半月板滑膜交界处 3mm 以内有血运区的撕裂，可通过缝合修补术进行治疗。半月板白区因缺乏血液供应，被认为是缝合修复术的禁忌证。

4.增强半月板无血运区愈合方法

如何促进半月板无血运区的愈合，一直是骨科及运动医学界研究的热点和难点。最近研究发现，半月板并非完全惰性组织，在一定条件下可刺激无血运区裂伤产生愈合。应用各种增强愈合方法进行半月板修复的事例已见报道，如建立血管通道的环钻术、滑膜瓣，以及通过锉磨半月板表面和半月板周围滑膜，刺激各种细胞活素产生，从而促进半月板愈合。

（1）医用胶。纤维蛋白胶黏合破裂的半月板的方法，目前已应用于临床。用黏合剂填塞半月板破裂，既起到黏合作用，创造有效的联结愈合环境，又为半月板愈合提供纤维支架，且操作简单，对破裂周围无损伤。Scotti 等研究表明，软骨细胞–纤维蛋白胶作为一种生物胶，可明显改善半月板无血运区破裂的愈合能力。软骨细胞–纤维蛋白胶提供即时稳定性，同时又为缺损面提供软骨细胞。纤维蛋白胶被认为是细胞理想的支架，并可促进有愈合特性的纤维软骨细胞分化。Koukoubis 等报道应用 α–氰基丙烯酸酯黏合半月板破裂，可使半月板无血运区破裂产生愈合。但 Reckers 等近期报道，α–氰基丙烯酸酯黏合剂应用于半月板同种异体移植时可产生严重炎症反应。

（2）细胞因子。细胞因子在组织愈合过程中起非常重要的作用，目前已有许多关于细胞因子可促进半月板无血运区破裂愈合的报道。Ochi 等建立一种半月板刺激动物模型，结果表明半月板刺激区表面的细胞因子网络对促进半月板无血运区撕裂的血运诱导和愈合很重要。Tumia 等研究发现，在有胰岛素样生长因子–I（IGF–I）之类细胞因子存在时，无血运区半月板组织有再生能力。Tumia 等、McNulty 等实验结果均表明，当有血小板衍生生长因子（FDGF）–AB 作用时，半月板无血运区纤维软骨有能力增殖，并可形成新的基质。McNulty 等还发现，转化生长因子（TGF）β1 能明显增加修复组织接触面的抗剪切强度，可明显增加修复界面的细胞集聚。Steinert 等将 TGF–β1 转移到半月板纤维软骨细胞或骨髓基质干细胞，然后接种于组织工程支架并填塞半月板无血运区破裂，使之产生愈合；但 Petersen 等报道血管内皮生长因子（VEGF）在促进血管再生的同时促进 MMP–13 的表达，半月板愈合无增强。因此，细胞因子并不总是能够促进半月板组织的修复。

（3）细胞移植。采用细胞移植的组织工程方法治疗半月板无血运区损伤，是目前研究的热点之一。细胞移植的基本方法是利用组织工程支架与种子细胞结合并移植到体内组织缺损部位，完成组织缺损的修复和再造。组织工程支架材料是指能与种子细胞结合并能植入生物体的材料，它是工程化组织的基本构架，支架材料作为种子细胞的暂时细胞外基质替代物，对细胞的黏附、增殖和分化等均有重要作用，因此选择合适的支架材料对组织再生有重要意义。随着材料学的发展，组织工程支架层出不穷，目前常用于软骨组织工程的支架材料主要有合成高分子材料，如聚羟基乙酸、聚乳酸等；天然高分子材料，如藻酸盐、纤维蛋白胶、胶原等。目前研究的用于移植的种子细胞主要有间充质干细胞、多能纤维细胞及半月板纤维软骨细胞等。Pabbruwe 等采用干细胞 – 胶原支架移植成功治疗了羊半月板无血运区损伤。间充质干细胞来源广泛，容易获取，增殖能力强，但有分化不确定和潜在的癌变可能，故目前仍处于实验阶段。纤维软骨细胞的研究应用最为广泛，其优点是可直接从自体受伤的半月板中获取，并且移植后无免疫排斥反应，缺点是来源有限，体外培养增殖时存在去分化现象。种子细胞根据来源分为自体细胞和同种异体细胞两种，已有研究显示这两种来源的细胞均有促进半月板无血运区愈合的作用。Weinand 等应用同种异体细胞移植进行组织工程修复，同样可促使半月板无血运区缺损成功愈合。

（4）半月板移植。对于关节结构和关节软骨完整但半月板损伤严重且无法修补，或是半月板切除术后的患者，可以考虑行半月板移植术，研究较多的是同种异体半月板移植。目前公认的半月板移植适应证有：半月板切除后有难以忍受的疼痛；年龄大于 50 岁；膝关节健全和稳定；关节镜下见有软骨退变。禁忌证有：严重的膝关节病；股骨髁变平、胫骨平台变凹；骨赘形成；下肢肢体对线不好；膝关节不稳；肌肉萎缩；有膝关节感染史。自 Milachowski 于1984 年实施第一例异体半月板移植术以来，已见大量文献报道异体半月板移植，但临床疗效各异。半月板异体移植依然是骨科难题，许多问题有待研究。自体肌腱或骨膜移植重建半月板报道近期疗效好，远期疗效目前尚未报道。采用组织工程方法重建半月板，目前尚处于研究阶段。

组织工程技术重建半月板、半月板移植术等方法，给半月板无血运区损伤的治疗带来了美好前景，但还有很多问题需要解决：①如何保证半月板的生物力学；②移植手术指征、供体来源问题；③组织工程技术水平和伦理问题；④患者接受能力和费用等。并且，目前大部分研究还处于动物实验阶段。随着相关技术的发展，相信半月板无血运区的完全修复或重建将成为可能。

5. 传统中医治疗方法

膝关节平月板无论是急性损伤或是慢性劳损，一般认为应该多活动锻炼，有助于疾病的恢复，但半月板损伤因其病症的特殊性，所以不适合运动锻炼。研究发现在膝关节伸直位时轴向压力绝大部分（81%）通过内侧半月板传导，当内侧半月板切除将会使膝关节前后不稳、松弛（打软腿），增加交叉韧带张力和外侧胫骨旋转。外侧半月板切除后上述症状小于内侧半月板。半月板切除后关节软骨应力增加至正常的 2 倍，会加速膝关节退变。因此，对半月板损伤绝大多数采用保守治疗如推拿、按摩。任何半月板的损伤均由关节软骨承重的增加引起，同时增加了膝关节退行性变的发生。要评估运动、被动的伸直程度。Berr 认为如果半月板撕裂要保持两端的密切接触，这样可以加速损伤修复，还认为要准确记录矫形按摩前后的活动度，证明半月板复位有效，以促进其愈合。

6. 手法治疗

（1）松筋法：术者于膝关节周围软组织采用点按松解，分筋理顺法 3 ~ 5 分钟；膝关节后侧可让患者俯卧位。

（2）理髌法：术者于髌骨体上先用揉髌法，用拇指在髌骨上揉动，然后于髌骨周围刮理。

（3）扩膝法：术者屈伸活动患膝数次，使一手前臂置于膝部腘窝做支点，将膝关节尽量屈曲，然后去掉做支点的手臂，再直接屈曲膝关节 2 ~ 3 次。

（4）拔罐、针灸、烤电等理疗方式，可以改善局部血液循环，起到活血化瘀、疏通经络的作用。

（5）针灸治疗，多用体针、耳针。体针常用穴位：肾俞、白环俞、环跳、承扶、殷门、委中、阳陵泉。每次选用 3 ~ 5 个穴位，用泻法。耳针常选穴：坐骨、肾上腺、臀、神门、腰椎、骶锥。用中强制激，留针 3 ~ 10 分钟，每日一次，10 次为一疗程。针灸治疗是在中医基本理论指导下，运用针和灸的方法，对人体腧穴进行针刺和艾灸，通过经络作用，调和阴阳、疏通经络、扶正去邪。

半月板是膝关节解剖结构中一种特殊的结构，是膝关节退变损伤中常见的损伤，文献报道中外侧半月板与内侧半月板撕裂之比为 1 : 2 ~ 1 : 27。许多国外学者认为半月板撕裂之前，多先有退行性变。自从 AmoCzky 研究半月板周围血运以来，许多学者开始对半月板血管撕裂使用修复的方法。近年来，关节镜下半月板手术已成为常规手术，若半月板撕裂在红 – 红区内，边缘宽度小于 3mm，修复后会有很好的疗效；在红 – 白区内 3 ~ 5mm，疗效不肯定；在白 – 白区内大于 5mm 疗效差。因为半月板损伤多表现为肿胀增厚、增殖，其边缘组织可因慢性炎症波及髌下脂肪垫，引起脂肪垫炎，甚至半月板与膝周脂肪垫粘连，必要时需切除半月板才能痊愈。

（张金标　龙勇）

第二节 股骨髁间窝前交叉韧带撞击综合征

一、概况

前交叉韧带（ACL）是膝关节发挥正常活动的核心韧带，当 ACL 损伤后膝关节的运动功能会随之改变，即股骨相对于胫骨的后移和外展出现病理性增加，造成关节间的应力发生变化，进一步会导致半月板和关节软骨的继发性损伤。膝关节前交叉韧带撞击综合征概念的提出，1984 年 Fallerton 描述了股骨髁间窝骨赘形成造成髁间窝狭窄与前交叉韧带产生撞击引起伸膝受限的现象，1943 年 Howell 提出了前交叉韧带损伤重建后，移植肌腱与股骨髁间窝顶发生撞击，可引起伸膝受限、疼痛导致手术失败。膝关节前交叉韧带撞击征概念的提出不仅可以将其撞击现象的诊断从机制上更加深入，而且在诊断中排除了许多临床表现相似，但又无前交叉韧带撞击的疾病，对治疗的针对性与预后有重要的意义。为了确定前交叉韧带损伤的潜在危险因素，各国研究者已经展开了对来自人类膝关节内部和外部危险因素的探索。既往研究的外部因素大致包括体育训练、运动员技术水平、股四头肌肌力、腘绳肌肌力、神经肌肉生物力学和本体感觉等方面，而前交叉韧带体积、胫骨平台倾斜度（前倾或后倾）、激素水平、关节松弛度、股骨髁间窝宽度和股骨髁间窝指数则属于来自人体内部的危险因素。这对我们在临床上研究其病因提供了充分的循证依据。从流行病学的角度来看所谓膝关节骨性关节炎的发病率并非是老年人的普遍规律，其中包括许多膝周疾病。深入研究使治疗有了新的突破与进展。

二、功能解剖

髁间窝是股骨下端的重要解剖结构，其中容纳有前交叉韧带（ACL）、后交叉韧带（PCL）和胫骨髁间嵴。1938 年 Palmer 等首次提出股骨髁间窝与前交叉韧带有显著相关性，文献报道，股骨髁间窝前交叉韧带撞击综合征以及前交叉韧带损伤与髁间窝大小有关。许多学者通过不同的方法对正常人和前交叉韧带损伤患者股骨髁间窝的形态进行测量后发现，股骨髁间窝形态研究对指导临床工作有重要的意义。

股骨下端粗大，股骨外侧髁较内侧髁宽大，前面较突出，内侧髁较狭长。股骨内侧髁与外侧髁之间即为髁间窝，向上延伸为股骨髁间窝顶壁，股骨内外侧两髁的关节面于前方联合，形成一个矢状位浅凹即为髌骨关节的髌面。后方正对股骨髁内外侧唇及髁间线之间围成的腘平面，下对应胫骨平台的髁间隆起。股骨髁间窝作为腘窝之底，其上有两个压迹，膝交叉韧带附着其上。前交叉韧带附着于外侧髁内面的后部，后交叉韧带附着于内侧髁外面的前部。前交叉韧带位于股骨髁间窝内是维持膝关节稳定的重要解剖结构。当膝关节成 0°位时，前交叉韧带前下部进入前外侧切迹和髁间窝内。其移动紧贴髁间窝顶部，倾斜角度约为 40°，当膝关节渐渐伸直伴随股骨髁内旋关节锁扣机制的完成，进入股骨髁内的前交叉韧带中 1/3 部分与髁间窝的前侧切迹直接接触。因此，当膝关节过伸或髁间窝狭窄时，就会在伸膝位出现前交叉韧带与髁间窝撞击甚至断裂而产生相应的临床症状。前交叉韧带断裂后虽然可以通过肌肉代偿，但这种肌肉代偿不可能避免运动时的膝关节不稳，从而造成半月板的慢性损伤、软骨磨损以及其他韧带结构损伤，导致膝关节骨性关节炎的提前发生，使膝关节功能性稳定结构和结构性稳定结构发生新的损伤，膝关节的不稳症状会进一步加重。对于髁间窝的解剖研究。国内外学者都做了大量的工作。最有说服力的是 1998 年 Souiyal To 测量的髁间窝指数是 0.2338，与国内 2003 年张志强等报道的髁间窝指数平均为 0.24±0.05 基本一致。髁间窝指数小于 0.24 术中均证实有狭窄并与前交叉韧带有不同的撞击，已经能满足临床诊断需要（髁间窝指数指的是 NWI 髁间窝宽度与股骨髁宽度的比值，是最常用的髁间窝形态学指标）。

目前常用的髁间窝形态分为 3 型（图 5-2-1）：

A 型：从髁间窝顶部到开口处较狭窄。

U 型：髁间窝顶部较圆滑开口处无明显狭窄。

W 型：髁间窝呈双顶形

以上 3 种分型中 A 型最多约占 56%，U 型约占 41.5%，W 型最少约占 2.5%。因为髁间窝的解剖结构及深浅、宽窄对膝关节交叉韧带的损伤都有直接相关性，而膝关节前交叉韧带对于膝关节的稳定性又起着主要作用，因此膝关节的稳定性对关节软骨和半月板的损伤又有直接的关联性。膝前交叉韧带平均长度为 3.9cm，其位于胫骨平台面髁间区域前部的内侧和内侧半月板的前角，向后、外上，呈扇形。止于股骨外侧髁内面的后部，大部分介于股骨内、外髁之间。

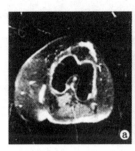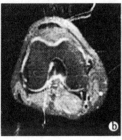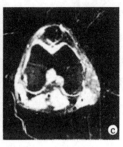

图 5-2-1　髁间窝的 A/U/W 分型（3～4）

　　a. A 型，较深，顶部较锐利，开口处较窄；b. U 型，顶部较圆润，开口处无明显狭窄；c. W 型，双顶型。

其主要功能在于防止胫骨对股骨髁的相对前移和内旋，并与内、外侧副韧带协同参与膝关节的"锁扣机制"，保证膝关节的稳定性，当膝关节完全伸直时，前交叉韧带下部进入髁间窝和前外侧切迹内。当股骨髁间窝发育狭窄，或因骨赘形成就会在伸膝位撞击前交叉韧带产生临床症状。骨赘的形成多位于髁间窝出口处外上方，相当于髁间窝的滑膜与股骨外侧髁关节软骨的结合部。在这里股骨外髁内面凹形的壁与髁关节面交界部形成一条嵴，当膝关节屈曲时，外翻加上胫骨外旋前，交叉韧带刚好卡在这条嵴上。当股骨髁间窝狭窄，可造成前交叉韧带损伤。国内研究报道正常膝关节标本测量为 20.4mm，而髁间窝狭窄伴前交叉韧带损伤时测得髁间窝狭窄可达 16.1～18.1mm。

三、临床症状

　　膝关节前交叉韧带撞击综合征的临床表现主要为伸膝受限、伸膝关节时前面疼痛和慢性关节积液。髁间窝狭窄、前交叉韧带损伤及膝关节骨性关节炎三者互为因果。有不可分割的内在联系。

　　（1）膝盖疼痛、伸膝受限：患者膝关节渐进性伸直受限、纯痛。

　　（2）患膝反复出现肿胀和积液。

　　（3）患膝僵硬或不稳，伴有"踩空"感。

四、诊断与分型

　　因前交叉韧带撞击征的病因比较复杂，因此诊断存在一定的困难。除了临床症状表现外，相当一部分患者症状的出现与前交叉韧带现象有关。

1. X 线诊断

（1）股骨髁间窝有骨赘形成，伴胫骨髁间嵴增生。

（2）股骨髁间窝投照位摄片可发现髁间窝发育性狭窄。

（3）关节间隙变窄或者不对称，髁间窝高宽度指数（NWI）小于 2.0。

2. MRI 诊断

MRI 诊断是精确测量膝关节软组织结构和骨组织结构的重要手段。其对髁间窝的测量基本可以代替解剖测量。冠状位 T1W1 显示髁间窝最完整层面上，髁间窝顶皮质外缘至双侧后髁皮质外缘连线的垂直距离为髁间窝高度。髁间窝 1/2 高度处内外侧髁皮质外缘的横径为髁间窝的宽度。髁间窝的宽度、髁间窝的高度与年龄显著负相关，即年龄越大，髁间窝狭窄的发生率越大。随着年龄的增加髁间窝狭窄的发生率增加，这就更容易造成前交叉韧带的损伤，引起前交叉韧带撞击，进而导致前交叉韧带进一步损伤甚至撕裂，同时也会因异常的受力点引起关节内软骨的磨损，骨赘形成，从而导致膝关节骨性关节炎。图 5-2-2 介绍了髁间窝的测量。

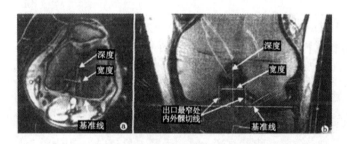

图 5-2-2　轴位及冠状位测量方法

　　a. 轴位：基准线是股骨内外髁软骨的切线。深度是髁间窝顶最高处至基准线的垂线段长度，宽度是深度 1/2 处与基准线平行的股骨内外髁的间距
　　b. 冠状位：基准线是股骨内外髁软骨的切线，深度是髁间窝顶最高处至基准线的垂线段长度，宽度是髁间窝出口最窄处股骨内外髁与深度平行的切线间的距离

3. 膝关节镜诊断

镜下可见股骨髁间窝骨赘与胫骨髁间嵴骨赘撞击伴有前交叉韧带磨损，呈马尾状痕迹。动态检查时见前交叉韧带被骨赘卡压撞击。所以膝关节镜下是诊断前交叉韧带撞击征的权威诊断。另外镜下观察到患者前交叉韧带均有不同程度的变细，韧带前下部表面可见明显的摩擦痕迹或压迫痕迹，滑膜缺失、纤

维化。屈伸膝关节动态镜检可发现髁间窝顶部与前交叉韧带挤压撞击或韧带被增生骨赘挤压、摩擦。

综上所述，国内外研究证实膝关节前交叉韧带撞击综合征产生的原因如下：①股骨髁间窝发育性狭窄；②股骨髁间窝骨赘形成；③前交叉韧带重建手术时韧带胫骨止点偏前或股骨外髁韧带止点选择过高，造成髁间后出口撞击。

国内学者将其分为3型：

Ⅰ型为软组织撞击型：

Ⅰa（滑膜半月板型）

Ⅰb（韧带重建型）

Ⅱ型为骨性撞击型：

Ⅱa（先天发育型）：因髁间窝发育性狭窄造成的撞击。

Ⅱb退变型：因髁间窝或胫骨棘前缘骨质增生。

Ⅱc骨折畸形愈合型：股骨髁间窝骨折或胫骨棘骨折畸形愈合引起撞击。

Ⅲ型为混合型。

五、治疗

1. 关节镜下手术治疗

（1）关节清理术：采用局麻或全麻。捆扎止血带。通常自前外侧入路进关节镜并顺次观察：髌上囊、髌股关节、髁间窝、内侧间隙、内侧隐窝、外侧间隙、外侧隐窝。镜下切割，刨削前驱血、止血带充气。镜下检查可发现前交叉韧带呈纤维条索样或束状改变，表面毛糙，色灰白，周围滑膜绒毛增生、变性，注意区分交叉韧带与黏膜韧带。镜下动态伸屈膝关节、前交叉韧带于最大伸直位受阻挡，用磨钻充分磨削股骨髁窝前壁骨质直至无任何阻挡、撞击后充分冲洗关节腔。术毕关节腔内注入 0.75% 丁哌卡因 10ml + 曲安奈德 50mg，以减轻术后疼痛及关节腔内炎性反应。不放置引流，外敷无菌棉垫加压包扎。24小时后行直腿抬高锻炼，短期（5～7天）限制屈膝活动。一周后可练习下地行走。

（2）股骨髁间窝成形术：患者采取膝前外侧入路进刨削器，在关节镜直视下清除髁间窝顶部的增生滑膜及纤维瘢痕组织，然后再更换磨头进行髁间窝骨赘的完全磨除；对较大的骨赘用骨凿进行凿除，并反复伸屈活动膝关节，动态下观察前交叉韧带的撞击部位，用磨钻逐渐扩大髁间窝，加深股骨髁间窝的切迹部分，直至膝关节伸直位时前交叉韧带撞击情况消失。对于胫骨髁间嵴的增生可视其大小，直接清除或用骨刀剔除。在动态下观察膝关节伸直位时，用关节镜探针探查前交叉韧带与股骨髁间切迹之间的位置距离。如仍有撞击，则需扩大髁间窝直至前交叉韧带与股骨髁间窝切迹之间的距离达到 3mm 以上确定无撞击时则达到髁间窝形成的目的。如果胫骨髁间嵴撕脱性骨折畸形愈合前交叉韧带与股骨髁间窝顶部发生撞击。另外前交叉韧带囊肿，镜下可观察到囊肿为圆形或梭形，与周围组织分界清楚。在关节镜下可清楚地观察到患膝的前交叉韧带组织均有不同程度的变细，在韧带的前下部可见到明显的摩擦痕迹或压迫切迹，滑膜缺失、纤维化。

还可以针对病因采取股骨髁间窝扩大术＋关节清理术，前交叉韧带囊肿切除术，胫骨髁间嵴切除术，前交叉韧带止点重建术，滑膜皱襞切除术以及外侧支持带松解术。

（3）传统经典膝关节开放术：采用髌骨前内、前外侧入路，逐层切开髌周韧带，翻开髌骨可清楚暴露膝关节髁间窝及前交叉韧带，探查股骨髁间窝内、外侧壁及顶部。如发现有骨赘增生，可用窄型骨刀切除骨赘，注意勿用骨钳清除，以免碎骨落入关节腔形成游离体。去除骨赘用磨钻逐渐将髁间窝扩大，一般前外侧壁切除 5mm，顶部扩大不超过 10mm，关节负重面不能破坏。胫骨嵴前缘骨赘视大小，可直接清除或骨刀切除后取出，较小的可用磨钻磨平。手术的同时对增生的滑膜损伤、退变的半月板和损伤的软骨给予清理、修整。软骨剥脱面积小于 1cm×1cm 可以应用 1.0mm 克氏针钻孔，行微创骨折处理，间距 3mm。术中应用射频汽化处理骨赘切除后的骨面，以防止复发。

2. 术后康复

（1）术后第一天用力缓慢，全范围屈伸踝关节，同时进行股四头肌等长收缩练习。可防止深静脉血栓发生，促进血液循环。

（2）术后第 2 天，拔除引流。进行直抬腿及侧抬腿练习。可在床上自由体位休息，避免关节屈曲，以免加重关节肿胀，不利于微骨折处血肿稳定。

（3）术后第 3 天，最大限度地练习关节的屈曲活动，每日 2～4 次，屈曲度以无明显的疼痛为宜，每日增加 5°～10°。以主动练习为主，不要做被动活动。

（4）术后 1 周可扶双拐适度负重行走。

（5）3～5 周后根据患肢力量恢复情况，逐步增加负重力度直至弃拐行走。

3. 关节软骨的处理

股骨髁间窝撞击征均伴有不同程度的软骨损伤。关节软骨是透明软骨，为Ⅱ型胶原纤维构成，修复能力有限，损伤后很难完全修复。目前国内外研究利用软骨细胞移植进行软骨修复。采用局部微骨折治疗小面积的软骨损伤是当前临床治疗的一种有效方法。关节软骨深、浅两层损伤后的愈合反应是不同的。深层软骨损伤愈合反应活跃，微骨折已累及软骨下骨，最初在软骨缺损部位形成一层血膜，逐渐瘢痕化，血管由软骨化骨向关节面长入，产生肉芽组织，逐渐形成纤维组织和纤维软骨。关节软骨缺损直径小于 3mm 在 3 个月内可以完全愈合，术中切除软骨病灶不易过深，以达到软骨下骨为好，如果过深，新生肉芽组织受不到摩擦将不会化生成软骨。

第三节　髌骨外侧撞击综合征

一、概况

髌骨外侧撞击综合征又称为髌骨外侧高压综合征（excessive lateral preeeur syb-drome，ELPS），国外从 20 世纪 70 年代已经提出，近年来对该综合征的认识引起广泛重视，膝内外侧髌周支持带维持髌骨的作用逐渐受到关注，当这些组织失去功能时，就会导致髌骨移位或脱位。股四头肌是控制髌骨运动方向的肌肉。因此，正常的肌力是保证关节运动时稳定的重要条件。多年来有许多学说解释髌股对合不良综合征引起疼痛的原因。有学者认为疼痛是来自毁损的关节面，因此，认为髌骨疼痛是软骨软化引起。目前此类学说正受到越来越多的质疑，其原因主要是：①软骨并无神经支配，因而也不会有痛觉；②部分患者仍可有髌骨疼痛。Ficat 等通过临床研究证实关节软骨软化是髌股对合不良综合征引起髌骨疼痛的病因：①髌骨外侧骨面负荷过大；②髌骨外侧张力过大。髌股关节对合不良导致疼痛与髌骨的独特解剖形态有关，因为髌骨中央嵴垂直走行，向关节面突出，其表面为较厚但相对较软的软骨所覆盖。相对柔软的表面对诸如髌骨滑移轨迹异常所致的侧向负荷特别敏感（图 5-3-1、5-3-2、5-3-3、5-3-4）。这一点类似于铅笔的一端橡皮，反复侧向剪切力很容易使橡皮磨损，而垂直的压应力则不容易使橡皮磨损。国外学者对患者的外侧支持带进行组织活检，结果显示骨痛的组织学变化和 Morton 神经瘤相当。因此认为这是反复的压迫导致神经水肿和神经周围纤维化造成的。

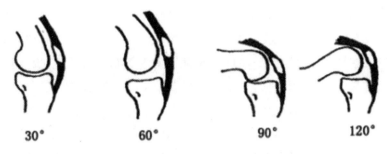

图 5-3-1 伸膝角度不同则髌股关节接触面不同

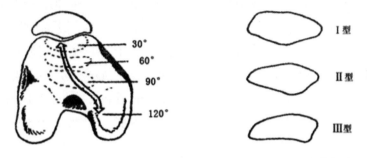

图 5-3-2 髌骨在股骨滑车上的移行轨迹　　图 5-3-3 髌骨分型

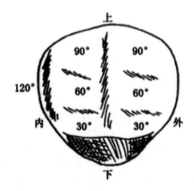

图 5-3-4 髌骨关节面及在不同屈膝角度时的接触区

二、病因

髌骨外侧撞击综合征的病因具有多样性和复杂性。髌股关节的解剖结构（关节形态和下肢力线）和软组织结构（静力装置和动力装置），有利于维持髌骨的稳定性。髌股骨关节负荷传导异常不外乎先天性和后天性两大主要致病因素。先天性因素中，髌股关节发育异常，如滑车沟浅平、髌骨外侧倾斜、Q角增大等，可较早地出现髌骨外侧撞击综合征。后天性因素中，外侧髌骨支持带紧张，股四头肌内、外侧肌力失去平衡亦可导致髌股负荷异常，久而久之可发生髌股关节骨质结构的退变，如髌骨的外侧倾斜、滑车外侧缘及髌骨外侧缘骨赘形成、软骨下骨硬化等。另外，软组织结构的异常也是造成髌骨外侧撞击综合征的重要原因。近年来，内、外侧髌周支持带维持髌骨稳定的作用逐渐被认识，这些组织失去功能时，可能会导致髌骨移位或脱位。外侧支持带由两个主要结构组成，表浅的斜形支持带连接髌骨外侧和髂胫束，是较为次要的部分；而深层的横形支持带更加宽阔结实，其内部结构有外侧髌股韧带、髌胫束和髂胫束。Mericall 研究报道髌外侧解剖结构较为复杂，浅层主要为深筋膜，深层由关节囊构成，起主要支持作用的中间层则包含结合在一起的髂胫束和股四头肌腱膜；髂胫束是一个复杂的结构，附着于 Gerdy 结节，浅层纤维途经髌韧带并与之相结合，同时在浅筋膜层有横形纤维附着于股四头肌髌骨附着点，并延伸至外侧髌骨。研究发现髂胫束张力增加可使髌骨向外移位，降低了髌骨外向稳定性，关节囊的深层有韧带样组织，连接于髌骨和股骨的外侧缘，这些关节囊局部增厚的组织经外侧向远端附着于半月板和胫骨的前缘，由此与内侧结构相对应。

股四头肌是控制髌骨运动方向的肌肉，也是导致髌骨不稳定的主要因素。尸检研究发现，股内侧斜肌完全松解后将会导致髌骨各角度屈膝时外向不稳，并在屈膝 20° 髌股关节面不能接触时最不稳定。股内侧斜肌完全松解后髌骨稳定性可降低 30%，所以在髌骨外侧撞击综合征患者中髌股关节异常传到软骨下骨的过度负荷才是产生疼痛最重要的原因。

三、临床表现

（1）髌股外侧撞击综合征临床表现在不同的病程阶段存在很多交叉症状，主要症状是疼痛，表现为广泛的膝前疼痛。疼痛比较模糊，难以定位，常常在上楼、下蹲、长时间屈曲膝关节等增加膝关节负荷的活动后加重。

（2）关节活动障碍、关节僵硬、不稳、步行能力下降。

（3）患者会有打软腿的主观感觉，与疼痛导致的股四头肌一过性抑制有关，并非真正客观上的髌骨不稳。

（4）髌骨由中立位向内位移小于髌骨宽度的1/4。

四、诊断

（1）膝前疼痛，特别是股外侧肌腱支持带近端的连接处压痛明显。

（2）髌骨活动障碍和髌股关节压痛。

（3）被动髌骨倾斜试验呈阳性。

（4）股四头肌抗阻试验和髌骨压力试验呈阳性。

（5）X线诊断是确定该综合征的基本手段。轴位片可清晰地发现外侧髌股关节间隙变窄，内侧关节面骨量减少，外侧关节面软骨下骨硬化。

（6）外侧骨赘形成。

（7）侧位片可以看到髌骨倾斜。

（8）膝关节CT和MRI对于评价髌骨外侧撞击综合征特别重要。断层影像可以清楚地通过股骨后髁连线确定髌骨倾斜角。MRI可根据软骨内信号强度改变和软骨表面形态诊断髌骨软化症，MRI轴位STJR序列可清楚显示软骨的连线和软骨内的信号改变。

五、治疗

1. 保守治疗

保守治疗的重点在于改善紧张的股四头肌和外侧支持带的活动度，加强股内侧肌和髋部外旋肌的肌力、纠正步态和足部旋前、腘绳肌和股四头肌拉伸训练。使用支具或黏胶带以及抗感染治疗。

（1）休息：处于症状急性期，有剧烈疼痛和关节渗出时，应完全休息。大量渗出时应抽出渗出液，中药外敷促使关节内积液吸收从而减轻患者痛苦。

（2）限制活动：活动的限制对患者是一种较合理的选择，能减少髌周组织的渗出液和肿胀。

（3）康复训练：主要锻炼下肢肌力，增加灵活性，可有效减轻膝前疼痛。股四头肌各肌组的肌力对髌股正常关系的维持具有重要作用，股四头肌肌力不平衡对髌骨关节接触应力和分布状态以及髌骨的位置均有较大影响。

伸膝位等长和渐进抗阻增强股四头肌（直腿抬高）是应用最广泛的方式。新型悬吊运动疗法联合玻璃酸钠注射治疗效果也较好。

（4）手法治疗：一般一疗程为1个月，5次/周。

①滚揉拿控法；②点揉法；③刮筋法；④推拉髌骨法；⑤弹筋拨络法；⑥锤击法；⑦屈伸法；⑧推摩法。

（5）关节内治疗：玻璃酸钠关节腔内注射、臭氧关节腔内注射都是疗效显著的方法，有效率可达87%。

（6）物理疗法：①热疗法（蜡疗、中药热敷）；②经皮电神经刺激；③脉冲电磁热；④体外冲击波；⑤激光；⑥纳米波；⑦臭氧。

2. 手术治疗

（1）自首次提出单纯外侧支持带松解术治疗髌骨外侧撞击综合征以来，该术式用于治疗有髌股关节排列紊乱的髌骨软骨软化症得到多数学者推荐。大多数髌骨倾斜膝关节病变轻微的患者通过外侧支持带松解术都获得一定的疗效。外侧支持带松解能够复位异常倾斜的髌骨，从而使髌骨外侧关节面免遭破坏。髌骨外侧支持带松解术有切开松解术、经皮松解术、关节镜下松解术等不同的术式。关节镜下松解髌外侧支持带治疗具有创伤小、康复快等优点。关节镜下松解术分为滑膜内松解和滑膜外松解。滑膜内松解对关节的创伤比较大，出血较多，且形成关节滑囊瘘等并发症的概率较滑膜外松解高。

（2）胫骨骨膜瓣移位术，对于软骨病变达Ⅳ级者应选胫骨结节移位术。

（3）髌股关节置换术，其优良率可达81.4%～85.4%，多适用于软骨严重损伤（Ⅳ级）、关节间隙消失、经保守治疗效果不明显、行动功能丧失患者。

（任磊　郭全通）

第四节　膝关节滑膜皱襞综合征

一、概述

膝关节滑膜皱襞综合征是20世纪70年代末80年代初由于关节镜技术被临床广泛应用逐渐认识的一种病症，在膝关节镜广泛应用于临床以前多以"骨性关节炎"而代之。对于滑膜皱襞综合征引起的膝关节紊乱愈来愈受到临床重视。目前该综合征已是中老年人膝关节疾病中常见的骨关节病。

二、病因病理

膝关节滑膜皱襞综合征是以解剖学名词"滑膜皱襞"命名的，滑膜皱襞是指膝关节内衬的滑膜组织"打褶"或"折叠"的部分。只有滑膜皱襞正常存在才能使人体膝关节自如运动。滑膜皱襞是胎儿发育，早期阶段组织凹陷的残留物，随着胎儿发育这些凹陷在正常情况下会联合一个宽大的滑膜腔。如果发育中这个联合过程没有完成，膝关节内的滑膜皱襞则可作为滑膜组织的皱襞或束带而残留。人体膝关节内有4个这样的"皱褶"，即四处滑膜皱襞，有

50%～70%人都会在"内侧皱襞"出现症状。因为内侧皱襞附于髌骨下端向内侧向上延伸，附止于股骨下端内侧髁面。一般认为，创伤和炎症是主要原因，此类因素均可导致皱襞充血、水肿、增生肥厚，继而变性纤维化。当膝关节活动时产生撞击、夹挤，而导致弹响、疼痛等症状，统称"滑膜皱襞综合征"。

三、临床表现

（1）膝关节滑膜皱襞综合征患者以中老年为最常见。

（2）患者多以髌前内侧痛为主诉。

（3）研磨或内推髌骨时疼痛加剧，这时由于皱襞被挤压或软骨已发生磨损。

（4）下楼、下蹲或关节过屈时痛，膝屈曲至30°～60°时，髌内侧皱襞正好位于髌股关节之间，很易撞击屈曲的膝关节而致疼痛。

（5）膝关节屈伸时有弹响或弹拨感，少数可触及痛性条索，这是皱襞在股骨髁上滑移跳动所致。

（6）髌内侧压痛明显，这是皱襞充血水肿髌骨软化所致。

（7）膝关节活动中有突然的锐痛伴交锁，这是皱襞被挤压引起的。

四、诊断与鉴别诊断

膝关节滑膜皱襞综合征的诊断，往往与一些其他膝关节疾病的症状相似，易误诊。要在排除其他疾病的基础上才能正确诊断，主要诊断依据是病史和物理检查。物理检查可以发现疼痛的位置，以及是否感觉到有条索样结构。X线拍片可排除其他膝关节问题，MRI可明确诊断。国内学者将其分为A、B、C、D四型，其中C型最多见，占53.4%，C型患者由于皱襞增宽完全覆盖了股骨髁的前面，关节活动时很容易嵌入间隙发生挤压，软骨磨损面经常跨过髌骨中央嵴和股骨滑囊中部因此症状体征也较典型。另外，膝关节镜的临床应用可以确诊和治疗该综合征，但由于基层推广应用的限制，故仍以临床体征为依据：下楼下蹲过屈时痛（86.05%）；患膝打软（83.33%）；髌骨内侧痛（80.61%）；股四头肌萎缩（78.57%）；髌骨研磨或内推时疼痛（76.19%），只要具备上述1～3条典型表现即可确诊。

应注意将膝关节滑膜皱襞综合征与膝内侧半月板损伤或关节游离体相区别，这两种膝关节病变可通过X线片和磁共振（MRI）检查予以鉴别（图5-4-1）

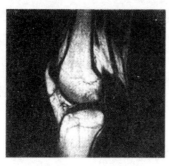 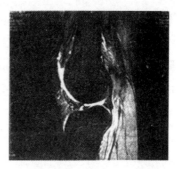

A. T1W1 矢状位，髌上囊内可见条形低信号

B. T2W1 矢状位，髌上囊内可见条形低信号

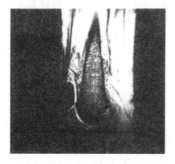 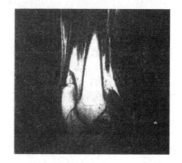

C. T1W1 矢状位，髌骨后方斜向髌囊内可见条形低信号

D. T2W1 矢状位，髌骨后方斜向髌囊内可见条形低信号

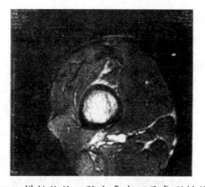

E. T2W1 横轴状位，髌上囊内可见条形低信号

图 5-4-1　膝关节滑膜皱襞综合征的诊断

五、治疗

　　膝关节滑膜皱襞综合征采用非手术治疗大都可以收到较好的疗效。治疗的目的是减轻或消除滑膜炎症和滑膜皱襞的增厚。

　　（1）急性期采用石膏伸膝固定，限制活动，使膝关节得到充分的休息。

（2）膝关节局部冰敷，每日冰敷 2 次，每次 20 分钟，直到感觉局部麻木为止。

（3）用弹性绷带加压包扎膝关节，并坚持增强股四头肌肌力的训练。

（4）服用抗炎镇痛药物（如芬必得、扶他林、美洛昔康等）来抑制滑膜皱襞的炎症反应。

（5）关节腔内无菌注射抗炎镇痛药物，如康宁克通 –A 能够迅速缓解滑膜的周围炎症反应。

（6）经上述非手术治疗 6 个月内不能减轻症状，可考虑手术治疗。有条件的情况下可行关节镜下手术切除滑膜皱襞，如不具备镜下手术条件，可行膝关节内侧切口，常规手术切除滑膜皱襞。

第五节　髌股疼痛综合征

一、概况

膝关节疼痛是骨科门诊最常见的一种病症。此病多见于运动员和女性，膝前疼痛多呈持续性，影响日常工作和生活。此病常与软骨软化、膝前疼痛、髌骨半脱位、排列紊乱等名称混用。现将此类疼痛统称为髌股疼痛综合征（patellofemoral pain syn-drome.peps）。据研究报告，办公室工作人群中有 11% 患髌股疼痛综合征，跑步者中因跑步损伤有 16% ～ 25% 患髌股疼痛综合征。因此，PFPS 是较膝前疼痛综合征或 "跑步膝" 更为确切的名词。

二、病因病理

膝关节是人体最大结构，也是人体最复杂的关节。髌骨是人体中最大的一块籽骨。髌骨远端有坚韧的髌韧带附于胫骨结节，近端包埋在强大的股四头肌内。髌骨长约 35mm，宽 45mm，厚度约 24mm。髌骨和股骨的关节面不对称。另外髌骨软骨表面和股骨滑车沟软骨表面也不平行。因此，在膝关节屈曲 0 ～ 60° 过程中，髌股关节接触面逐渐增大（自 126mm^2 至 560mm^2），接触面积中心下移 20mm，后移 16mm。外侧关节面承担更大的载荷。当关节屈曲 90° 时，接触面主要为髌骨内外表面近端的一半。说明膝关节软骨随关节运动与髌骨软骨接触面积和压力密切相关。另外，髌骨的稳定性（包括髌周韧带的力量平衡）和 Q 角的大小决定于髌骨的位置与髌韧带的附着处、股骨与胫骨的旋转及在冠状面的对线情况等因素的影响。Sanfridsson 等发现 Q 角在习惯性和外伤性脱位中都没有增加，反而减少，这与以往的观点不同。以往认为髌骨外移倾斜是髌股疼痛综合征的特征。Laprade 等通过对膝关节影像学研究，发现髌股疼痛综合征病例髌骨外倾斜及外移位程度、髌骨角、滑车沟角度、髌骨高度与正常膝关节均无明显差异，提示髌骨外倾斜及外移并不是髌股疼痛综合征的病因。真正的原因是关节软骨下的骨板对压力的高度敏感，可以引起疼痛，另外，位于髌骨下极的静脉回流狭窄或闭锁导致髌骨内高压，也是引起疼痛的一个重要原因。MOW 的软骨"流动黏弹性"理论（是固体力学的一个研究内容。它在考虑材料的弹性性质和黏性性质的基础上，研究材料内部应力和应变的分布规律以及它们与外力之间的关系。材料的黏性性质主要表现为材料中的应力和应变率。）从生物力学的观点探讨骨性关节炎的发病机理。Mansour 发现在生理情况下，关节软骨具有一种机械反馈调节机制，可阻止因软骨内液体过度溢出而发生变形，从而保护软骨。软骨黏弹性直接取决于软骨的基本组成成分及其内部组织液体的流量等特点。另外，不适当的载荷也破坏其黏弹性和软骨自身反馈调节机制，从而引起软骨退变，最终导致骨关节炎的发生。由于髌股软骨具有固－液二相性的性质，软骨耐受应力的能力与软骨胶原－蛋白多糖基质的质量有关。应力持续时间和变化范围及软骨本身的性质都决定了应力是否会引起病理改变。另外，外周神经的缺氧可同时激发血管内皮生长因子和神经生长因子的合成，造成血管过度形成，神经纤维过度生长；在神经因子的作用下，有神经纤维长入外侧支持带，其中包括P物质的伤害性疼痛，感觉纤维、新生神经纤维主要生长于血管周围，因此外侧支持带很可能是疼痛的来源。因此，提出了新的病因学说，即受神经支配的肌肉骨骼软组织内环境平衡破坏，而不是原来一直认为的某个结构的变化。如髌旁滑液囊内层和髌后脂肪垫的炎症，这些结构紧邻髌股并有大量神经分布，都是传导伤害性疼痛的根源。

三、临床表现

髌股疼痛综合征是引起膝关节疼痛的常见疾病，主要临床表现如下。

（1）患者膝关节僵硬和疼痛，尤其当膝关节长时间屈曲时更明显。

（2）患者上下楼或蹲起和跑步时，往往会加重疼痛。

（3）患者膝关节疼痛定位模糊，无明显痛点。

（4）患者主诉膝关节有"打软腿"现象出现，伴有关节内弹响和磨砂感。

四、诊断与鉴别诊断

1.髌骨活动试验

将患者膝关节置于伸直放松位，然后将髌骨向内推移，以 1/4 为单位测量髌骨的活动范围。髌骨内移小于 1/4 提示髌骨外侧结构僵硬；内移大于 3/4 提示髌骨高度不稳，髌骨内侧限制结构不良。

2.髌骨倾斜试验

主要测定髌骨外侧结构的僵硬情况。患者膝关节放松伸直，以拇指和食指抓住髌骨，将髌骨内侧下压，外侧提升。若髌骨外侧部分固定，不能提升至 0° 水平即为阳性，提示髌骨外侧结构僵硬。

3.髌骨研磨或抗阻实验

患者取仰卧位，患肢伸直。将髌骨向远侧推移至股骨髁间沟，嘱患者收缩股四头肌，同时继续向远端轻柔推移髌骨以抵抗上移髌骨的力量，若产生疼痛则为阳性。

4.影像学检查

X 线摄片是确诊髌股疼痛综合征的最常用方法，主要包括膝关节负重正侧位和轴位片。其中轴位片在膝关节屈曲 20° 和 45° 时拍摄，用以观察髌骨外移和倾斜的程度及滑车发育的情况。

五、治疗

研究表明，髌股疼痛综合征的治疗有效率为 75%～85%，关节镜下发现髌骨软骨退变程度与治疗结果关联性不大，而与过度活动髌骨、年龄、双侧症状及检查时髌骨疼痛和摩擦程度有关。

（1）休息：首先应该减轻髌股关节及周围软组织的负荷，以减轻疼痛。应停止下蹲和跳跃类活动。治疗中可选择性骑自行车和游泳等运动。采用冷敷可减轻疼痛，不宜热敷。

（2）佩戴膝关节矫形支具：研究显示，应用支具可有效矫正膝关节负荷及力线。

（3）髌骨张力带捆扎：是改善膝关节解剖和股四头肌功能的方法之一。

（4）物理治疗：大量研究证实物理治疗是治疗髌股疼痛综合征的有效方法。

（5）药物治疗：非甾体类消炎镇痛药，适用于症状早期和冰敷无效的患者。

（6）外科治疗：对经过 6～12 个月的康复治疗，症状仍持续且排除其他病因的髌股疼痛综合征患者，可考虑外科治疗。

第六节　髌骨软化症

一、概况

髌骨软化症是髌股关节软骨的一种退变性疾病，好发于青年人，Bangner 于 1906 年首次报道由于外伤引起的髌软骨龟裂的病例，其特点是髌软骨原纤维变性，鳞片状碎裂，最后软骨糜烂暴露骨质，晚期在髌骨边缘可形成骨赘，它与老年人的膝骨性关节炎截然不同，但晚期易发展为膝骨性关节炎。

髌骨软化症（chondromalacia of panella，CMP），又称髌骨软骨软化症，是髌骨软骨因慢性劳损、创伤等引起的以髌骨软骨面软化、碎裂、脱落、变性等退行性变化为病理特征的一种骨关节病，是膝关节疼痛较常见病因。国内普通人群患病率为 36.2%，且女性患病率明显高于男性。当前国内外学者对 CMP 的病因与治疗研究较多，目前 CMP 病因学说较多，但尚无一种学说能解释所有 CMP 的病因，临床上也无统一公认的特效治疗 CMP 的方法。

二、病因与诊断

1. 病因

1917 年 Alman 首次提出"髌骨软化症"这一诊断名词，并一直沿用至今，其病因尚不十分清楚，有众多学说，如与创伤、髌骨不稳定、髌骨骨内压增高、自身免疫因素和软骨营养障碍等有关，但尚无一种学说能解释所有 CMP 的病因。

（1）创伤学说。在 CMP 致病因素中，创伤学说是公认的诱因，创伤、膝部撞击或髌骨急性脱位可直接或间接造成髌骨软骨损害，从而引起髌骨软骨软化。Burger C 等通过制造绵羊的半月板撕裂模型发现，半月板撕裂后不缝合或缝合失败会引起髌骨股骨关节炎，进而发展为 CMP。孔祥清在调查了 996 名体育系大学生后，认为创伤是 CMP 的重要病因。

（2）髌骨不稳定学说。髌骨不稳定主要是指高位髌骨、低位髌骨等髌骨位置的异常或畸形。髌骨不稳引起髌骨关节面上压力增大、压力分布异常，关节面上生物力学平衡失调，使髌股关节负荷加大，加重软骨磨损，进而发展为

CMP。Smith 等通过大量调查发现，髌骨位置的异常是引起髌股疼痛综合征和髌骨不稳定的主要原因，外侧过度的压力作用于移位的髌骨，引起外侧的过度磨损造成反应性滑膜炎，久之形成 CMP。

（3）髌股压力学说。骨内压是反映骨内血液循环状态的重要指标，髌股骨内压正常为 19mmHg（1mmHg=0.133kPa），而在 CMP 患者中，髌骨平均骨内压为 44mmHg，压力增高引起骨内静脉回流梗阻。随着髌股关节生物力学研究的进展，有学者认为纠正应力失衡状态，恢复关节面的均匀接触是治疗髌骨软骨退变的根本方法。

（4）自身免疫学说。滑膜在磨损后会产生炎症细胞的浸润，从而引起免疫学上的改变。在关节软骨损伤病人的关节液中存在抗 II 型胶原的抗体，免疫荧光方法检查发现软骨组织损坏区域及残存的软骨细胞上有免疫球蛋白 IgG、IgA、IgM 和补体 C3 附着。由此可见自体免疫反应参与软骨损伤过程。

（5）软骨溶解学说。关节滑膜炎的产生，炎症细胞的浸润，使得滑膜渗透压改变，由血浆进入滑液的酶增多，尤其是酶的活性也增强，进而引起软骨溶解，软骨中硫酸软骨素含量增高，软骨变性失去弹性。Pelletier 等认为胶原酶在体内以酶原形式存在，一旦被激活少量胶原酶也可造成软骨基质的严重破坏。

（6）软骨营养障碍。髌骨软骨是一种无血管神经和淋巴管的组织。关节腔中存在一定量的滑液，在正常情况下，通过关节的活动，软骨通过受压变形和弹性恢复，不断地挤出和吸入滑液，以此来获得营养。但是关节滑膜炎产生以后，软骨基质溶解，软骨弹性降低，使得软骨不能正常地获得营养而发生退行性改变。

2. 诊断

（1）症状体征。起病缓慢，常见于膝部有创伤史的中老年人。临床表现为膝关节疼痛，尤其是在上下楼梯、爬坡等运动后加重，在休息后疼痛可减轻或消失。膝关节怕冷，有"假绞锁"及"打软腿"症状。Clarke 体征：髌骨、髌周、髌骨缘以及髌骨后方压痛明显，晚期可出现髌骨摩擦音及跛行。可有关节积液，浮髌试验阳性。严重者膝关节伸屈活动受限，不能单腿站立，下蹲试验阳性。

（2）辅助检查。①X 线检查：屈膝 30°～50° 投照像，可看清膝关节的解剖结构，是诊断 CMP 病因较为可靠的方法，晚期可见髌骨边缘骨质增生，关节面凸凹不平，关节间隙变窄等改变；②膝关节双重造影：可间接显示病损的程度与范围，阳性率达90%，但具有一定的损伤性；③髌骨内静脉造影：可用于检测髌骨内高压；④CT：作为X线片诊断的补充手段，对诊断髌骨排列错乱及股骨髁发育不良有诊断价值；⑤HRI：CMP可分为四期，Magarellin等认为MRI是评定CMP等级的一个有效工具，而且可以在治疗后跟踪治疗效果；⑥关节镜：关节镜下检查，是CMP诊断与治疗的有效手段之一，可根据Ogihie-Harris法把髌骨软骨损伤分为3期，不仅可以发现病变，还可明确病灶的广度及深度；⑦B超：近几年来也有B超应用于诊断CMP的例子。

（3）力线不正。髌骨关节的关系异常，如高位髌骨（patella alta）、低位髌骨（patella baja），而更常见的如膝外翻、Q角增加者（图5-6-1）等，由于关节位置的改变，其异常应力作用于关节软骨，可促使关节软骨软化。

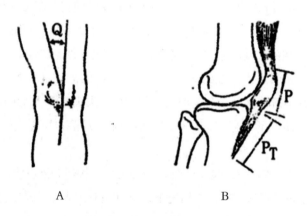

图5-6-1　Q角及髌骨位置的测定法
A. Q角正常为15°，Q角增大为膝外翻
B. 在膝关节侧位X线片上测定髌骨位置，髌骨长度（P）与髌前韧带长度（PT）相等时为正常位。当髌前韧带长度超过髌骨长度15%，或超过1cm者为高位髌骨

Outerbridge（1964）认为外伤、体质异常及髌骨关节的异常磨损等，都是本病的致病因素。

三、病理

Outerbridge（1961）将本病分为四级：

一级：关节软骨局限性软化、肿胀或原纤维化。

二级：软骨碎裂范围在1.3cm直径以内者。

三级：软骨碎裂范围超过1.3cm直径以上者。

四级：关节软骨糜烂暴露骨质者。

四、临床表现

此病多发生在青年人或中年以前，可起因于轻微损伤如扭伤或过劳。发病初期关节有弥漫性不适感，逐渐加重，后来出现髌骨后方酸痛。当膝关节伸屈活动时，由于髌股关节之间相互压迫而出现疼痛，如从坐位起身时或上下台阶时，关节运动障碍，关节呈现僵硬状态，活动不灵活。伸屈活动易于出现假性交锁。症状为间歇性，时轻时重，但晚期可发展为持续性疼痛，劳累后加重，以致不能做各种运动或重体力劳动。

查体：正常膝关节并无肿胀或渗液，关节渗液是滑膜受刺激的结果，而不是关节软骨受刺激所致。如果因其他原因引起关节积液，由于受累髌骨漂浮于股骨之前，其他症状反而减轻，髌骨处可有压痛及叩击痛，特别当向侧方推动髌骨时，疼痛加重，髌骨侧缘也可有压痛。当膝关节伸屈活动时，在髌骨前方可触及微细摩擦音，尤其当患者从站立位下蹲时明显。由于关节软骨碎片被夹挤于关节间隙，可出现短暂的运动阻力，并伴有疼痛。

此外要观察是否有结构上的异常，如高位髌骨、内外翻畸形、习惯性髌骨半脱位，以及屈膝时髌骨形态异常等。

五、鉴别诊断

应与半月板损伤相鉴别，髌软骨软化症的病症局限于膝前方及伸膝装置，并不涉及旋转运动，单纯高位髌骨及脂肪垫病变，也可出现类似症状。

六、治疗

一经诊断为髌软骨软化症，首先应向患者解释清楚病变的起源与性质，以解除顾虑。

近年来国内外学者对 CMP 的治疗研究较多，包括非手术治疗、手术治疗等方法，研究热点主要在非手术治疗方面。譬如，手法推拿、物理疗法、针刀疗法、温针及康复训练联合治疗、关节腔内注射药物法、中西医结合方法等，取得了一定的进展。

1.手法推拿

各种手法可以达到解痉、调衡、减压的作用，目前单纯的手法治疗已较少用，多配以中药治疗，以提高有效率。赵兴玮等运用掌摩膝前，拿捏股四头肌，点揉血海、梁丘等穴位，推拨髌骨等手法，再配以中药鸡血藤、木瓜等外敷治疗128例患者，优良率达89.8%。陈鹏等推拿、中药内服、熏洗治疗CMP55例，总有效率92%。朱磊等运用中医推压、按推、推理法加中药独活、寄生、杜仲等煎水内服治疗CMP64例，有效率为93.8%。吴镇林运用拨髌、揉髌、提髌、运膝法，配以中药宽筋藤、独活、姜黄等外敷，每日1次，2周为1个疗程，有效率为100%。

2. 物理疗法

股四头肌内侧头萎缩在CMP的恶化过程中起作用，选择性电刺激股四头肌内侧头，使其强壮，以牵拉髌骨复位，起到缓解症状和矫正髌骨半脱位作用。张学康等采用JKY型肌肉康复治疗仪，利用交替电脉冲选择性地刺激股四头肌内侧头，有效率为83%。管旭日等用肌肉康复治疗仪选择性地刺激股四头肌内侧头，使其单独收缩用来治疗各期CMP取得良好疗效。张玉华等让患者仰卧电针刺激梁丘、血海、犊鼻，针刺结束后先按揉股四头肌等，平日练习静蹲，主动直腿抬高或负重直腿抬高。经1～3个疗程治疗，痊愈138例，显效18例，有效6例，总有效率达95%。

3. 针刀疗法

让患者仰卧，在膝关节内外侧副韧带、股四头肌腱下端、髌韧带上端、髌下脂肪垫上端压痛点处定点，皮肤常规消毒，行针刀术，40例患者中优良率82.15%，总有效率97.15%。或让患者仰卧，在局麻下用1.0mm克氏针以髌骨中点为中心，由髌骨前面向关节面钻孔，出髌骨软骨面，术后以中药当归、红花、牛膝等药水煎熏洗患膝，36例接受治疗的患者中优24例、良9例。

4. 温针及康复训练联合治疗

中医学认为经脉具有运行气血、濡养肢体的功能。邱玲等对92例患者进行随机分组研究，20个疗程后观察疗效，温针及康复训练联合治疗组的有效率91.8%，而对照组的有效率71.1%，温针及康复训练联合治疗能更好地缓解CMP引起的疼痛。

5. 关节腔内注射药物法

玻璃酸钠由滑膜细胞合成，参与多种基质的构成，可润滑关节腔，减轻摩擦，并可在组织修复和创伤愈合中发挥重要生物学功能。刘长风等通过膝关节腔注射玻璃酸钠治疗早期原发性CMP56例患者（65个膝），有3个膝出现副反应，其余62个膝中，优11膝，占17.7%，良36膝，占58.1%。杨晓莲等运用膝关节腔注射玻璃酸钠配合肌力训练及中药熏洗治疗80例患者，总有效率达 99.4%。周斌运用质酸钠凝胶结合中药外敷方（制川乌头、制草乌头、延胡索等）湿热蒸敷髌骨前及其周围软组织，治疗组 46 例患者中治愈 25 例，好转 16 例，总有效率 89.13%。

6. 关节镜下关节清理术

虽然目前对于髌骨软化症的患者是否需进行关节镜下关节清理术尚有较大争论，但 Bekerom MP 等通过对 102 例患者（其中 99 例年龄 > 60 岁）关节镜下关节清理术的疗效分析认为，对于老年人的Ⅲ、Ⅳ级髌骨软化，该手术具有较好的疗效。Koyonos L 等研究认为，关节镜下切除半月板，再用含甲强龙局麻药物注射入关节腔可以在短期内快速缓解疼痛和改善关节功能。

7. 自体软骨细胞植入术

Bartlett W 等研究认为软骨细胞移植可以有效地治疗膝关节的软骨缺损。Gobbi A 等运用透明质酸支架，在支架上接种自体软骨细胞，后植入关节腔，通过对 34 例患者治疗前、后 5 年的随访对比发现，患者膝关节正常率由治疗前的 23.52% 提高到 94.12%，结果表明在透明质酸支架上接种自体软骨细胞植入关节腔是一种可行的治疗 CMP 的方法。

8. 其他治疗方法

针对 CMP 治疗还可以根据具体病情选用其他方法。例如，胡庆华等运用中药黄芪、当归尾、白芍、川芎等内服，再配合手法治疗 CMP 患者 59 例，治愈 22 例，好转 31 例，总有效率 89.83%。此外，张宏亮运用自体骨膜移植治疗 CMP，随访 34 例患者（38 膝）1.5 ~ 10 年（平均 6 年），结果发现：28 膝疼痛消失，活动正常；2 膝无疼痛，屈膝达 60° ~ 90°，伸膝正常；8 膝疼痛明显好转，伸膝 150° 以上，屈膝达 45° 以上，所有患者均无感染。另外，针对 CMP 治疗还可以选用髌骨切除术、人工髌骨、髌骨关节面置换术等多种手术方式。由于技术的进步，目前创伤大的手术已较少运用。

总之，CMP 病因学说较多，但尚无一种学说能解释所有 CMP 的病因，临床上也无统一公认的特效治疗 CMP 的方法。CMP 在 < 9 岁的年龄组中发病率 12.7%，说明 CMP 的发生是可以预防的，所以应做好预防工作，减少膝关节损伤的发生，降低发病率。目前尚需进一步加强对 CMP 病因的基础与临床研究，而 CMP 治疗等相关问题仍需进一步规范与完善，尚需广大骨科等相关领域工作者共同为之努力。

如果保守治疗数月之后仍持续有髌骨压痛，上下台阶运动障碍，则需要考虑手术治疗。可采用下列手术疗法：

（1）软骨面病区削剪术：这是一种简单的小手术，病变区愈局限，效果愈好。当病变区广泛时，效果较差，但仍可一试。

手术方法：患者仰卧位，腿伸直，在髌骨外侧缘做一小切口，暴露髌骨关节面，像削苹果一样，用刀或剪刀除掉粗糙而不规则的病区，直至正常组织。摘除游离的软骨碎片，并切除内髁隆起的边缘。缝合后加压包扎。

（2）髌骨外侧松解术：临床检查或 X 线检查证实髌骨有外移现象，或外侧关节囊挛缩，而限制髌骨向内侧移位时，可施行外侧松解术，并可同时施行软骨面病区削剪术。也就是说要使股四头肌腱膜外侧扩张部达到松解，并同时削除髌软骨面病变区（Goodf-ellow，1976）。

（3）髌股关节排列重建术：髌骨与股骨髁之间排列关系异常时，易于引起退行性变，可行排列重建术。如高位髌骨时，可将髌前韧带附着点胫骨粗隆向下方移位，或将之向内侧移位，或同时向内侧及下方移位。即髌前韧带止点的移位术，以便改变髌股关节面的压力。胫骨粗隆位置前移或髌骨软化区钻孔削修法也可治愈部分患者。

（4）髌骨切除术：对严重的髌骨软骨软化症或软骨面受累患者，经上列方法不能获得满意效果时，最后的疗法是切除髌骨。

髌骨不是无用之物。根据 Cave 及 Rowe（1965）观察，髌骨功能的重要性在于它保护股骨髁及维持膝关节伸展机制的效能，因而应尽量保留髌骨。

适应证：

（1）髌骨软骨软化症严重，髌骨软骨面大部分或全部受累，并经前述疗法无效者。

（2）无法缝合的严重粉碎性髌骨骨折。

手术方法：在髌骨下 1/3 处做一小横切口，就足以暴露髌骨，然后纵行切开髌前纤维腱膜，锐性剥离出髌骨，尽量保持纤维腱膜完整。切除髌骨后，单纯纵行缝合纤维腱膜即可。缝合皮肤后加压包扎，以防渗血。

术后处理：疼痛消除后即可开始训练股四头肌，能自行抬腿以后，就可恢复负重。1 周左右解除加压包扎，约 10 天后即可协助病人扶拐走路。

讨论与并发症：髌骨切除术及关节融合术，是膝关节外科中两个不可挽回的手术，是其他疗法失败的最后疗法。髌骨切除后很难预料它的后果究竟如何，青年人髌骨切除术的指征是髌软骨软化症所致严重疼痛，但切除髌骨后往往将疼痛的症状改换成为功能丧失的永久性残废。

切除髌骨后为了使膝关节伸直，需要增加 15% ~ 20% 股四头肌的肌力，这对青年人来说，虽然仍可以走路，但往往不能做跑步之类的体育运动或其他体力劳动。

髌骨前方覆盖有一层纤维腱膜组织，上连于股四头肌腱，下连于髌前韧带，侧方连于肌腱膜扩张部。如果切除髌骨，中央腱膜就变松弛，将由侧方扩张部把伸展肌力传达到胫骨。

因此，切除髌骨后，不应缩短中央腱膜，如果缩短中央腱膜，反而使侧方扩张部变得松弛或过长，因而缩短的中央腱膜将妨碍侧方扩张部传送股四头肌的肌力作用于胫骨。

关于并发症有下列几种情况：

（1）肌腱膜或扩张部撕裂：在恢复期的最初阶段易于打软腿，因而中央腱膜及扩张部易于撕裂，需要即刻再次手术修复。

（2）钙化或骨化：髌骨切除后可出现不同程度的关节囊或肌腱的钙化，引起症状。由于钙化物在股骨外髁上滑动引起机械性刺激而出现疼痛和压痛，这时应将钙化块切除。

（3）其他突发症状：即使术后效果满意，由于怀孕或体重的突然增加，可引起肌力减弱或打软腿，这时如减轻体重，将改善症状。

第七节　高位髌骨

一、概述

髌骨是人体中最大的一块籽骨，具有保护膝关节，特别是股骨下端和髁间窝的作用，关节面具有重要的临床意义，并能使髌韧带偏离轴线，以增加股四头肌的作用力矩，从而增强其伸膝力量，同时还具有车链样作用，可增加膝的旋转度，保护膝关节在半屈位时的稳定性，防止膝关节的过度内收、外展及屈伸活动。

1971 年 Kaufer 发表了一些有关髌骨生物力学的研究报道后，人们才逐渐改变了以往对髌骨的错误看法。在这以前，许多人认为髌骨是一块可有可无的附属结构，甚至有一些学者还认为髌骨在伸膝机制中起着负面的作用。Kaufer 认为，髌骨通过其厚度增加了股四头肌的瞬时力臂，从而增强了伸膝过程中股四头肌的机械效应。完全伸膝位时增加 30% 的力臂，屈膝 30° 时可以增加

15%的力臂。髌骨在伸膝中的作用类似于力学上的Ⅲ型杠杆，通过牺牲力来获得较大的移动距离，即它使目标物体所产生的移位远远大于施加力的一侧所产生的移位，但它所施加的力却是巨大的。股四头肌通过较短的收缩，使小腿发生很大的移动，此时股四头肌收缩所产生的力远比下肢的重量大得多，而髌骨的存在可以减少这种力的差异。

高位髌骨早期多采用非手术疗法，包括：①避免引起胫股关节压应力过大的各种活动，如剧烈跑跳、过度屈膝、下跪等；②股四头肌等长收缩练习；③使用非激素类抗炎药物。只有经正规非手术疗法无效时才考虑手术治疗，手术方式甚多，可分为关节外手术和关节内手术。关节外手术包括胫骨结节移位术、髌韧带转位术等，以调整髌骨的位置，避免髌股关节间的应力分布不平衡。关节内手术以关节镜操作为主，包括灌洗、软骨刨削等。这些措施不能根本杜绝骨关节炎的发生，但可延缓其发生时间减轻疼痛。

高位髌骨晚期已发生严重骨关节炎的患者，以往常采用髌骨切除股四头肌成形术，近年来则以全膝关节表面置换为主。需要指出的是，尽管人工关节置换术有诸多优点，但由于关节材料的磨损、假体的永久固定等问题仍未能最终解决，过早行关节置换的患者无疑会面临关节松动后再次手术的问题。这对于患者的心理和经济承受能力都有负面影响。因此，如何延缓高位髌骨患者骨关节炎的发病年限至关重要。若能早期预测该患者的骨关节炎发生的可能性，在髌骨软骨软化症状出现的早期即采用非手术治疗或胫骨结节内移、关节镜等创伤较小的手术，来延缓骨关节炎的发生，对提高患者的生活质量大有裨益。

二、病因

通常高位髌骨发展都和一种屈膝步态有关。这可能是由于一些原因包括股四头肌痿软或僵直和腘绳肌腱僵直。在高位髌骨，远端伸肌力臂已有减弱，屈膝姿势更进一步作用于已减弱的伸肌装置。这导致屈膝姿势并增加通过髌股关节的肌张力并可能导致此关节的退行性改变。这种紧张可能会导致反复的轻微损伤在股四头肌腱和髌韧带插入点，导致髌骨或胫骨结节的应力性骨折或断裂。稳定屈曲的膝关节面增加的股四头肌张力合并通过髌骨关节增加的张力可能会导致脑瘫患者的膝痛。

高位髌骨相关疾病：

（1）髌股关节不稳：由于髌骨位置较正常偏向头侧，在膝关节开始屈曲时，它不在滑车的限制范围内，即可加大髌骨脱位、半脱位的趋势；如合并存在先天异常包括小髌骨，股骨髁发育不良，滑车发育不良，韧带松弛等因素，更易引起髌骨脱位、半脱位。Ward 等经过对 13 例高位髌骨患者和 11 例无痛对照组进行临床分析后认为，有高位髌骨的患者由于有较高的关节张力更容易导致髌股关节功能障碍。而且针对提高髌股间承重负荷面积的治疗如支具治疗均对这类患者有效。

（2）Osgood-Schlatter 骨突炎：又称胫骨结节骨骺炎，多发于 13～15 岁爱好运动的青少年，Osgood 于 1903 年首先描述本病男性多于女性。本病主要是髌韧带的胫骨结节附着处发生肌腱炎、腱鞘炎或肌腱下滑囊炎，与邻近形成的病灶钙化和骨化造成局部隆突。股四头肌功能发育不全，髌骨是一个籽骨，充当伸膝装置的支点，如过于靠近头侧，则其支点作用不全，对股四头肌力量要求提高，在青年人易形成 Osgood-Schlatter 病（胫骨粗隆牵拉性骨突炎），在成年人则易发展为髌韧带炎。

（3）髌骨软骨软化症（CP）：高位髌骨的主要症状早期为髌骨软骨软化症，表现为上下楼梯困难，下蹲及起立困难。晨起时感膝部僵硬，稍活动后症状减轻，而活动过度时，则又感膝部胀痛不适，需休息后方能缓解。专科查体时除发现髌骨高位外，能感到髌骨下摩擦感，髌骨侧缘压痛，多以内侧明显；股四头肌抗阻试验阳性，半蹲试验阳性；膝关节活动范围尚可。X 线片检查除有高位髌骨的诸项表现外，可见髌骨关节面欠光滑，有散在的软骨下骨质硬化。正常膝关节屈曲超过 90° 时，股四头肌肌腱在滑车中滑行时承受剪力和挤压双重压力；在高位髌骨患者中，髌骨位于正常时股四头肌肌腱的位置，髌软骨承受相应的异常压力，易导致髌软骨软化症。滑膜损伤后失去黏多糖，不能分泌正常的滑膜液，影响软骨营养的摄入，从而导致 CP 的发生。Bandi 的 100 例 CP 和髌股关节病的患者中，40% 有高位髌骨，在同样年龄没有关节病的患者中，仅 20% 有高位髌骨，通过模型测量和计算发现高位髌骨者，髌骨压力增加 20%～40%。高位髌骨与复发性髌骨半脱位和髌骨脱位关系密切。它们会使髌骨面受到长期的磨损，导致 CP 的发生。髌骨在脱位和复位过程中一方面可受到外界强大的暴力如膝的侧方撞击、外翻力等。另一方面，由于股四头肌反应性的强烈收缩，使髌骨间产生相当强大的向外侧的剪切力，严重者引起软骨骨折等软骨损伤，从而导致 CP 的发生。

（4）前膝痛：Palmer 等对单侧髌骨痛综合征且无髌骨不稳证据患者采用对侧膝关节对比研究髌骨高度、滑车沟角、髌骨外侧偏移、髌股指数、膝关节角等指标，发现只有髌骨高位与髌骨痛综合征有关。AL-Sayyad 等对疼痛性高位髌骨进行了胫骨结节向远侧移位术治疗，结果满意。

（5）髌骨骨关节炎：对髌骨骨关节炎患者膝关节影像研究发现，膝屈曲过程中，退行髌骨下降退入股骨髁间切迹，动物实验证实，对兔膝髌韧带延长后其髌骨下降情况与人的髌股骨关节炎相似，这提示高位髌骨在髌股骨关节炎形成中的致病作用。髌骨股骨间骨性关节炎占膝部骨性关节炎的 30%，能引起明显的疼痛和无力。报道用髌骨内侧捆绑和进行股四头肌肌力再训练以使髌骨恢复力线成功地治愈了髌股关节排列异常所致的髌股关节骨关节病。

（6）髌骨过长是导致高位髌骨的重要原因：尽管高位髌骨被认为是造成髌骨不稳的重要因素之一，但目前有关于髌韧带在胫骨附着点的位置与髌韧带长度和髌骨不稳的关系的研究尚未见报道。髌骨高度的异常是否伴有胫骨结节偏高或者偏低的位置异常还有待探讨。判断高位髌骨是仅由髌韧带过长还是由胫骨结节的位置异常引起的，需要测量胫骨结节到胫骨平台的距离。本研究显示胫骨结节到胫骨平台的距离在不稳组为（ 27.8 ± 3.6 ）mm，对照组为（ 28.9 ± 4.1 ）mm，两组间无显著性差异（ $P > 0.05$ ）。这表明高位髌骨主要是由过长的髌韧带，而不是由胫骨结节的位置导致。这支持了四头肌挛缩引起高位髌骨的假说，虽然目前该假说还没有得到广泛肯定。

髌韧带过长对髌骨稳定性的影响，Kujala 等测量过髌骨不稳的膝关节髌韧带长度，发现有髌骨不稳组较正常对照组髌韧带长度明显增加（分别为 51mm 和 47mm）。作者测量髌骨不稳患者膝关节髌韧带长度平均为 53.3mm，和 Kujala 等测量结果相近，与正常对照组的髌韧带长度相比平均长 6mm（ $P < 0.05$ ）。本研究证实髌骨不稳组与对照组胫骨结节相对平台的位置在统计学上没有显著差异性，所以作者认为脱位组髌骨高位是由髌韧带较长导致，而髌韧带过长是髌骨不稳的一个重要特点。Schutzer 等对髌骨关节疼痛患者膝关节进行 CT 扫描研究认为在屈膝 30° 时髌骨倾斜最明显，这是由于此时髌骨尚未完全进入股骨滑车沟内，滑车对髌骨的限制作用有限。髌韧带过长导致了高位的髌骨相对于股骨滑车的位置偏高，进而导致髌骨进入股骨滑车沟延迟，导致髌骨不稳的概率增大。同时过长的髌韧带也使得髌骨在侧方活动度变大。因而髌韧带过长在髌骨不稳中起着重要作用。

三、诊断

高位髌骨发病后的主要症状早期为髌骨软骨软化症，X 片检查除有高位髌骨的诸项表现外，可见髌骨关节面欠光滑，有散在的软骨下骨质硬化。高位髌骨的晚期改变多为髌股关节骨关节炎，甚至全膝骨关节炎，X 片显示髌股关节间隙变窄，关节边缘有大量骨赘形成，软骨下骨广泛硬化，偶见囊腔形成。

Blumensaat 距离：在屈膝 30° 侧位片上，测量髌骨下极至股骨髁间凹顶部皮质线（Blumensaat 线）的距离，简称 A 值（图 5-7-1）。

髌骨高度（Insall-Salvati 法）：在屈膝 30° 侧位片上，髌骨下缘至胫骨结节的连线 LT 与髌骨最大纵径 LP 比值，为髌骨高度，简称 B 值（图 5-7-2）。

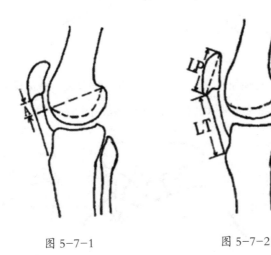

图 5-7-1   图 5-7-2

股骨滑车沟角：在屈膝 30° 侧位片上，股骨内、外髁最高点 M、L 分别与滑车沟最低点 S 的连线组成的夹角，为股骨滑车沟角（图 5-7-3）。

髌股协调角：在屈膝 30° 轴位片上，OS 为股骨滑车沟角的角平分线，RS 为滑车沟最低点与髌骨中央嵴最低点连线，OS 与 RS 的夹角为髌股协调角，简称 C 值。当 RS 位于 OS 内侧时，角度为负值，反之为正值（图 5-7-3）。

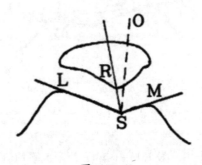

图 5-7-3

外侧髌股角：在屈膝 30° 轴位片上，股骨内外髁最高点连线 ML 与髌骨外侧关节面切线的夹角为外侧髌股角，该角开口向外侧时，角度为正，反之为负（图 5-7-4）。

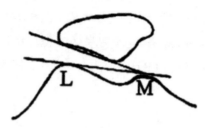

图 5-7-4

髌股指数：在屈膝 30° 轴位片上，髌股关节内侧关节间隙最窄距离 I 与外侧关节间隙最窄距离 I，的比值，为髌股指数（图 5-7-5）。

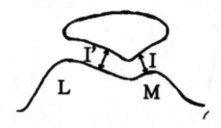

图 5-7-5

髌股外移度：在屈膝 30° 轴位片上，经股骨内髁最高点作内、外髁最高点连线的垂线，垂线与髌骨内缘间的距离为髌骨外移度，位于垂线内侧时，数值为负，反之为正（图 5-7-6）。

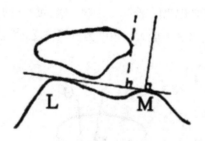

图 5-7-6

Blumen sant 距离：正常平均值为 0.00 ± 0.85cm；阳性平均值为 1.45 ± 0.31cm。

髌骨高度：正常平均值为 1.02 ± 0.13cm；阳性平均值为 1.76 ± 0.24cm。

股骨滑车沟角：正常平均值为 138° ±6；阳性平均值为 139° ±7。

髌股协调角：正常平均值为 –6°±9°；阳性平均值为 13°±4°。

外侧髌股高度：正常平均值为 7.8°±3.1°；阳性平均值为 2.2°±1.7°。

髌股指数：正常平均值为 1.03±0.80；阳性平均值为 1.71±0.73。

髌骨外移度：正常平均值为 –1.22±0.98cm；阳性平均值为 1.03±0.76cm。

临床分级法：

正常人群测量值：A 值为 0.00±0.85cm，B 值为 1.02±0.13，C 值为 –6°±9°。轻度高位髌骨患者的测量值：A 值≥1.00cm，B 值≥1.50，C 值≥12°。重度高位髌骨患者的测量值：A 值≥1.50cm，B 值≥2.00，C 值≥18°。

膝关节 X 线片测量在高位髌骨的诊断中占有重要地位，准确的测量结果不仅能明确疾病诊断，而且能进一步对疾病进行临床分级，以早期估计预后和指导临床治疗。关于 X 片的拍摄，应常规取屈膝 30°位的侧位片和轴位片。Laurin 等的研究提示：大多数的髌骨半脱位和脱位发生在膝关节 20°～30°屈伸活动时，因为在这个角度范围内，髌骨大部分处在股骨髁间沟入口较浅的位置，加之股四头肌及膝内外侧韧带的松弛，故髌股关节处于相对不稳定状态。当屈曲角度超过 30°时，髌骨则滑入股骨髁间沟较深的中心部而自动复位，此时摄片则髌骨不稳定的假阴性率增高。另一种常用的膝关节轴位摄片法为 Merchant 法，即屈膝 45°位的轴位片，其特点为髌骨处于相对稳定状态，测量值重复性好，但由于上述原因，髌骨不稳定的假阴性率亦随之增高。

四、临床症状

高位髌骨早期主要症状为髌骨软骨软化症，表现为上下楼梯困难，下蹲及起立困难，晨起时感膝部僵硬，稍活动后症状减轻，而活动过度时，又感膝部胀痛不适，需休息后方能缓解。晚期改变多为髌股关节骨关节炎，甚至全膝骨关节炎。表现为关节持续性胀痛或刺痛，活动时加重，休息时无明显缓解。疼痛有时与气候变化有关，当气温剧烈变化时，疼痛可加重。

早期能感到髌骨下摩擦感，髌骨侧缘压痛，多以内侧明显；股四头肌抗阻试验阳性，半蹲试验阳性；膝关节活动范围尚可。晚期出现关节肿胀、积液、肌肉萎缩、关节活动受限，其中以伸膝受限为主。

五、治疗

1. 非手术治疗

马俊认为应避免引起胫股关节压应力过大的各种活动，如剧烈跑跳、过度屈膝、下跪等。何本祥等报道股四头肌等长收缩练习治疗KOA，可阻断或遏制KOA的"关节不稳"恶性循环机制，起到缓解症状、减缓关节退变进程、增加膝关节活动度和稳定性的作用。

2. 手术治疗

只有经正规非手术疗法无效时才考虑手术治疗，手术方式甚多，可分为关节外手术和关节内手术。关节外手术包括胫骨结节移位术、髌韧带转位术等，以调整髌骨的位置，避免髌股关节间的应力分布不平衡。关节内手术以关节镜操作为主，包括灌洗、软骨刨削等。赵钟岳等认为成人高位髌骨可采用胫骨结节髌韧带下移术，它的原理是使位置异常的髌骨复位，从而改变髌股关节面间的应力和生物力状态，消除髌骨面的磨损及局部滑膜炎症反应，防止软骨面进一步损坏和骨性关节炎的发生达到治疗目的。晚期高位髌骨的患者一般采用全膝关节置换术，王伟等对38例严重KOA的患者行TKA术获得了满意疗效，HSS评分显著提高，优良率达95%，患者术后在膝痛、关节功能及活动度等方面均得到明显改善。

髌韧带移位手术：

髌韧带止点内移术（Hauser）：DeCesare（1979）报告施行本手术，52例67次手术，平均随访17.1年，优良率72%，5例（7%）复发脱位，其中4例又做髌骨切除，发生中度或严重退行性髌股或胫股关节炎5例。

Roux-Goldthwait手术：适于伸膝装置力线不正所致的患者，不受年龄限制。取髌韧带外侧1/2，于胫骨粗隆部切断，将该韧带在中线切开，游离外侧1/2髌韧带达髌骨下缘。夹持韧带游离端从内侧1/2韧带之后方通过（5-7-7），将髌韧带游离端缝合在缝匠肌腱上。

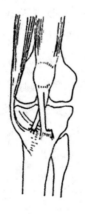 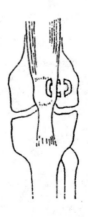

　　　　图 5-7-7　Roux-Goldthwait 手术　　　图 5-7-8　Gallie 手术

Gallie 手术：适于股内侧肌腱薄弱者，主要是将髌骨固定于股骨外髁（5-7-8）。

MeCarroIl-Sehwartzmann 手术：适于 14 岁以上伸膝装置力线不正的患者。主要将缝匠肌肌腱切断，固定于髌骨上，再将髌韧带止端将骨壁凿起，另于胫骨内下方骨瓣下固定，DePalma 改进了 Smillie 法，称此手术有良好效果（图5-7-9）。

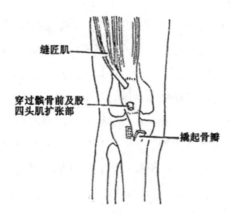

缝匠肌
穿过髌骨前及股四头肌扩张部
撬起骨瓣

图 5-7-9　McCarroll-Schwarlzmann 手术（改良 Smillie 手术）

Smillie 手术：适于 14 岁以上伸膝装置力线不正的患者。系将髌韧带止点连带骨片凿起，向内下移 0.64cm 左右行镶嵌式骨瓣固定。术后石膏固定 2 周以上，积极锻炼股四头肌。

第八节　膝关节自发性骨坏死

一、概述

1968 年 Ahlback 等首次将膝关节自发性骨坏死（spontaneous osteonecrosis of the knee，SONK）作为一种独立的疾病进行了描述。该病与继发性骨坏死不同，患者无酗酒史、糖皮质激素使用史、镰状细胞病以及其他已知骨坏死的诱因，是指原因不明的主要发生于股骨内侧髁负重面深层的局部骨坏死，也可发生于股骨外侧髁或胫骨平台。患者多 55 岁以上，男女比例为 1∶3，典型的症状为突发膝关节疼痛，多局限于膝关节内侧，负重时疼痛加重，休息可缓解，常有夜间静息痛。主要体征为患膝受累处压痛、肿胀、积液以及不同程度的活动受限，一般无关节不稳。X线表现为受累的股骨髁负重区稍变扁平，软骨下骨局部有透亮区，周围有硬化带包绕，晚期为骨关节炎表现。MRI在T_1加权像上表现为股骨髁或胫骨平台负重区软骨下骨脂肪组织的高信号被坏死灶的低信号所取代，坏死灶的近端多存在一条线形低信号影，周围散在中等信号；在T_2加权像上坏死灶的高信号被反应水肿带所包绕。

二、病因病理

目前关于膝关节自发性骨坏死的病因及发病机制尚不明确，主要有两种理论：创伤源性理论和血管源性理论，现将该病的发病机制综述如下。

创伤源性理论认为多种原因导致的膝关节异常应力负荷或长期、反复、微小的创伤作用于已骨质疏松的软骨下骨可引起该部位的微骨折，关节液由微骨折间隙进入软骨下骨，同时骨髓水肿会导致骨内压增高，由此而引起的局部血供障碍会进一步加重骨髓水肿，如此循环反复，最终导致骨坏死。目前研究发现膝关节自发性骨坏死与膝关节软骨下骨微骨折、半月板损伤、膝关节镜手术、骨质疏松等多种因素有关，围绕这些因素进行的研究可支持创伤源性理论。

（1）膝关节软骨下骨微骨折的依据

如前所述，膝关节自发性骨坏死主要发生于老年女性，是骨质疏松的高危人群，大多数患者无明显创伤病史，主要症状为患膝突发疼痛，而且病变主要累及股骨内侧髁及胫骨平台的负重面，此部位为膝关节负重最大、应力最集中之处，该病的临床特点与软骨下骨的微骨折症状、表现相似，因此有学者认为膝关节自发性骨坏死与软骨下骨的微骨折有关。

（2）高位髌骨、髌骨发育过长、二分髌骨以及髌韧带过长都会造成髌骨不稳。髌骨不稳又是导致髌骨关节退变的重要原因。

Insall-Salvati指数为最常用的诊断高位髌骨的方法，即在屈膝30°侧位片上，髌骨下缘至胫骨结节的连线与髌骨最大纵径LP比值，为髌骨高度。而髌韧带长度与髌骨高度的异常直接相关。

主要原因有4类：股四头肌及其扩张部异常、膝关节力线异常、髌骨形状异常和股骨髁发育不良。其中高位髌骨是诱发髌骨不稳的一个重要原因。髌骨高度是根据髌骨长度与其他影像学标记做比较间接测量得出的，近年来国内也有学者对国人髌骨高度进行了研究，如李振宙等研究认为，中国正常青年人髌骨高度较西方人群高。诊断高位髌骨有Insall-Salvati法、Blumenssat法、Blackburne和Peel法、Caton-Deschamps法等，这些方法的诊断标准均是根据西方人群测量的，这些参考值是否能用来直接诊断国人髌骨高度异常尚值得商榷。

（3）髌骨过长是导致高位髌骨的重要原因

尽管高位髌骨被认为是造成髌骨不稳的重要因素之一，但目前有关于髌韧带在胫骨附着点的位置与髌韧带长度和髌骨不稳的关系的研究尚未见报道。髌骨高度的异常是否伴有胫骨结节偏高或者偏低的位置异常还有待探讨。判断高位髌骨是仅由髌韧带过长还是由胫骨结节的位置异常引起的，需要测量胫骨结节到胫骨平台的距离。研究显示胫骨结节到胫骨平台的距离在不稳组为（27.8±3.6）mm，对照组为（28.9±4.1）mm，两组间无显著性差异（P＞0.05）。这表明高位髌骨主要是由过长的髌韧带，而不是由胫骨结节的位置导致。这支持了股四头肌挛缩引起高位髌骨的假说，虽然目前该假说还没有得到广泛肯定。

（4）髌韧带过长对髌骨稳定性的影响

Kujala 等测量过髌骨不稳的膝关节髌韧带长度，发现有髌骨不稳组较正常对照组髌韧带长度明显增加（分别为 51 mm 和 47mm）。作者测量髌骨不稳病人膝关节髌韧带长度平均为 53.3 mm，和 Kujala 等测量结果相近，与正常对照组的髌韧带长度相比平均长 6 mm（P＜0.05）。本研究证实髌骨不稳组与对照组胫骨结节相对平台的位置在统计学上没有显著差异性，所以作者认为脱位组高位髌骨是由髌韧带较长导致，而髌韧带过长是髌骨不稳的一个重要特点。Schutzer 等对髌股关节疼痛患者膝关节进行 CT 扫描研究认为在屈膝 30° 时髌骨倾斜最明显，这是由于此时髌骨尚未完全进入股骨滑车沟内，滑车对髌骨的限制作用有限。髌韧带过长导致了高位的髌骨相对于股骨滑车的位置偏高，进而导致了髌骨进入股骨滑车沟延迟，导致髌骨不稳的概率增大。同时过长的髌韧带也使得髌骨在侧方活动度变大。因而髌韧带过长在髌骨不稳中起着重要作用。

所以当自发性膝关节骨坏死进展至继发性骨关节炎及膝关节股骨内外侧髁时，应选择手术的方法治疗。据国内研究资料报告，膝关节自发性骨坏死多发于 50～70 岁的老年人，男女性别比约为 1∶3，99% 为单侧发病。因为股骨内侧髁承重部位无菌性骨坏死＜15%，可累及外侧髁或胫骨平台内侧。

三、诊断

1.影像学表现

主要诊断依据、X 线表现。受累的股骨髁负重区变扁平，软骨下骨局部透亮区，周围有硬化带包绕（图 5-8-1）。

股骨内髁（负重区）变扁平，软骨缺失，软骨下骨有小的透亮区，胫骨内侧平台，软骨下骨硬化。

（图 5-8-2）X 线片侧位显示：晚期可显示软骨下有新月形透亮影伴反应性骨硬化。周围有硬化带包绕。（箭头所示）

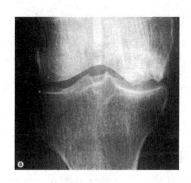 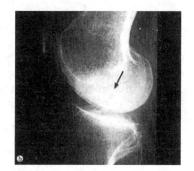

图 5-8-1   图 5-8-2

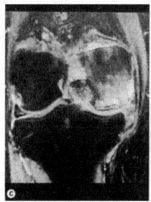 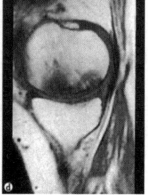

图 5-8-3

2. MRI 表现：

早期可见边界较清楚的水肿，冠状位 MRI 抑脂密度加权像、T_1 加权像矢状位图像可见坏死灶周围水肿和软骨下线样异常信号，提示胫骨平台伴有应力性骨折及半月板退变。

3. 临床表现

多为急性发病，明显疼痛（静息痛），无明显外伤史，多为单侧（内侧）发病占 90%，因为疼痛可使膝关节活动受限。另外，疼痛时膝周围无明显压痛点。

四、治疗

1. 保守治疗

对于早期、无明显临床症状的患者可采用保守治疗。传统的保守治疗包括：扶拐或使用轮椅以减少负重、服用抗炎镇痛药物、理疗、康复锻炼（如伸膝功能锻炼，加强股四头肌、腘绳肌强度）等。但保守治疗的疗效尚不确切，Aglietti 等认为当坏死病灶面积大于 $5cm^2$、宽度超过 40% 所累及的股骨髁时保守治疗效果不佳。

双磷酸盐（BPs）通过抑制破骨细胞从而抑制骨吸收，对骨代谢起到积极作用，目前已用于骨髓水肿、股骨头缺血性坏死等疾病的治疗。Breer 等应用双磷酸盐对 5 例 Koshino 分期 I 期的患者进行治疗。如血清维生素 D 缺乏，则每周口服大剂量维生素 D（20000IU），并维持用药 4 个月。如无维生素 D 缺乏或经口服维生素 D 恢复正常后，予双磷酸盐类药物（伊班磷酸钠）3mg 静脉滴注，8 周后再次静脉滴注 3mg 伊班磷酸钠，再过 8 周后复查膝关节 MRI 提示病变明显好转，疼痛也较前明显改善。治疗期间患者在疼痛控制基础上完全负重。

Meier 等对 30 例患者（Ficat 分期 I 期 6 人，II 期 19 人，III 期 5 人）进行了随机对照试验。这 30 例患者均每天口服双氯芬酸钠 70mg、碳酸钙 500mg、维生素 D 400IU。试验组患者（14 人）累积静脉使用伊班磷酸钠用量 13.5mg，而对照组（16 人）使用安慰剂，均连续治疗 12 周。结果显示：在疼痛方面，第 12 周时两组 VAS 评分均下降，12 ~ 48 周期间，试验组 VAS 评分较前无明显下降，而对照组仍持续下降，但两组患者 VAS 评分的改变无显著统计学差异；在功能方面，第 12 周时对照组 WOMAC 评分（Western Ontario and McMaster Universities Osteoar-thritis Index）和 IKDC 评分（国际膝关节文献委员会膝关节评估表：International Knee Documentation Committee Knee Evaluation Form）较治疗前改善，而试验组无改善；在影像学方面，两组患者膝关节 MRI 上病变区骨髓水肿和骨坏死表现均明显改善，但两组改善程度之间无明显统计学差异。该研究认为双磷酸盐的疗效并不优于抗炎镇痛药物。

2. 膝关节镜下关节清理术

由于自发性膝关节骨坏死的病理改变源于骨内，所以膝关节镜下关节清理术并不能改变疾病的进程。但是对于怀疑存在膝关节内病变的患者，膝关节镜检查有助于明确膝关节软骨损伤情况，同时对于存在股骨髁软骨剥脱、关节内游离体、半月板损伤等引起明显膝关节症状的患者可行关节镜下清理术。

3.传统医学并无膝关节骨坏死这一名称，多以"膝骨痹"而命名，源于《内经》"病在骨，骨重不可举，骨酸痛夜不能寐"，名曰"膝骨痹"，最早见于孙思邈《备急千金要方》。膝骨痹由于年老体衰，骨失滋养，气血失调，致局部或全身骨关节退化改变。临床表现以大关节疼痛，活动受限为主症。

膝骨性关节炎是多因素性疾病，本病病因主要有以下几个方面：年龄、性别、遗传、关节损伤（包括急慢性损伤）、关节疾病（多为继发性）、气候因素、饮食因素。近年来随着医学分子生物学的发展，人们对细胞因子又有了新的认识，发现在生理情况下，关节软骨的完整依赖于细胞因子驱动合成与分解过程间的平衡来维持。目前的研究发现，IL-1、IL-6、TNFα 促进关节软骨的分解。相反，胰岛素样生长因子-1（IGF-1）、TGF-β1、碱性成纤维细胞生长因子（b-FCF）等可以促进关节软骨的合成。而在病理情况下，膝关节在上述致病因素作用下，在关节滑膜、软骨及其基质上发生免疫反应。特别与一氧化氮、细胞因子水平改变有密切关系。膝骨性关节炎患者体内细胞因子IL-1 和 TNFα 能促进软骨细胞产生大量的基质金属蛋白酶，而对金属蛋白酶组织抑制剂无影响，使两者失去平衡，从而增加对软骨主要成分Ⅱ型胶原和蛋白聚糖合成的抑制作用，使软骨进行性破坏。

将有关 NO 和细胞因子研究结果应用于中医的研究，是一个新的领域。有关膝骨性关节炎中医"证"的实质研究，临床报道与动物实验均不多，但从症状描述上与"骨坏死"有许多共同点。

中医认为，肝肾亏虚、筋骨失养是膝骨性关节炎发病的根本，气滞血瘀、痰凝是其发病的重要环节，风寒湿痰外邪侵袭、痹阻经络是其发病的重要因素。研究中膝骨性关节炎的中医诊断分型依据及临床科研病例纳入与排除标准采用国家中医药管理局制定的《中医病证诊断疗效标准》的中医辨证分型方法，研究结果显示：无论治疗前后，肝肾亏虚、气滞血瘀、肝肾亏虚并气滞血瘀证 3 个观察组血清中 NO、IL-1β 的水平均高于对照组，而 TGF-Fβ1 的水平均低于对照组；由此可以推断，NO、IL-1β、TGF-β1 与膝骨性关节炎的发病有关。3 个观察组治疗后血清中 NO、IL-1β 的水平低于治疗前，TGF-β1 的水平高于治疗前；说明经过中医治疗，NO、IL-1β、TGF-β1 的水平发生了变化，中医治疗在一定程度上是通过对 NO、IL-1β、TGF-β1 的影响起效的。

3 个观察组之间比较，无论治疗前后，肝肾亏虚并气滞血瘀组 NO、IL-1β 的水平均高于肝肾亏虚组和气滞血瘀组，而 TGF-β1 水平低于肝肾亏虚组和气滞血瘀组；气滞血瘀组 NO、IL-1β 的水平高于肝肾亏虚组，而 TGF-β1 水平低于肝肾亏虚组。由此可以推断，膝骨性关节炎的中医证型与 NO、IL-1β、TGF-β1 有一定的相关性。

　　一氧化氮、细胞因子和生长因子等在骨性关节炎软骨损害过程中起着重要的作用。它们由关节组织细胞刺激自发或诱发产生，参与滑膜、软骨、软骨下骨功能改变。最初在滑膜细胞中发现，后通过滑液散布于软骨，激活软骨细胞，随后产生蛋白酶和致炎因子类的代谢因子。骨性关节炎滑膜的内衬细胞是关键的炎症启动因子。潘海乐用参脉注射液注射治疗兔膝骨性关节炎后检测 IL-1 水平，认为参脉注射液可通过抑制血液中的 IL-1 水平异常升高而发挥对膝骨性关节炎的防治作用。刘晋才认为，对骨和软骨有明显调节作用的细胞因子主要有以下几种：骨形态发生蛋白、转化生长因子-β、胰岛样生长因子、成纤维细胞生长因子、血小板衍生因子、肿瘤坏死因子、白介素 1、白介素 3、白介素 6 等，多种细胞因子的复合作用明显高于单细胞因子对软骨的损伤。骨性关节炎病人软骨组织中的 NO 是一分解因子，相对正常关节，骨性关节炎软骨中有大量的 NO 产生，关节炎患者滑液中存在大量的亚硝酸盐。刘耀升认为，NO 对骨性关节炎软骨细胞的凋亡具有调控作用。有研究表明，低浓度 NO 可促进兔关节软骨细胞前列腺素（PGE2）的合成，高浓度 NO 则抑制其合成。还有研究发现，内源性合成的 NO，可抑制软骨细胞的 PGE2 的产生，及抑制软骨细胞的能量代谢。有人认为，TGF-β1 能刺激蛋白多糖的合成，抑制 II 型胶原的合成。余丹丹认为，TGF-β1 可以促进关节软骨的合成，而白介素 1 可以促进软骨的分解。

　　研究发现，NO、IL-1β、TGF-β1 与膝骨性关节炎的发病有关；经过中医治疗，NO、IL-1β、TGF-β1 的水平发生了变化，中医治疗可能在一定程度上是通过 NO、IL-1β、TGF-β1 水平的变化起效的；膝骨性关节炎的中医证型与 NO、IL-1β、TGF-β1 有一定的相关性。是 NO、IL-1β、TGF-β1 水平的变化导致了膝骨性关节炎的发生，还是膝骨性关节炎疾病的发生导致了 NO、IL-1β、TGF-β1 水平的变化，以及具体的作用机制，还有待今后进一步的研究。这对进一步进行中药临床研究提供客观观察指标有积极意义，有助于中医辨证分型的客观研究并提供微观指标，同时在药物研究中观察 NO、细胞因子水平亦具有临床意义。

4.诊断标准

①近1个月内经常反复膝关节疼痛；②X线检查（站立或负重位），关节间隙变窄、软骨下骨硬化或囊性变、关节缘骨赘形成；③关节液（至少抽取2次）清亮、黏稠，WBC < 2000个·ml-1；④中老年患者（≥ 45岁）；⑤晨僵≤ 30分钟；⑥膝关节活动时有摩擦音。根据临床表现、实验室及X线检查，符合①②或①③⑤⑥或①④⑤⑥，即可诊断为膝骨性关节炎。

5.中医分型

①肝肾亏虚：关节隐隐作痛，腰膝酸软，腰腿不利，俯仰转侧不利。伴有头晕，耳鸣，耳聋，目眩。舌淡红，苔薄白，脉细。②气滞血瘀：关节刺痛，痛处固定，关节畸形，活动不利，或腰弯背驼，面色晦暗。唇舌紫暗，脉沉或细涩。

膝骨性关节炎中医诊疗方案的规范化研究，是以西医病名为纲，以中医证型为目，辨病与辨证结合，文献调研与临床流行病学调查相结合，回顾性研究与前瞻性研究相结合，在大量文献和临床调研的基础上，制订膝骨性关节炎的中医诊疗方案。方案要坚持中医药的主体地位，要系统地涵盖从病、证诊断到病因病机、治疗、护理、疗效评价等各方面；还要依据病情，以获取最佳疗效为目的，将多种治疗方案有机地组合在一起；还要进行大样本的临床验证，就诊疗方案的总体框架及各项具体内容提出修改或补充意见，制订出规范、可重复、疗效好的膝骨性关节炎中医诊疗方案。

关节软骨的退变是复杂的、多因素的，软骨细胞的功能丧失和结构破坏在膝骨性关节炎的病变过程中发挥重要作用；有效调节软骨细胞的功能、保护软骨细胞的结构是防治软骨退变的重要方法之一。

性激素受体存在于滑膜细胞、软骨细胞和骨细胞，而膝骨性关节炎的病理变化主要就发生在这些细胞。内源性性激素缺乏，可能是膝骨性关节炎的高危因素之一。女性患者的血清雌二醇水平与膝骨性关节炎的发生密切相关，雌激素水平下降，对关节的保护作用减弱，则引起软骨退变。具有补肾作用的中药如淫羊藿、巴戟天、肉苁蓉等，可提高下丘脑、垂体、靶腺轴的功能，调节性激素水平。

自发性骨坏死与继发性骨坏死临床表现上有如下不同的特点。

（1）自发性骨坏死（Spontaneous Osteonecrsis of the knee，SPONK）从发病年龄上区别：该病的发病多为65岁老年人。

（2）临床症状多表现为突发性疼痛，多为单侧。

（3）继发性骨坏死（Secondary Osteonecvosis，SON）又称骨死（bone infarction）。

（4）Sponk 可当屈曲膝 90° 按压股骨内髁均有明显压痛。且伸膝受限，下楼梯疼痛。

（5）Sponk 依据 Lotke 分期可分四期：

Ⅰ期（早期）；Ⅱ期（坏死期）；Ⅲ期塌陷期；Ⅳ期退变期。根据分期可选择不同的治疗方法；Ⅰ期非手术疗法；Ⅱ期多钻孔减压；Ⅲ期根据病变范围，占整个内髁的比例小于50%，可行单髁置换术；Ⅳ期可行单髁置换或全膝关节置换术。

（6）SponkX 线表现：X 线正侧位片典型表现。为股骨内髁负重区关节面呈半月形缺损，占股骨髁直径的 1/2 左右，缺损周围硬化或囊性变（图 5-8-4）。

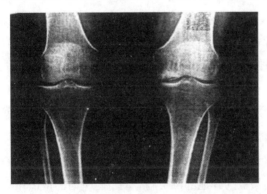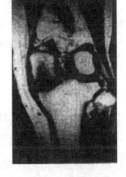

（a）SPONK V 期病例 X 线片　　（b）SPONK V 期膝关节 MRI

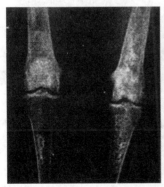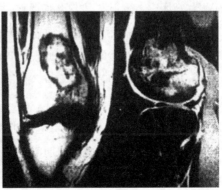

（c）双膝 SON 病例 X 线片　　（d）SON 病例 MRI

图 5-8-4

继发性骨坏死 SONX 线表现为大片的股骨髁、胫骨近端内低密度囊变，周围边缘硬化。

继发性骨坏死 SONMRI 显示坏死范围较 X 线片大，早期在 T1W1 序列上骨端骨髓内病变中心呈高信号边缘为迂曲的低信号环，晚期在 T1W1 序列上中心呈高、低混杂低信号，是典型的"地图样"改变。也可见较明显的"双边征"表现。

膝关节蜕变疾病是骨科的一种常见疾病，由于其解剖位置深而且结构复杂，临床表现明显不典型，影像特征早期也不明显，往往仅疼痛和功能障碍为由就诊，而晚期治疗效果又差，致残率比较高，严重影响患者的生活质量。另外，由于各级医疗机构从事临床医疗工作的医师业务素质、培训背景、技术水平参差不齐，误诊、漏诊时有发生，治疗方法不尽合理，治疗效果也不尽如人意，往往更造成了患者的痛苦。因此较全面系统认识、掌握膝关节及周围疾病的病因、病理、症状、体征，以及各种疾病间的异同点，有助于提高诊断水平，达到精准治疗的水平，并合理地制订治疗方案，使膝关节退行性疾病的治疗效果得到进一步的提高，有效降低膝关节骨性关节炎的致残率。

根据我们临床的经验，认为对膝关节退行性疾病的基本认识存在不足：首先，膝关节退行性疾病的发病率远大于髋关节的发病率，膝关节除了创伤以外一般的病变早期症状和体征并不明显，最常见表现是疼痛、功能受限和跛行。那么想要利用这些有限的信息，做出进一步的诊断和治疗，就必须对膝关节、膝关节周围以及可能影响到关节的其他部位疾病有一个较全面的认识和基本的掌握。一般的专业书虽然都能提高对这些病变的认识，但是因为都是分散叙述，所以在实际临床中，一般医师并没有把它们一起考虑并加以鉴别诊断。

发生于膝关节的病变，从股骨远端开始的疾病主要包括股骨内侧髁坏死、骨质疏松等；从软骨开始的病变有原发性骨性关节炎、发育性关节炎、创伤性关节炎等；从滑膜开始的关节病变有急性滑膜炎、类风湿性关节炎、色素沉着绒毛结节性滑膜炎、滑膜软骨瘤等。

发生于关节周围的疾病，主要包括肌肉、肌腱及滑囊病变以及周围的神经病变，前者如膝滑囊炎、股直肌肌腱炎、缝匠肌肌腱炎、内收肌肌腱炎、弹响膝等。

另外，有一类病变发生于其他部位，而其症状和体征往往影响到关节功能。

只有对这些膝部相关疾病有充分的认识，当患者以膝部症状为主要表现时，才能具有较明确的诊治思路。

坏死是目前关节部位发病率最高的病种之一，临床中见到的病例也越来越多，因此受到了很多医师的关注，然而，该病不但治疗效果不佳，其诊断也不容乐观，存在漏诊倾向。

由于骨骼坏死在早期没有特异性的临床症状，因此病人就诊时一般的骨科医师并不常规考虑这个病，只把它作为一般的关节炎，但却久治不愈，也有很多被误诊为腰椎间盘突出症，因为医师并没有认真检查病人，一听到膝部或腿痛，就让病人去做 CT 检查，出来的结果可想而知。实际上只要认真做好体格检查，两种病是不难分辨的，一般情况下，CT 看到膝关节有一些退变也是很常见的。

另外，对于一些发生在膝关节和膝周的病变诊断失误，究其原因，主要还是对坏死的概念、病理变化认识模糊，当然，也不排除少数人有商业因素作怪。一般来说，坏死是内部（尤其是负重区）发生骨组织坏死、囊变，并因为修复而发生，最后才影响到软骨和关节间隙；而其他一些关节的病变如骨性关节炎、创伤性关节炎、类风湿性髋关节炎、强脊性髋关节炎、色素沉着绒毛结节性滑膜炎等，都是从关节间隙变窄开始的，即熟悉膝关节自发性和继发性骨坏死的概念与病理变化和影像学区别，是提高膝关节退行性疾病诊疗水平的关键。

应重视对膝关节周围软组织或其他部位的病变，患者往往多次就诊，反复缓解，多次复发，这不但增加患者的痛苦和经济负担，有时也会贻误病情，耽误治疗。实际上，这些病变往往在膝关节周围的软组织，包括肌肉、肌腱、滑囊等，临床医师如果认真询问病史，仔细检查压痛点再做相应的特殊检查，分清基本界限，即属膝关节内病变还是关节外的病变，诊断并不困难。这类膝周软组织病变治疗也比较简单。但临床上往往是混合病变即是主要退变引起，还是单一病变引起，就需要医师具有丰富的专业诊疗水平。但现在很多的年轻医师只重视仪器的检查，过分依靠所谓现代化手段，往往把思维集中在"大病"上，对一些所谓的"小毛病"却不屑一顾。随着社会的不断发展和进步，目前最常见的"骨关节炎"的疾病谱也发生了很大的变化，多因素的病越来越多，不但涉及多种致病因素，而且有可能陪伴患者终身。因此在治疗膝关节退变性疾病的同时也要重视患者自身的修复和代偿能力，如膝关节退行性病变的发病率女性要高于男性，膝关节骨性关节炎女性的发病年龄也低于男性，一般女性在绝经后，逐渐发病加快。国内研究报道，女性绝经后骨质疏松与膝退行性骨关节炎的发病呈正相关。李宁华 2007 年研究国内六大行政区域六城市中老年人群膝关节炎患病危险因素，结果显示：中国不同城市间膝骨性关节炎存在共同危险因素，如年龄因素。女性45岁以后卵巢功能减退，雌激素水平下降，使关节软骨代谢减弱，容易发生退行性改变。长期慢性关节劳损、膝关节负荷加重是引起该病的又一病因，而需经常站立、行走的职业如纺织工、售货员等，多为女性。因此，膝关节骨性关节炎患病率随年龄的增长而增多，女性多于男性且发病年龄比男性早。近年来，膝关节骨性关节炎发病率在退休后热衷于体育锻炼的女性中有所增加，这与过度的膝关节活动有关。

由于危险因素在各城市暴露不同，导致膝关节骨性关节炎患病率存在差异，即使是同一种族，不同地区、国家间的患病率也不相同。结果显示：中国膝关节骨性关节炎危险因素在各城市之间不尽相同。西安表现在：从事专职体育运动，喝啤酒等；石家庄表现在：纺织工年限长，骨质疏松史和吸烟等；上海表现在：类风湿关节炎病史，文化程度高，从事案头工作等；广州表现在日常乘公共汽车，女性，从事站姿工作等；哈尔滨表现在：姐妹骨关节炎史，长期爬楼梯（坡）等；成都表现在：母亲骨关节炎史，从事低头工作等。引起膝关节骨性关节炎有关危险因素表现在遗传和生活方式诸方面。骨关节炎的发生与遗传缺陷有关，如导致的关节软骨基质代谢异常。另外还发现，由于在Ⅱ型胶原分子上单个氨基酸的改变导致了转录过程缺陷，尽管表型相似的家系中没有显示出突变的表现，但这已在家族遗传性骨关节炎的患者中检测出来。中国各城市间的保护性因素也同样表明生活方式不同导致膝关节骨性关节炎患病率地区间差异，如身高（西安）、常吃绿色蔬菜（上海）、常吃海藻类（上海）、常吃植物油（哈尔滨）、常吃鸡蛋（成都）、常吃肉类（成都）则有利于降低膝关节骨性关节炎患病率。预防膝关节骨性关节炎除了要多晒太阳、注意防寒湿保暖外，还要使膝关节得到很好的休息。尽量减少上下台阶、跑步等使膝关节负重的运动，避免、减少关节软骨的磨损，不要长时间处于一种姿势。有研究表明，活性氧可能在骨关节炎发病中对关节软骨的损害具有一定作用。由于维生素C是食物中最主要的抗氧化剂，因而维生素C的缺乏也是骨关节炎发生的危险因素。如果维生素C的摄入低于正常的1/3，则使得膝关节发生进展性的骨关节炎和关节疼痛的风险性较高摄入者增加了3倍。常吃富含维生素C的水果和绿色蔬菜，辅助于适当的运动和锻炼，减少一些不良生活习惯，如戒烟限酒，则有助于避免膝关节骨性关节炎的发生，提高中老年人的生活质量。因此，对膝关节炎的防治有如下要点：儿童期时注意合理营养膳食，终身保持适度合理的运动，不过量运动并防止急慢性损伤；老年人应避免剧烈运动，以和缓运动为主，当关节疼痛、僵硬、肿胀时应减量甚至停止运动。同时应注意保暖，保持合适体重，对防治该病均有好处。

第九节　膝关节滑膜炎

滑膜是位于关节囊内襞的一个薄层组织，正常的关节囊是一个潜在的囊腔，就像一个瘪了的气球一样，它的内壁有一层薄薄的组织，这层组织我们就叫滑膜。滑膜的功能主要是分泌关节液，关节液可以润滑关节，营养关节软骨，所以在滑膜出现炎症的时候，不管它是急性的还是慢性的，它的分泌功能都会增强，这样主要的表现就是滑膜会增厚，另外一个表现是会出现分泌液的增多，就是我们通常所说的关节有积液。滑膜炎可以是一种独立的临床疾病，在更多的情况下是继发于其他疾病，是其他疾病的一个后果，如创伤、出血刺激或者关节的感染，类风湿关节炎都可以发生滑膜炎。这些都可使滑膜充血、水肿，滑膜就会分泌过多，吸收减少，出现关节肿胀、疼痛、活动受限等临床症状，这就是我们所谓的滑膜炎。另外一个就是滑囊，滑囊是结缔组织一个囊状的间隙，我们人体上各个部位在关节压力比较大的情况下或者摩擦比较多的情况下，都会在局部生成一个软的有液体的封闭的囊腔，这就是我们所谓的滑囊。滑囊有两种，一种是恒定的，就是我们出生的时候就存在的，我们称为恒常滑囊，全身有 100 多个。另外一种是不定滑囊，有些是因为活动过多，会明显地加大的一些滑囊，它是临时生出来的，因为适应了身体的需要而产生。滑囊炎就是身体上这些滑囊的部位发生了炎症，可以在身体的各个地方。滑囊炎和滑膜炎有什么区别？首先它的位置组织是不一样的，滑膜主要位于关节内，滑囊为关节周围。另外它的组织结构也有区别，还有它的原因也不太一样，滑膜炎主要是跟关节疾病相关，滑囊多数跟周围的组织刺激有关。

一、概述

膝关节滑膜是一层血管高度丰富的结缔组织膜，由内膜和滑膜下组织组成。滑膜内膜是由 1 ～ 4 层连接松散的细胞构成的滑膜衬里。滑膜细胞由 A 细胞（巨噬细胞样细胞）和 B 细胞（成纤维细胞样细胞）构成，A 细胞的主要功能是吞噬进入关节的内源性或外源性异物，是各种膝关节疾病出现滑膜反应的主要原因；B 细胞则与关节内透明质酸—蛋白质的合成分泌有关。滑膜下组织的结构随部位不同而变化，可为纤维性的、网状的、纤维网状的、脂肪网状的或由脂肪组织构成，内含大量血管、淋巴管。膝关节滑膜炎性疾病在临床比较常见，主要包括痛风性滑膜炎、急性化脓性感染性滑膜炎、结核性滑膜炎等。各种类型滑膜炎可引起膝关节肿胀、疼痛乃至功能障碍。如何早期诊断各种类型滑膜炎相关疾病并及时治疗阻止病情进展，从而保护关节功能，应引起骨科医生的充分认识和重视。

二、病因病理

滑膜是覆盖在关节囊内面并附于关节软骨周缘的含丰富血管的结缔组织，表面被覆单层细胞。滑膜位于关节囊与其他关节内构造的内面，但不包括关节软骨及半月板。正常的滑膜平滑，可形成小绒毛状突起或含脂肪组织的皱襞，充填关节内的空隙。滑膜细胞再生能力强，滑膜外膜细胞可化生为滑膜细胞。滑膜受损后易于修复，且可过度增生，形成各种形状的绒毛甚至结节（如类风湿关节炎、色素沉着绒毛结节性滑膜炎）。偶尔可化生形成软骨或骨化小灶（如滑膜软骨瘤病）。滑膜产生滑液，滑液具有润滑关节面和营养关节软骨的作用。

膝关节滑膜炎症多为结核、化脓性炎症或痛风性疾病引起，还可见于关节创伤。痛风性滑膜炎发生在大关节，以膝关节较多，关节肿胀及疼痛为主要表现。病理变化在于滑膜，滑膜增生使滑膜边缘形成血管网，向关节软骨扩展，并深入软骨面下，软骨下骨质破坏，最后导致关节结构破坏。X 线显示小关节周围梭形软组织肿胀、关节间隙改变，膝关节受累主要表现为关节间隙变窄，关节面粗糙、不规则，骨质疏松，关节面下骨质破坏。MRI 可清楚显示关节、软骨及滑膜的累及情况以及骨的侵蚀表现。

由膝关节退变性引起的滑膜炎急性发作期，肿、热、痛转为慢性期则以单关节肿胀、疼痛及关节活动受限为主。滑膜炎主要跟膝关节退变性疾病有关。

林庆荣报告通过臭氧对兔膝关节滑膜中 IL-1（白介素 -1）、TNF-α（肿瘤坏死因子）影响的动物实验证明：臭氧可以影响膝关节滑膜细胞中 IL-1 及 TNF-α 的水平，低浓度臭氧可延缓骨关节炎的进展，而较高的浓度则加重关节软骨的损伤。另据王臣报告 5Fu（5- 氟尿嘧啶）给兔膝关节腔内注射，可见软骨破坏减轻，滑膜炎症明显减轻，滑膜炎症明显抑制，Mankin's 评分明显改善（$p < 0.01$）、关节液 IL-1 浓度降低（$p < 0.05$），关节软骨中 MMP-1（基质金属蛋白酶 -1）表达减弱。滑膜的炎症与软骨的破坏密切相关，造成关节

软骨软化破溃和局部剥脱以及关节边缘骨与软骨赘生物形成骨性关节炎，目前认为 OA 是一种常见的退行性病变，多数 OA 患者最初表现为膝关节滑膜炎导致的疼痛，该症状要早于 X 线或 MRI 影像学的表现。滑膜炎的病变参与骨关节炎的整个病理过程，骨关节炎损伤及修复的过程中都有信号调控炎症细胞因子在膝骨性关节炎的发生发展中起着非常重要的作用。

在骨关节炎中，大量来自滑膜细胞的白细胞介素 -1（IL-1）和肿瘤坏死因子 -α（TNF-α）通过自分泌与旁分泌形式作用于软骨细胞。使软骨基质降解。因此，使用细胞因子抑制剂来降低关节中炎性细胞因子的含量，如 IL-1 抑制剂及 TNF-α 抑制剂等，有可能缩短骨关节炎的病程，目前已取得初步疗效。

臭氧有较好的止痛效果，也尝试应用于骨关节炎的治疗，缓解疼痛及抑制滑膜增生的效果比较明显；但基础研究远远落后于临床实践，尤其在治疗骨关节炎时，需要应用什么浓度的臭氧，家存在很大争议。

在实验中，兔膝关节骨关节炎模型中注射不同浓度的臭氧，可造成滑膜不同程度的病理改变。应用 10 ～ 20pg/ml 的臭氧后，滑膜组织中可见到有少量的滑膜细胞浸润，滑膜的边界保持完整，滑膜细胞增生较模型组及纯氧组少，但比正常组多，而使用 30 ～ 50μg/ml 臭氧后，滑膜组织虽然无明显增生，但滑膜边界模糊，细胞排列紊乱，有较多炎性细胞浸润及纤维组织增生。

臭氧注射后会影响关节滑膜中 IL-1 及 TNF-α 的含量。30μg/ml 以下浓度的臭氧可显著降低滑膜组织中此两种细胞因子的水平，以 20μg/ml 降低的作用最明显；50μg/ml 的臭氧注射后，两种细胞因子的含量比模型组和纯氧组高。提示臭氧浓度达到 50μg/ml 后，可能加重滑膜损伤，这也与滑膜组织切片的观察结果一致。

随着臭氧浓度的增加，各组滑膜组织的数量逐渐减少，病理损伤程度却逐渐加重；臭氧浓度在 30μg/ml 以下时，IL-1 及 TNF-α 的表达均较低，但当臭氧浓度在 40μg/ml 及以上时，各炎性因子的含量明显增高。考虑是由于臭氧浓度在较低水平时（＜ 30μg/ml），可通过细胞信号传导系统调节 IL-1 及 TNF-α 的表达，调控滑膜细胞的增殖或凋亡；而随着臭氧浓度的增高，其氧化能力也随之增强，对滑膜组织的作用主要表现为直接氧化，从而导致大量滑膜细胞的氧化损伤甚至坏死，释放出更多的炎性因子。这也提示在应用臭氧治疗 OA 时，要控制好臭氧的浓度，避免造成副损伤，加重关节功能的损害。

核转录因子 NF-kB（nuclear factor kappa B）是炎症反应中关键的转

录因子，在骨关节炎中扮演着举足轻重的角色，有望成为治疗骨关节炎的靶点。NF-kB 的细胞质结合蛋白 IkBa 通过与 NF-kB 结合而使其失去活性，而 TNF-α、IL-1、LPS 等可以通过激活 IKK 激酶，使 IkBa 磷酸化并最终降解，从而释放 NF-kB 复合物，使其得以进入细胞核内，通过与其下游信号蛋白及其启动子的结合而激活其表达。臭氧在血浆分解过程中产生的活性氧，又可直接激活酪氨酸激酶，使 IkBa 磷酸化，从而调节基因 NF-kB 的表达，活化的 NF-kB 又可以调节 MMP-13 等导致软骨基质降解的蛋白酶的转录活性。

因此，较低浓度的臭氧（< 30μg/ml）通过直接调控 NF-kB 的表达或通过改变关节滑膜中 IL-1、TNF-α 的水平间接调控 NF-kB 的表达，来调控滑膜细胞的增殖与凋亡，从而起到延缓骨关节炎病程进展的作用。而较高浓度的臭氧（> 50μg/ml）能通过直接氧化损伤作用，造成大量滑膜细胞的坏死，有可能加重滑膜的炎症反应，从而加重骨关节炎的病情。

5Fu 抑制滑膜炎症效果明显属于抗代谢类化疗药作用于细胞周期的 5 期，可直接进入细胞产生作用（在细胞内转变为脱氧核苷酸，抑制脱氧核苷酸合成酶，从而影响 DNA 合成），此外还以伪代谢产物形式参与 RNA 中干扰蛋白质的合成。治疗滑膜炎，5Fu 的机理是特异性地作用于增生的滑膜细胞，抑制其合成 DNA 而终止有丝分裂，从而抑制炎性增生来控制炎症，使滑膜细胞的数量不因炎症而过度增加，因此减少炎性介质 IL-1、IL-6、TNF-a 等的分泌，减少 MMPs 的诱导和生成，从而减轻和缓解对软骨的破坏。电镜可见 OA 滑膜内膜层细胞明显增生，从正常的 1～3 层细胞可增生至 4～7 层，排列紊乱有绒毛形成，细胞体积增大、水肿现象明显。5Fu 治疗后，细胞层数降至 2～4 层，细胞和组织水肿现象消失，仅有轻度排列紊乱未见绒毛形成。

正常关节滑膜细胞主要可分为 A、B 两型，A 型细胞较多，形似巨噬细胞，细胞器以吞噬相为主要特征；B 型细胞形似成纤维细胞，细胞器以蛋白分泌相为主。OA 时 A、B 型细胞呈明显的功能活跃相，在电镜观察中可见骨性关节炎时 B 型细胞数量明显增多且多于 A 型细胞，滑膜细胞呈功能活跃状态，细胞体积增大，胞质内的溶酶体、粗面内质网和高尔基体体积增大、数量增多。5Fu 治疗后滑膜炎症减轻，B 型细胞数量大大减少且少于 A 型细胞，滑膜细胞又恢复到正常状态。

以上动物实验，充分证明了滑膜炎中的炎性因子在其发病发展中的重要病理变化。

三、诊断

膝关节滑膜炎的诊断并不困难，以临床症状就可以明确诊断；急性期多是以"红、肿、热、痛"为典型表现，慢性膝关节滑膜炎，早期症状并不明显，可存在不同程度的浮髌试验阳性，关节积液到一定的量则髌上囊会有明显的肿胀症状，因为膝关节腔在人体关节中是一个大容量的囊腔，腔的容量在正常和病理的情况下是不同的，渗出液（关节积水或关节积血）可显著地增加此容量，液体体积在髌上囊（SP）、髌旁隐窝和后面的腓肠肌囊（GB），后者位于"髁板"（后关节囊）的深部。关节积液在关节内的分布可因关节位置不同而异，伸展时，腓肠肌囊受腓肠肌的压迫，液体前移，潴留在髌上囊和髌旁隐窝；屈曲时（图5-9-1）则因股四头肌的压迫液体后移。在完全屈曲和完全伸展之间有个所谓最大容量的位置，在此位置液体张力最低。患者在关节积液时可取此半屈曲位，因此时疼痛最轻。

在正常情况下滑液的量是很少的，仅有几立方厘米，但伸屈运动可保证关节面经常浸浴于新鲜滑液内，保证了软骨的营养，尤其是润滑了相接触的关节面。

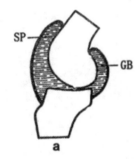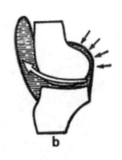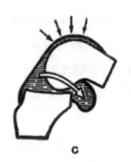

a. 膝关节滑膜大量积液时，积液体积在髌上囊（SP）和后侧腓肠肌囊（GB）积液前移。

b. 伸直时，腓肠肌囊受腓肠肌压迫，积液前移，潴留在髌上囊和髌旁隐窝。

c. 屈曲时，因股四头肌的压迫，积液后移。

图5-9-1　关节活动时关节积液的变化

故在临床上判断积液量时，可变换体位，观察积液的移动情况，并完善实验室、影像学以及病理学检查。详见表对常见膝关节滑膜炎病变进行的对比。

表 5-9-1　常见膝关节滑膜炎病变比较

特征	痛风性滑膜炎	化脓性滑膜炎	结核性滑膜炎
病史特征	高嘌呤摄取及饮酒史	外伤史	结核病史或接触史
性别及发病年龄	男性居多	儿童居多	无
特殊体征	明显的红肿热痛	疼痛、肿胀、拒按、活动受限	关节弥漫性肿胀，活动受限
实验室检查	血尿酸增高	血白细胞增高，关节液细菌培养多阳性	结核菌素试验阳性，ESR 增高，抗结核治疗有效
X 线	关节间隙狭窄、骨质疏松	周围软组织重度肿胀	局限性骨质疏松，关节腔变窄，胸片提示结核灶
MRI	滑膜呈结节状增生	关节软骨破坏，滑膜为液性信号	滑膜增生，软骨破坏
活检标本	白色石灰石样结晶体	脓性纤维素样坏死	黄色干酪样坏死

四、治疗

1. 保守治疗

中医中药内服药物治疗，西医理疗、中频、电疗、臭氧。

中医中药外治，熏蒸、膏药、外敷活血化瘀之剂。

2. 微创治疗

关节镜清理术。

3. 手术治疗

滑膜的切除术，全膝关节置换术。

（汤志刚　王清品）

第十节　膝部滑囊炎

一、概述

膝关节是人体关节中滑膜腔最大的关节，全身有 100 多个大大小小的滑囊，其中膝关节周围就有十余个固定的滑囊（图 5-10-1）。

A. 前面观

B. 后面观

C. 内侧观

D. 膝深层内侧观

E. 外侧面观

这些滑囊在膝关节功能活动中都起着重要的肌肉或肌腱的滑动作用。

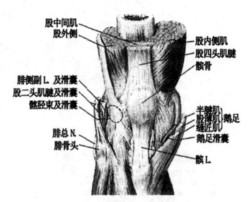

A. 膝部滑囊的前面观

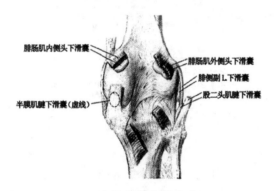

B. 膝部滑囊的后面观

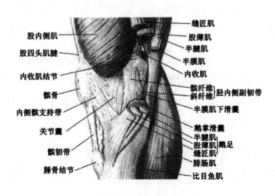

C. 膝部滑囊的内侧观

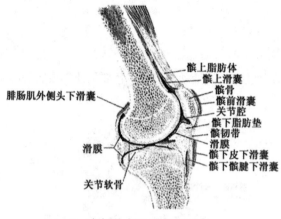

髌上脂肪体
髌上滑囊
髌骨
腓肠肌外侧头下滑囊
髌前滑囊
关节腔
髌下脂肪垫
髌韧带
滑膜
滑膜
髌下皮下滑囊
髌下髌腱下滑囊
关节软骨

D. 膝部滑囊的深层内侧观

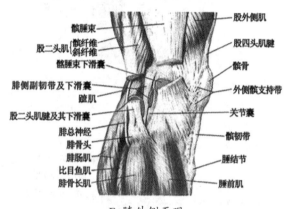

髂胫束
股外侧肌
股二头肌（髌纤维 斜纤维）
股四头肌腱
髂胫束下滑囊
髌骨
腓侧副韧带及下滑囊
外侧髌支持带
跖肌
关节囊
股二头肌腱及其下滑囊
髌韧带
腓总神经
腓骨头
腓肠肌
胫结节
比目鱼肌
胫前肌
腓骨长肌

E. 膝外侧面观

图 5-10-1

　　滑囊炎是一种小病，医患对此都不够关注，其基础研究及临床报道甚少，这是当前的实际状况。近 10 年来在临床工作中，笔者曾遇到许多膝关节疼痛病例：到处寻医诊疗，因为未能确定诊断所以效果不佳。滑囊炎是滑囊的部位发炎，诊断明确后，单纯滑囊炎局部及全身药物治疗，效果突出，往往是立竿见影，1～2 次即能治好，但是如果诊断不清，疏忽大意或治疗不当，小病可致形成大祸，跟腱滑囊炎引起跟腱断裂事例的屡见不鲜，甚至有运动员为此而断送了运动生涯。有鉴于此，作者深有体会，滑囊炎小病不能小视，本节较详细描述了膝周围滑囊的病变，可使滑囊炎得到有效治疗，避免走弯路及防止致残的并发症发生。经文献检索，目前国内、外尚无滑囊炎专著，特别提出反复发作的滑囊炎要考虑与免疫学有关的因素，这对深入认识滑囊炎的本质、滑囊炎伴发诸多疾病及进一步治疗至关重要。

滑膜为一层薄膜的囊，它的功能主要是分泌滑液，润滑及营养组织，还有吞噬，免疫及承受磨损、冲击、振动及重力的作用。滑囊组织类似关节的滑膜，居于关节周围诸肌腱附着的骨突起处，肌腱与骨骼之间或肌腱与皮肤间，有的滑囊与附近关节相通。正常滑囊组织是由滑膜细胞及结缔组织构成的一个囊腔，腔内面有一层滑膜衬，其下方为滑膜及结缔组织（图 5-10-2）。

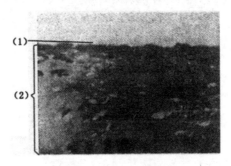

图 5-10-2　滑囊结构

滑膜细胞按其功能分为 3 型：A 型滑膜细胞又称巨噬样细胞、M 细胞及树突状细胞（dc），占滑膜细胞总数的 20% ~ 30%，具有吞噬及杀伤功能；抑制 T 辅助细胞 -2（TH-2）分泌白介素 -4（IL-4）及细胞的增殖、减少免疫球蛋白 -G（IgG）及 IgE 的分泌，从而调节细胞免疫及体液免疫。

与其他疾病一样，滑膜炎与滑囊炎仅一字之差，但病变的部位不一样，滑膜炎属膝关节的病变，滑囊炎多属关节外部（关节周围）的疾病（图 5-10-3）。

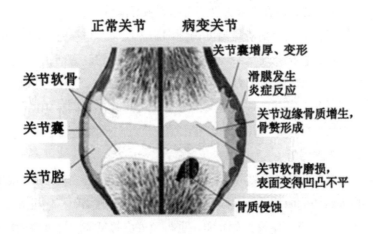

图 5-10-3　正常关节与病变关节示意图

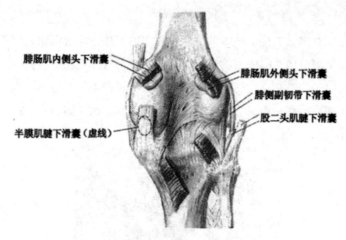

图 5-10-4　正常膝关节周围深层和浅层滑囊示意图

二、病因病理

滑囊炎的免疫与免疫反应受免疫细胞、细胞因子、抗原与抗体、炎症介质及许多酶类的调节。

（一）免疫细胞

免疫细胞有 T 淋巴细胞、B 淋巴细胞、单核巨噬细胞、多核白细胞、嗜酸性粒细胞、肥大细胞和嗜碱性粒细胞、杀伤细胞、红细胞、血小板、内皮细胞、成纤维细胞、滑囊细胞、软骨细胞。其中主要是 T 细胞、B 细胞、巨噬细胞及滑囊细胞。

T 淋巴细胞的主要功能是细胞免疫，具有识别抗原、杀伤靶细胞、免疫应答和免疫调节功能，故在滑囊炎发病中起到主要作用。

B 淋巴细胞的主要功能是高度识别细胞内抗原，与易感基因（MHC）分子共价结合后，将抗原递呈给辅助 T 细胞（TH）并将其激活，反过来又促进 B 淋巴细胞活化、增殖，分化成抗体生成细胞或分泌细胞，分泌免疫球蛋白抗体。

单核巨噬细胞的主要功能是吞噬、加工处理易感基因（MIIC）抗原、激活 T 辅助细胞（TH）和呈递抗原，有细胞免疫反向及体液免疫调节功能。

（二）细胞因子

滑膜细胞的功能有分泌滑液、营养及润滑附近组织，减轻冲击、振动应力。滑膜 A 型细胞还能激活滑膜 B 型细胞，诱导 B 型细胞增殖，促进其分泌细胞因子（CK），自身抗体及炎症介质，进行免疫应答反应。更重要的功能是吞噬抗原、免疫复合物、坏死物质细胞碎片及颗粒。同时在吞噬过程中又合成各

图中标注：
腓肠肌内侧头下滑囊
腓肠肌外侧头下滑囊
腓侧副韧带下滑囊
股二头肌腱下滑囊
半膜肌腱下滑囊（虚线）

种酶类、I、I型胶原，透明质酸（HA），蛋白多糖（PG）及白介素–1（IL–1）、IL-6、IL-8、11、10、肿瘤坏死因子–α（TNF–α）、TNF–β、粒细胞、巨噬细胞集落刺激因子（GM-CSF）及多项集落刺激因子（Multi-CSF）、干扰素–α（IFN–α）、白介素–1受体（IL-1R）、血小板衍生生长因子（PDGF）、转移生长因子、T淋巴细胞、单核–巨噬细胞、成纤维细胞、上皮细胞和造血细胞等产生的信使蛋白——多肽类物质。通过自身分泌、旁分泌与自身受体相结合的方式在自身细胞、邻近细胞及远处细胞信息网络中起传递介质的作用，对细胞增殖分化和分泌起刺激作用（上调）或抑制作用（下调）。在滑囊炎发病中具有促进致炎及抑制发炎两种正负反馈的免疫调控作用，当免疫调节功能失调，致炎细胞因子占优势，则引起滑囊炎症发生。对滑囊炎发生、发展有影响的细胞因子分述如下。

1. 干扰素

干扰素（inferferon，IFN）有三种，IFN–α，由白细胞产生；IFN–β，由成纤维细胞产生，IFNγ，由T及自然杀伤细胞（NK）产生。主要功能有：抑制病毒复制及加速清除作用；免疫调节作用能增强T抑制细胞（TS）及T杀伤细胞（TC）、巨噬细胞（Mφ）、多核白细胞（PMN）等的活性，增强吞噬及杀伤功能，抑制T辅助细胞–2（TH-2）分泌白介素–4（IL-4）及细胞的增殖，减少免疫球蛋白–G（IgG）及IgE的分泌，从而调节细胞免疫及体液免疫。

2. 白细胞介素

白细胞介素（interlenkin，IL）简称白介素，已发现18种。白介素及其受体在免疫调节，自身免疫病发病中有非常重要的作用。大多数均有双重作用即致炎及抗炎。IL–1的致炎作用为IL–1激活巨噬细胞、中性粒细胞、内皮细胞和成纤维细胞产生胶原酶、基质蛋白酶、前列腺素E和白三烯。抗炎作用为白介素–1受体（IL-1R）对抗IL–1所致。IL-2的致炎作用为刺激T辅助细胞1（TH1），即CD4、CD8及B细胞增殖，促T细胞因子、干扰素γ、免疫球蛋白（Ig）及抗体分泌，II–2Rβ能激活酪氨酸激酶（PTK）转录通道，致炎症增加。IL–3能刺激骨髓干细胞增生，增强造血功能，刺激胆碱神经生长，激活及增强巨噬细胞，T辅助细胞、多形核白细胞、血小板、酸性粒细胞的杀伤及抗炎作用，诱导B细胞分泌免疫球蛋白及易感基因–1的表达而有致炎作用。IL–4的致炎作用为诱导T辅助细胞–1、B细胞、巨噬细胞、成纤维细胞、嗜酸性细胞、肥大细胞增殖，促免疫球蛋白–G（IgG）及IgE分泌。抗炎作用为诱导T杀伤细胞（TC）增殖；多形核白细胞分泌胶原酶，IL–1及肿瘤细胞因子受到抑制所致。IL 5 诱导 B 细胞、嗜酸性粒细胞增殖及分泌免疫球蛋白，促使自由基产生，诱导 IL-2 及介导过敏反应致炎症发生。IL-6 致炎作用为激活巨噬细胞和 91KD 酪氨酸蛋白转录因子（STAT），诱导 IL-1、TNF、IFN-γ 产生。抗炎作用为 IL-6R 诱导软骨细胞分泌金属蛋白酶抑制剂（T1MP），刺激促肾上腺素及糖皮质激素的分泌。IL-7 刺激 B 细胞，激活酪氨酸激酶（PTK）及酪氨酸蛋白转录因子（STAT）通道而致炎；诱导 T 杀伤细胞（TC）增殖及活性而抗炎。IL-8 致炎作用为趋化淋巴、中性粒细胞、嗜碱性粒细胞浸润。IL-9 刺激骨髓、T 辅助细胞和肥大细胞增生，激活酪氨酸激酶诱导产生 91KD 酪氨酸蛋白转录因子（STAT）而致炎，IL-10 抗炎作用为抑制 T 辅助细胞 -2（TH2），即抑制 CD25、CD68 细胞增殖，抑制抗原的递呈与 MHC-II 的表达，并抑制滑膜细胞产生的众多细胞因子及前列腺素 E。其致炎作用为诱导 B 细胞功能亢进，分泌抗体增多，激活 91KD 酪氨酸转录因子（STAT）通道，增强 T 辅助细胞 2（TH2）对细胞内微生物感染的易感作用而致炎。IL-11 与 IL-6 的作用相似。IL-12 致炎作用为诱导 T 辅助细胞 -1（TH1），CD4 通道，促进 γ 干扰素（IFN-γ）及 α-肿瘤坏死因子（INF-α）产生，激活 91KD 酪氨酸转录因子（STAT）通道，抗炎作用为诱导 CD8 增殖，激活自然杀伤细胞（NK）的活性，抑制 IL-1、IL-4、粒细胞-巨噬细胞集落刺激因子（GM-CSF）及 IgE 产生。IL-13 致炎作用为诱导 B 细胞及 MHC-II，增强 Mφ 及 NK 活性。抗炎作用为具有 TH1 及 TH2 的功能，抑制 HIA-DR 及表达 IL-1 等细胞因子的产生。

3. 肿瘤坏死因子

肿瘤坏死因子（tumornecrosis，TNF）是一种多肽类蛋白质，因能致肿瘤细胞出血及坏死而得名。TNF 有 TNF-α 及 TNF-β 两种，前者由单核-巨噬细胞、T、B、中性粒、成纤维、内皮等细胞产生。细胞内毒素、病毒、结核菌素等均能刺激 INF 产生。正常人血清约 4 ~ 5mg/ml 或 0 ~ 2u/ml。TNF-β 分为三个亚型（β1、β2、β3），由 CD±、淋巴、巨噬、血小板、自然杀伤细胞、骨细胞及滑膜成纤维细胞产生。其致炎作用为激活 B、Mφ、中性粒细胞、血管内皮细胞介导免疫反应。其抗炎作用为肿瘤坏死因子受体（TNF-R）能抑制调控炎症反应。可溶性 TNF 受体（sTNF-R）称为肿瘤坏死因子抑制物和调节因子。TNF 还能诱导 γ-干扰素（IFN-γ）的产生，可杀死病毒，限制病毒复制，故有抗病毒作用（HIV 除外）。

4. 细胞集落刺激因子

细胞集落刺激因子（colonystimulatingfactor，CSF）又称造血生长因子，是一类刺激骨髓形成造血集落的蛋白，其致炎作用是诱导 T 细胞（CD4）增殖及激活，分泌更多的细胞因子；激活抗原递呈细胞（APC）如 T、B、Mφ、滑膜细胞等将抗原呈递 T 细胞，启动炎症免疫应答反应。有以下几种：①粒细胞集落刺激因子（G-CSF）。②粒细胞巨噬细胞集落刺激因子（GM-CSF）。③巨噬细胞集落刺激因子（M-CSF）。④多向集落刺激因子（Multi-CSF）。⑤红细胞生成素（EPO）。⑥其他嗜酸性粒细胞集落刺激因子（EO-CSF），血小板生成素（TPD），巨核细胞集落刺激因子（MEG-CSF）等。

5. 细胞生长因子

细胞生长因子（cells growth factor，CGF）是一族肽类促细胞生长因子，具有酪氨酸激酶（PTK）活性的受体。有以下几种。

（1）转移生长因子（transforming growth factor，TGF），有 TGF-α 及 TGF-β 两种。TGF 的功能具有诱导及抑制细胞活性的正负反馈调节功能。如 TGF-β 能诱导成纤维细胞及软骨细胞产生 IFN-γ、TNF-α、II-1、胶原酶及 PGE2 等炎症介质，又能抑制 T 辅助细胞的活性及分泌细胞因子，促进金属蛋白酶抑制物的分泌，减轻滑膜炎症。

（2）成纤维细胞生长因子（fibroblast growth factor，FGF），有酸性成纤维细胞生长因子（aFGF）及碱性成纤维细胞生长因子（bFCF）。前者有促使神经元存活及神经纤维再生作用，后者能诱导成纤维、上皮、内皮、血管、软骨及成骨细胞增殖、分化，刺激软骨合成胶原与非胶原，骨细胞合成 DNA。故有促进软骨再生及骨化作用，可加速骨折愈合。

（3）血小板衍生生长因子（PDGF）。血小板衍生生长因子的作用是刺激血小板聚集，促血小板激活因子与血栓形成，促进间质及软骨等结缔组织细胞增生、分化、趋化、黏附及聚集，加速损伤组织的修复。同时 PDGF 又能诱导 Mφ，中性粒细胞趋化、聚集、促进炎症介质产生增多，致炎症反应加重。

（4）表皮细胞生长因子（EGF）。表皮细胞生长因子是一种多肽物质，最初被发现有抑制胃液分泌及促进溃疡愈合的作用，刺激表皮、黏膜及成纤维细胞增生，促进胶原 RNA、DNA、透明质酸及蛋白质的合成，有利于溃疡愈合。

（5）神经生长因子（NGF）。神经生长因子由神经支配的组织细胞骨膜细胞、内皮细胞产生，正常人血清含量为 10mg/ml，主要功能是刺激中枢神经及外周神经，尤其是胆碱能神经元的增殖与再生，可防治神经元变性。并能诱导骨髓造血和 T、B 细胞增殖、分化，具有很强的抗炎作用（比泼尼松强 10 倍，比吲哚美辛强千倍）。

（6）胰岛素样生长因子（IGF）。胰岛素生长因子由骨髓基质和软骨细胞产生，有两种，IGF-1又称生长介素，EGF-2又称生长调节素。其主要功能为刺激软骨及肌细胞及成纤维细胞增殖分化，刺激胶原及前列腺素合成增多，促使软骨生长及骨密度增高。

（7）肝细胞因子（SCF）。肝细胞因子由骨髓基质细胞产生，能刺激骨髓干细胞生长和造血。

（8）细胞抑制因子（cells mhibition factor，CIF）。细胞抑制因子具有抑制调节细胞及细胞因子的功能。已发现多种不同的抑制因子，抑制相应的细胞，如CD细胞衍生抑制因子（STIF）、人淋巴细胞抑制因子（LBIF）、淋巴因子单克隆非特异性抑制因子（MNSF）、肿瘤坏死因子抑制物（TNFINF）、金属蛋白酶抑制物（TIMP）、内皮细胞松弛因子（EGRF）、移动抑制因子（MIF）、组织胺抑制因子（HSIF）、钙化抑制因子（BGF）、细胞表面调节因子（CSMF）、抗癌因子（NB-CF）、抗生长因子（AGF）、生长激素抑制因子（SSR）、特异性抑制因子（TSF）、白细胞和白血病抑制因子（LIF），以及细胞因子相应受体等。

（9）细胞黏附因子（cell adhesion molecules，CAM）。细胞黏附因子的作用是介导白细胞与白细胞，白细胞与内皮细胞，血小板与内皮细胞。

细胞黏附因子分为以下三大类：

①免疫球蛋白家族。有细胞黏附因子-1（1CAM-1），细胞黏附因子-2（1CAM-2），细胞黏附因子-3（1CAM-3）；血管细胞黏附因子-1（VCAM-1），血管细胞黏附因子-2（VCAM-2），血管细胞黏附因子-3（VCAM-3）；血小板内皮细胞黏附因子-1（PECAM-1）；神经细胞黏附因子（NCAM），肌肉松弛因子（MCAM）；人淋巴细胞相关抗原-1（LFA-1），人淋巴细胞相关抗原-2（LFA-2），人淋巴细胞相关抗原-3（LFA-3）等。

②整合素家族。白细胞整合素，包括β1整合素（αNβ1），有黏连蛋白受体（ULA-1，ULA-2，ULA-3，ULA-4，ULA-5，ULA-6）β2整合素（αNβ2）、β3整合素、β4整合素、β5～β8整合素。

③选择素家族。其成员有P、L及E选择素。

各细胞黏附分子的功能如下：

①ICAM能介导T与T，T与B，T与Mφ，淋巴，中性粒细胞，Mφ等与内皮细胞的黏附、移行、定位、聚集，参与免疫应答反应，具有杀伤T细胞及递呈抗原功能。

②VCAM（血管内皮细胞黏附因子），促成血小板活化、聚集与血栓形成，可诱导T淋巴细胞及血小板活化，促成纤维细胞黏附到基膜及软骨上，引起炎症细胞浸润，滑膜炎症。血清VCAM增高，与血沉、CRP呈正相关，示炎症发展。

③黏连蛋白有纤维黏连蛋白（FN）及基膜黏连蛋白（LN）、软骨黏连蛋白（ChN）、骨钙素（OC）、骨连接素（OP）、细胞黏合素（CT）、血栓黏连素（ThS）、副层黏连蛋白（NG）、副纤维黏连蛋白（VN）连接蛋白（LP），诸黏连蛋白具有高度免疫源性与代谢活性，可介导T细胞的发育、增殖及细胞间黏附，与T细胞受体结合，增强 Mφ 等细胞的吞噬功能促进组织修复。FN水平降低示免疫功能低下，FN水平升高示炎症活动增加。

④选择素（Selectin，ST）。选择素的主要功能是参与细胞间的选择性识别及黏附，白细胞向炎症部位移动及聚集。有 P 选择素（SP）、E 选择素（EP）及 L 选择素（L.P），SP能促成PMN、单核细胞和内皮细胞的黏附，促成血小板形成，介导血小板与PMN黏附后对血小板进行清除，从而导致炎症发生，但 SP 又能抑制 β2 亚群白细胞整合素，从而可阻断细胞的黏附，因此又有一定的抗炎作用。EP能介导中性粒细胞定向移动及黏附的内皮细胞上发挥作用，促进炎症发生。SL的主要功能是使淋巴细胞归巢到淋巴结，介导T淋巴细胞再循环，诱导 CD11，促进白细胞向炎症部位移动，并促进 IL-1、TNF-α、IFN-γ 与中性粒细胞向血管内皮细胞黏附。

（三）抗原与抗体

所有抗原均能刺激人体产生抗体，诱导自身致敏淋巴细胞的产生，诱发滑囊炎。如应激蛋白（SP）、风疹病毒抗原（EB）、反转录病毒抗原（HTLV-1）脂多糖抗原，半乳糖免疫球蛋白-G，Sa 抗原（从人胎盘、脾脏及类风湿滑囊血管翳中提取的 50KD ~ 55KD 蛋白质），微生物超抗原（SAg），脑膜炎双球菌抗原，α2 巨球蛋白与蛋白酶复合物，胞质素，冷球蛋白（CG），冷凝集素，自身抗原（包括细胞的 DNA、Ig、CK、胶原等）。

抗体有结核抗体（ANA），抗 EB 病毒抗体，抗角蛋白抗体（AKA），抗胶原抗体，抗磷脂抗体（APL），抗细胞抗体（包括抗 T 细胞、中性粒细胞、内皮细胞、血小板、红细胞），抗乳铁传递蛋白抗体（Anti-LF），抗冷性自身抗体，抗衣原体抗原抗体，抗感染抗体等。

（四）炎症介质及酶类

1.炎症介质

炎症介质有多种。

（1）补体是人体液中具有酶活性的高分子糖蛋白质，能与细胞膜结合，经抗原抗体复合物细菌内毒素，激肽凝血和纤溶系统，通过经典和替代途径激活后，其裂解产物启动免疫功能，攻击细胞膜，使细胞溶解、破坏而杀灭微生物，并将其清理及消除，对免疫防御机制发挥重要作用。另外又能引起细胞的炎症反应。

（2）激肽类能激活补体系统、中性粒细胞及成纤维细胞释放细胞因子及炎症介质引起炎症反应。

（3）前列腺素 E1 有抗炎作用，前列腺素 E2 有致炎作用。

（4）白三烯（Lenkotriene，LT）。淋巴、单核巨噬等许多细胞均能产生白三烯。白三烯 B1（LTB1）是超敏反应的重要介质，具有极强的中性粒、单核 - 巨噬和嗜酸性粒细胞趋化作用，诱导 1L-1、IL-2、IFN-γ、TNF 及 GM-CSF 分泌，刺激自由基产生致溶酶体膜破坏，释放出蛋白水解酶，致毛细血管内皮细胞渗出增强，血小板聚集，引起炎症反应。白三烯 D4（LTD4）也能促使前列腺素及血栓素释放增多而致炎。

（5）血栓素（thromboxane，TXA2）是花生四烯酸加氧过程中生成的，可受酶的作用迅速降解，具有强的收缩血管、血小板聚集及血栓形成作用。

（6）脂质素 A（LipoxineA，LPXA）是花生四烯酸反应过程生成的，为内毒素。能扩张微血管，收缩平滑肌，激活蛋白酶 G，促自由基释放及抑制 NK 的活性。

（7）组胺 histamine 及组胺释放因子（HRF）。组胺能增强血管通透性，引起炎症反应；组胺释放因子能激活、趋化与聚集嗜碱性粒细胞，单核 - 巨噬细胞，中性粒细胞及 B 细胞，促其释放组胺及白三烯引起炎症反应。

（8）5- 羟色胺（5-HT），作用同组胺。

（9）脂多糖（LPS），为细胞内毒素，又称过氧化脂质，能激活 Mφ，PMN，释放细胞因子及炎症介质。

（10）胞壁酰二肽（MDP），能激活 B 细胞促免疫球蛋白合成，诱导巨噬细胞产生 IL-1、IL-6、TNF、GM-CSF，引起类症。

（11）自由基（Free radicales，FR），自由基有两大类：氧自由基（OFR）及脂质自由基（LFR）。自由基具有强的氧化活性，使类脂质过氧化、多肽链裂解、酶解聚失活与免疫球蛋白变性等反应，导致炎症及组织损伤。过氧化氢（H_2O_2），超氧阴离子（O_2^-），羟基（OH）为高度反应性氧核素，当滑膜细胞被氧自由基激活后，细胞膜上的还原型辅酶 II，[磷酸尼可酰胺嘌呤二核酸（NADPH）] 氧化酶活化，使氧分子还原生成大量超氧阴离子（O_2^-）及少量过氧化氢（H_2O_2）。

由于局部缺氧，ATP 分解增多，致使 AMP 浓度升高，生成大量的次黄嘌呤，次黄嘌呤与 OH 及 O_2^- 在黄嘌呤氧化酶作用下便生成尿酸及 $2H^+$、O_2^-），引起炎症剧增。

（12）酶类主要有胶原酶、蛋白水解酶、磷脂酶、激肽释放酶及磷酸酶。分述如下。

（1）胶原酶，又称基质蛋白酶（MMP），有 MMP-1 ~ MMP-13，其作用主要是降解各型蛋白的基质成分。维生素缺乏、弹性蛋白酶、胃蛋白酶、组织蛋白酶、升高 cAMP 的药物、香豆素等均协同或促成胶原分解；IV 型胶原及 TIMP 可拮抗 MMP-1、MMP-2、MMP-3 的降解作用。MMP-2 又称明胶酶或 IV 型胶原酶。包括前明胶 B（ProMMP-9）及 MMP-8。MMP-2 的作用同 MMP-1，但作用更强。MMP-3 又称 MMP-13，或称基质细胞溶解素（stomalysis，SLN）。由滑膜 B 细胞、单核、肉皮、Mφ 等细胞产生。其作用更广泛，能降解细胞外基质任何成分包括 MMP-1 作用的成分，并激活前基质蛋白酶 -G，直接降解胶原和蛋白多糖。此外，还有抑制金属蛋白酶的物质（T1MP），主要作用是下调（抑制）金属蛋白酶（MMP）的分泌与活性。

（2）蛋白水解酶能水解多种蛋白质、蛋白多糖、硫酸软骨素、透明质酸、微生物及异物、坏死组织等。如血清中增高，提示炎症加重。

（3）组织蛋白酶能分解胶原、蛋白多糖及基底膜成分，趋化单核 - 巨噬细胞移行进入滑囊，引起炎症及基质降解，组织受到侵蚀及破坏。

（4）磷脂酶 -2（PLA-2）能激活蛋白激酶、降解磷脂、脂肪、内毒素及脂多糖。诱导大量自由基产生及释放，组织损伤及炎症加重。

（5）激肽释放酶和纤溶蛋白激活因子分解酶（UPA），UPA 虽能直接降解纤维蛋白，但滑囊炎由于渗出、肿胀组织缺氧，纤维蛋白溶解受到抑制、障碍，致纤维蛋白沉积，炎症加重。

（6）磷酸酶有两种：碱性磷酸酶（AKP）及酸性磷酸酶（ACP），AKP 增高提示有炎症并发骨破坏、骨吸收。ACP 增高提示炎症急性发作期溶酶体膜的通透性增强及疾病自身免疫过程。

这些细胞的产生都会引起膝关节周围滑囊的退化及病变，从而严重影响膝关节功能的正常发挥。

三、临床表现

由于滑囊炎的部位及病因不同，滑囊炎的症状及体征表现各异，而且滑囊炎症也可扩及附近的肌腱或骨膜，引起肌腱炎及骨膜炎，靠近关节软骨面的滑囊，也能引起软骨炎。各部位的滑囊炎，虽然病因起自滑囊炎症，但病名各异，往往以滑囊炎继发病变来定名为××肌腱炎、××筋膜炎、××异位骨化等，病名很多，其实这些都是滑囊炎的继发病变，只要确定了滑囊炎，其继发病变引起的症状便一目了然。

以下将膝关节周围深层和浅层的临床表现分述如下。

（一）髌前滑囊炎

髌前滑囊属膝关节前面的浅层滑囊是发病最多的滑囊，其主要功能是维持膝关节的伸屈功能。位于髌骨的正上方（图5-10-5）在膝关节退行性的发展中都会不同程度地伴随着慢性的髌上滑囊炎。因为髌上囊是膝关节中最大的腔隙并与膝关节腔相通。由于膝关节退变性疾病是渐进发展的慢性关节病，长期的磨损可导致髌前滑囊纤维化滑膜壁增厚，而形成硬性硬结或纤维化条索。在临床查体时，可在膝上触及滑动的条索状滑动组织或硬结（痛性结节）。

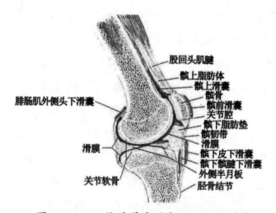

图5-10-5　髌前滑囊的部位及髌周滑囊

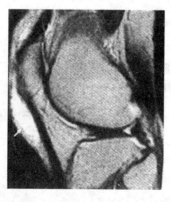

图5-10-6　髌前滑囊的MRI（白色箭头）滑囊的肿胀（高信号）

治疗：膝关节退变早期多以保守治疗为主，一般内服药物或外用药，按国际骨关节研究学会（OARSD）公布的第二部分：基于循证和专家共识的治疗指南包括12种非药物治疗方法（宣传和自我管理、随访、理疗师治疗、有氧运动、肌肉锻炼、游泳、减轻体重和佩戴支具行走，戴护膝、热疗、经神经电刺激和针灸）和8种药物疗法（乙酰氨基酚，口服环氧化酶-2选择性抑制剂和非选择性抑制剂，非类固醇类消炎镇痛药，外用非类固醇类消炎镇痛药）。关节内注射皮质类固醇和透明质酸，氨基葡萄糖和硫酸软骨素；可能引起结构修复效果的硫酸氨基葡萄糖、硫酸软骨素和双醋瑞因以及治疗顽固性疼痛的阿片类镇痛药。

全球治疗骨性关节炎的用药趋势

口服剂型与外用剂型的比例

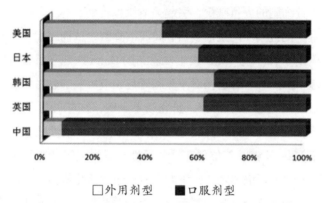

□外用剂型　■口服剂型

国外在骨性关节炎治疗中，外用剂型已成为一种较为普遍的使用方法。

中国传统医学认为膝关节骨性关节炎属"痹症"范畴，病因多为风、寒、湿邪侵入人体，邪气流注于关节，经脉受阻，加之年老肝肾不足、气血亏虚、筋骨失养引发本病。因此补肾活血成为治疗膝关节骨性关节炎的基本治则，符合中医辨证和风湿病学会制定的膝骨性关节炎诊断标准并符合中医辨证标准分型属于肝肾（气血）亏虚或气血瘀滞。中医认为"肾主骨、生髓"、"其充在骨"并认为人到中老年，肝肾渐衰，气血失充，肝虚则筋失濡养，肾虚则骨髓生化不足，气血不畅则筋脉痹阻加之外感湿邪乘虚而入引发本病。故治疗当以补益肝肾为主，兼以益气活血，达到标本兼治的目的，掌握中医中药治疗本病的辨证论治与整体观念的原则，寒湿并除，开合有度使瘀祛肿消，骨正筋柔，则膝骨性关节炎自当缓解。

实验研究证实，骨性关节炎主要病理特征是关节软骨的退变。关节软骨退变的原因尽管是多方面的，但软骨细胞的结构破坏和功能丧失在其中起着至关重要的作用。采取有效方法保护软骨细胞的结构，调节软骨细胞的功能是防止软骨退变的关键措施，也是治疗骨性关节类的有效手段。因此，一些学者进行了补肾活血中药对实验性骨性关节炎组织形态测量学指标影响的动物实验研究。研究者按 Hulth 法建立膝骨性关节类动物模型，模型成功后，施加干预。结果显示，中药组监测软骨厚度、软骨面积明显优于对照组监测，差异有统计学意义（P < 0.05）。研究提示，中药补肾活血方可以促进软骨组胞的代谢，减少骨性关节炎软骨细胞的破坏，从而保护软骨厚度和面积，但是对于补肾活血中药具体作用机制没有进一步的研究。研究表明，自由基对关节软骨存在损伤主要表现在对软骨细胞和软骨基质损伤两个方面。自由基可引起软骨细胞的凋亡，造成软骨细胞的大量减少，引起关节软骨萎缩变薄。并抑制软骨基质蛋白多糖的含量，促进基质内蛋白多糖和胶原的降解，从而阻碍关节软骨的正常修复过程，引发了骨性关节炎的发生发展。按 Hulth 法建立了膝骨性关节炎动物模型，实施了加味补肾壮筋汤对家兔膝骨性关节炎关节软骨病理学和血液中 SOD 活性、LPO 含量影响的研究。研究结果表明，加味补肾壮筋汤具有抗脂质过氧化、降低血浆中 LPO 含量、提高红细胞中 SOD 活性的作用。推测认为加味补肾壮筋汤提高 SOD 等抗氧化酶的活性，减轻或阻断脂质过氧化酶反应是该方治疗 OA 的主要机理之一。该方可能是通过活化机体阻断脂质过氧化反应的酶系统，从而达到减轻自由基反应，保护关节软骨细胞免于自由基损伤，减轻关节软骨退变，促进关节软骨细胞功能恢复、软骨再生的作用。骨性关节炎的发生、发展与软骨细胞凋亡有关。然而介导细胞凋亡和增殖的机制可能是一种耦联的过程，细胞增殖的活化可能启动细胞的凋亡。在许多正常组织中，细胞的数量决定细胞增殖率及凋亡过程。OA 患者一个重要的病理现象是关节中正常软骨及非负重区软骨中的软骨细胞数少于正常人关节软骨细胞数。因此，软骨细胞的生存或死亡在 OA 关节软骨降解中起着重要作用。潘浩等观察了以补肝益肾为治疗手段的补肾壮筋汤对兔早期膝关节实验性 OA 的软骨细胞凋亡和增殖细胞核抗原表达的影响，实验采用原位末端标记法（TUNEL 法）与免疫组化法，观察发现，中药组的软骨细胞凋亡指数小于模型组（P < 0.05）；而衡量细胞增殖的重要标记物 PCNA 的表达要高于其他各组（P < 0.05）。这提示补肾壮筋汤治疗骨关节炎的主要机制之一可能是本方对软骨细胞凋亡具有潜在调控性，可防止减少软骨细胞的过度凋亡；同时促进实验性骨性关节炎软

骨细胞增殖，对损伤的软骨有一定的修复功能。尚有研究认为，当软骨细胞生长、分裂活跃时，只有存在成纤维细胞生长因子才能保存和维持软骨细胞表现型，甚至将一些已成熟并转化为纤维细胞的细胞反分化为软骨细胞，因而被认为是软骨细胞终末分化的活化因子。碱性成纤维细胞生长因子（basic fibroblastgrowth factor，bFGF）对中胚层来源的细胞包括软骨细胞具有明显的促有丝分裂作用，是关节软骨细胞最明显的有丝分裂活化因子之一。有研究表明，将软骨细胞与bFGF种植到胶原的复合体中后，软骨的形成明显加速，组织学检查发现软骨细胞保持其表型，并形成成熟的关节软骨，证实bFGF是软骨细胞有效的促有丝分裂因子。因此，促进bFGF基因表达也可能起到防治膝骨性关节炎的作用。唐勇等通过实验研究探讨了补肾益气活血方对膝骨性关节炎软骨细胞中bFGF-mRNA表达的影响。结果发现，补肾益气活血方组关节软骨中bFGF-mRNA的阳性表达高于手术组和模型组（P < 0.01）。研究表明，补肾益气活血方可能通过上调关节软骨中bFGF-mRNA的表达起到防治膝骨性关节炎的作用。新近研究表明，NO是骨性关节炎一种重要的介导因素，是炎性递质造成软骨损伤的重要环节，在骨性关节炎病人及动物模型的关节中iNOS高频率表达，在细胞因子刺激下产生大量NO，对滑膜组织、软骨细胞、成骨细胞、破骨细胞及各种细胞间基质合成等产生有害作用，抑制胶原蛋白和蛋白聚糖合成，导致细胞凋亡。因此NO被认为是一种高反应性细胞毒性的自由基，是引起关节软骨退变的重要原因之一，最终对关节产生损害而产生骨性关节炎。因此减少或降低关节中一氧化氮（NO）的含量可能减缓或消除骨性关节炎的病理进程。牛维等实施了补肾活血方对骨性关节炎模型家兔血清、关节软骨及滑膜中一氧化氮（NO）含量影响的研究。研究采用了Hulth实验模型，实验发现模型复制4周后模型组血清、关节软骨及滑膜中NO的含量明显高于正常组，差异有统计学意义。其中滑膜中NO浓度最高，当施用补肾活血中药干预后，模型家兔NO水平明显降低。研究提示补肾活血中药能够降低骨性关节炎血清、关节软骨和滑膜中NO的水平，抑制骨性关节炎的发生和发展。研究并推测了发生这种结果的可能机制为降低骨性关节炎关节局部的炎性递质，减少了激活iNOS合成酶而产生大量NO的可能；抑制iNOS合成酶及各种分解酶影响软骨的营养交换所导致软骨的退变；降低抗氧化和抑制自由基的产生等诱发的软骨细胞凋亡；改善微循环及降低骨内压。但是补肾活血中药治疗骨性关节炎的最终机制之一可能是降低骨性关节炎家兔血清、关节软骨、滑膜NO水平，从而抑制NO引起的关节软骨损伤。

近年来膝骨性关节炎的中医药临床与实验研究均取得了很大的进展，不仅在临床上取得了很好的疗效，而且在实验中从多个角度探讨了中医药治疗本病的作用机理，为中医药临床治疗本病提供了大量的理论依据。从细胞、分子水平以及信号传导通路来研究本病应当成为今后研究的方向，但这方面的中医药研究几乎没有。而且，中医药治疗疾病的精髓在于辨证论治和治病求本，在膝骨性关节炎的研究中严格按照随机对照盲法的原则开展，不断加强有效补肾活血中药防治关节软骨退变的前瞻性研究，探索并筛选出切实有效的补肾活血中药的长期疗效、具体用药方法，并从细胞、分子水平以及信号传导通路等药理机制进行动物实验，更深入地探讨中医药治疗本病的作用机制，必将为本病的临床防治开辟更广阔的领域。

另外，曾获得陈可冀中西医结合发展基金项目赞助的"独活寄生汤的药理作用及其在治疗骨性关节炎中的应用"研究中指出，"独活寄生汤"出自唐代著名医药学家孙思邈的《备急千金要方》，由独活、桑寄生、牛膝、细辛、秦艽、茯苓、肉桂心、防风、川芎、当归、干地黄、杜仲、人参、芍药、甘草15味中药组成。该方邪正兼顾，具有祛风湿、止痹痛、益肝肾、补气血之功，用于治疗痹证日久、肝肾两虚、气血不足之证。近年来随着中医理论的不断创新与发展和对其理论研究的不断深入，本方已不拘泥于原来的治疗范围，被广泛地应用于骨科疾病的治疗，并取得了一定的进展。

现代药理研究证实，独活寄生汤具有抗炎镇痛、扩张血管、改善循环和调节免疫功能等作用，在临床上已被广泛应用于OA的治疗。目前有关独活寄生汤治疗OA的前瞻性研究并不多，且多数属于临床观察后的一些回顾性总结。虽然独活寄生汤治疗OA的疗效在实验研究方面取得了一定的进展，为独活寄生汤运用于临床提供了客观的实验依据，如从组织形态学、生物化学等方面来阐明其治疗机理。目前动物实验和临床研究已证实其具有如下作用：①抗炎、镇痛；②扩张血管，改善微循环；③免疫调节；④改变滑膜组织的病理形态。因此独活寄生汤在OA治疗中的应用，收到了良好的疗效，也得到了专家的共识。

（二）胫内侧副韧带滑囊炎

此滑囊炎往往与副韧带的纤维织炎同时存在，Voshell及Brantigan还报道该处的滑囊钙化，称为Pellegrini-Stieda disease（膝内外侧副韧带骨化）。保守治疗疗效好，但少数病例保守疗法失效，要考虑手术切除，手术时注意周围组织，勿损伤内侧半月板、膝关节滑膜、胫侧副韧带以及该区域的血管及神经。

Smith 及 Blair 观察到由于胫侧副韧带滑囊炎症，长期刺激胫侧副韧带使其退变劳损，进而影响到内侧的半月板，临床检查难以发现，在手术切除滑囊时，探查发现这种半月板的隐蔽性病变有：半月板增厚，不够稳定，活动范围大，可超过关节间隙外侧。手术切除滑囊的同时，可切除半月板。

（三）髌上滑囊炎

髌上滑囊与膝关节腔相通，髌上滑囊与膝关节髌上滑膜两者意义相同，故髌上滑囊炎，也可称膝关节髌上滑膜炎，慢性劳损引发的髌上滑囊炎常见于中老年膝骨性关节炎。膝骨性关节炎发生的髌上滑囊炎抽出的多为淡黄色稀薄液体。

髌上滑囊炎多以保守治疗为主，理疗（电疗、冲击波、臭氧）中医药治疗多用中医活血消肿，渗水利湿中药局部熏洗；减少剧烈活动，注意保温。加强康复训练保持关节功能如 CPM 机康复训练。

（四）膝腓侧副韧带滑囊炎

该滑囊位于膝外侧半月板之外，膝腓侧副韧带与膝关节滑膜之间，滑囊炎肿胀可达 0.6 ~ 2.5cm，极易与外侧半月板囊肿相混淆，临床上半月板囊肿有膝关节内不稳定的典型症状体征，如有"交锁征"及麦氏征（阳性），而本病则无这些体征。

本病亦是保守治疗，多能取得良好效果，但如果保守治疗未愈，并能触到明显的疼痛硬块，则行切除术。

（五）腘窝囊肿

腘窝囊肿是 1877 年 Baker 发现，故又名 Baker 囊肿。腘窝部有许多滑囊，有的滑囊与膝关节后关节囊有细的通道及洞口相通，有的是膝关节囊及滑膜向腘窝后突出而成。Bureson、Bicke 及 Dahlin 曾报道 86 个腘窝囊肿，直接起于滑囊的有 46 个，膝头节囊及滑膜后突形成的有 26 个，还有 11 个未能确定，但有 54 个腘窝囊肿均发现与关节相通的管道。最常见的腘窝囊肿是半膜肌的滑囊，该滑囊可出现在 2 个部位，一个在半膜肌与胫骨内侧髁之间，一个在半膜肌与腓肠肌内侧头之间（图 5–10–7）。不论何种腘窝囊肿均与膝关节后关节囊及滑膜腔有相通的管道及洞口。故凡膝关节内病变均可影响腘窝滑囊，两者息息相关。如膝关节骨性关节炎伴腘窝囊肿时，膝骨性关节滑膜炎症减缓腘窝囊肿也会变小，关节炎症消失，腘窝囊肿也可能消失。化脓性腘窝囊肿通过管道可引起膝关节化脓性感染，或膝关节本身的化脓感染通过管道致腘窝囊肿继发感染。

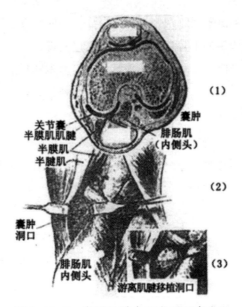

(1)

囊肿

(2)

关节囊
半膜肌肌腱
半膜肌
半腱肌

腓肠肌
（内侧头）

囊肿
洞口

腓肠肌
内侧头

(3)

游离肌腱移植洞口

图 5-10-7　半膜肌滑囊形成的腘窝囊肿
（腘窝囊肿在半膜肌与腓肠肌内侧头之间）
（1）横断面观　　（2）膝后面观　　（3）（插图）游离肌腱移植洞口

　　腘窝囊肿的诊断不难，腘窝处有一触之有波动感囊性包块。但是如上面提到的囊肿有与关节相通的管道及洞口，诊断腘窝囊肿必须考虑膝关节内病变：一个巨大性腘窝囊肿反复发作要考虑膝关节有类风湿性关节炎的可能。也要考虑可能有膝内侧半月板后角损伤，Childress 发现成人这种关节内半月板损伤病变引起腘窝囊肿的发生率高达 50%。因此，发现腘窝囊肿，应想到膝关节内可能的病变，术前有必要进行关节造影检查、MRI 检查及穿刺检查以明确诊断，提供有效的治疗方法。

　　伴有骨性关节炎的腘窝囊肿，在治疗膝骨性关节炎的过程中腘窝囊肿亦可随膝骨关节炎控制而减小或消失。因此，重点是治疗膝 OA（KOA），KOA已控制，但腘窝囊肿仍较大，影响膝关节功能，应考虑手术切除。

　　（六）鹅掌腱滑囊炎（anserina bursitis）

　　鹅掌腱滑囊位于膝关节内下方，又称胫骨内髁炎，临床并不少见且极易被误诊为内侧副韧带损伤、内侧半月板损伤，其主要表现为膝关节内侧疼痛，膝内侧间隙下约 4cm 处紧贴胫骨嵴处有肿块，压痛明显，鹅足腱滑囊位于缝匠肌、股薄肌及半腱肌联合腱止点处与胫骨内侧副韧带之间，由于三条肌腱有致密的纤维膜相连形同鹅掌足而命名（图 5-10-8）。

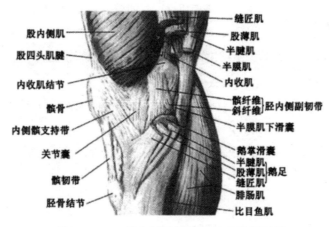

图 5-10-8　胫内侧副韧带与鹅足腱解剖图

　　由于活动过度，反复应力的作用，此处可产生无菌性炎症形成鹅足腱滑囊炎，因为滑囊的作用是使肌肉和肌腱在反复运动的区域得到润滑。这些滑囊被覆盖的滑膜分布的血管网，可以分泌滑囊液。滑囊的炎症会导致滑囊分泌增加，致滑囊肿胀，使膝关节活动受限，可有不同程度的跛行，上下楼梯时尤为明显。当膝关节被动外翻、外旋时疼痛加剧，使膝关节屈曲、外旋活动受限，关节炎以及膝关节退行性变可能会与膝关节扭伤后的临床表现相混淆。当鹅足腱炎转为慢性，滑囊会产生钙化。膝部 X 线平片可显示滑囊和鹅足腱钙化。该症多以保守治疗为主，热敷、冲击波治疗、小针刀都可有效地缓解和治愈该症。

　　（七）腓肠豆综合征

　　1. 概述

　　腓肠豆综合征（fabella syndrome）是由膝关节后侧腓肠豆周围软组织的无菌性炎症而产生一组以腘窝后外侧疼痛为主要表现的膝部疾病。

　　腓肠豆为腓肠肌外侧头的籽骨，位于腓肠肌外侧头的前部，借助于夏贝纤维与腓肠肌腱及膝关节后侧韧带相连与股骨外髁形成"小关节"，其功能在于促进肌腱的滑动，增加肌肉收缩的效力。据资料报告，其发生率为10% ~ 30%，其中70% ~ 80% 属双侧性。膝部 X 侧位片显示腓肠豆存在率为14% ~ 16%。当膝关节处于伸直位时受伤，劳损及过度锻炼后，均可致腓肠豆周围发生无菌性炎症。使其与周围软组织发生粘连、水肿导致该综合征产生。本综合征属中医"伤筋"范畴。

　　本综合征的发生多在膝关节伸直位跌倒，踢腿动作过猛而踢空致腓肠肌过度牵拉，同时腓肠豆"小关节"韧带亦受牵拉，产生渗出、水肿等急性类症反应。慢性劳损者多见于长久站立和行走，如教师、导游登山或老年人过度锻炼等，每当劳累或受凉可使疼痛加重。老年患者常多伴有膝关节退行性改变。此时，腓肠豆也常因膝关节增生退变可见腓肠豆边缘变相糙。

2. 临床表现

（1）有外伤史，使腘窝部遭受外力撞击或牵拉或由于劳累、肢体位置反复剧烈变化，引起腘窝外伤疼痛伸膝时尤为明显。

（2）在患膝腘窝疼痛处可摸到增大的腓肠豆骨，且压痛明显，甚或伴有摩擦音。

（3）常伴患膝小腿部出现沉重、酸胀、劳累或受凉后可加重，发生行走困难。

（4）若腓肠豆引起腓总神经麻痹，可出现踝及足趾背伸困难，小腿及足背外侧感觉迟钝、麻木，叩击腓肠豆可向小腿放射。

3. 诊断与鉴别诊断

（1）体检时压腿试验阳性（患者仰卧位，双膝伸直，右手置于患膝髌骨上，向下垂直按压，此时患膝后外侧产生剧烈疼痛者为阳性）。

（2）在患膝腘窝外侧可触到约为蚕豆大小的活动性硬结，压痛明显，或在小腿后侧摸到一纵行条索状物且压痛明显。

（3）X 线侧位片上可见到膝关节后侧有 1～2 个边缘光滑、形状不一的黄豆或蚕豆大小的籽即骨腓肠豆。小豆骨呈平圆形，对向股骨髁外侧扁平后侧呈圆形，小豆骨具有关节面。

（4）肌电图检查可显示腘窝部神经受压。

（5）本综合征应与膝关节髌骨（游离体）、膝关节外侧半月板后角损伤（患者不能全屈蹲下）以及腘动脉挤压综合征（常伴间歇性跛行，患者常有行走时酸痛、乏力等功能障碍）相区别。

4. 治疗

腓肠豆综合征属中医"伤筋"范畴；多为经筋气血不畅、寒湿瘀痹阻，往往以手法按摩配合中药外用，可收到较好疗效。

（1）手法治疗。采用三步法治疗（揉捻法、分筋法和点筋法）每日 1 次，10 次为 1 个疗程。

（2）中药外洗疗法。舒筋活络外洗方：丹参 20g、赤芍 20g、红花 15g、鸡血藤 30g、木瓜 20g、牛膝 20g、五加皮 30g、川断 15g、透骨草 60g、伸筋草 60g、川羌 20g、独活 20g、细辛 9g，以上诸药凉水浸泡 1～2 小时后，置火上煮沸后熏洗患膝腘窝部 15 ～ 20 分钟（注意勿烫伤），然后加醋半斤，放置降温后连药渣带药水，洗泡患膝，每日 2 次，每服药可熏洗 4 次，每洗 1 次均需加醋半斤先熏后洗，注意患膝保温，可适当做膝部伸屈功能练习。

（3）封闭和小针疗法。用曲安奈德 2ml 加 2% 利多卡因 5ml 和维生素 B12500μg 作腓肠豆压痛点周围封闭，每 5 ～ 7 天 1 次，一般 2 ～ 3 次为 1 个疗程。即愈。

小针疗法用 2% 利多卡因 5ml 在腓肠豆周围局部浸润麻醉，用小针刀在触及的腓骨豆周围做"十"字或弧形松解，松解后即做伸屈活动，以使松解后"小关节"周围的粘连组织松弛。

（4）手术治疗。若合并有腓总神经受压症状，可手术切除腓肠肌外侧头的籽骨（腓肠豆）及做神经松解术，术后不必外固定，次日即可行走。

（王西迅　龙攀）

第六章　膝关节退行性疾病的循证依据

循证医学是一种方法学，是临床医学的基础，不仅对医生的临床治疗有实际的指导作用，而且对医学管理、医疗决策也可提供重要的参考和依据，并可作为基础建设加以推广。黄洁夫教授指出：中国的临床医疗和疾病的控制筛查手段尚处于经验水平阶段，虽已积累大量数据，但未得到有效开发、加工和充分利用，对有限的卫生资源的浪费也是惊人的。

如何合理和高效地利用与分配有限的卫生资源，是当今世界各国政府都面临的难题。运用 Cochrane（科克伦）系统评价（cochrane systernatic review，CSR）的结果，已成为许多发达国家医疗卫生决策的重要依据，并且对这些国家的医疗保健、医学教育、卫生科技、医疗保险、新药开发等诸多领域产生了积极影响。以美国为例，在联邦政府的支持下，建立了 12 个循证医学中心，利用 Cochrane 系统评价结果，为国家重大医疗卫生保健问题提供科学答案；澳大利亚、英国也有许多利用 Cochrane 系统评价结果影响卫生政策的实例；加拿大、挪威、荷兰的国家医疗指南都以 Cochrane 系统评价为依据等，使这些国家在医疗决策中避免了重复、减少了偏倚，增加了可靠性、安全性、有效性、经济性和适用性。

中国 Cochrane 中心的建立，表明中国已拥有比较完整的疾病防治和临床研究数据库（包括台湾地区和香港特别行政区）。中国传统中医中药对某些特定的疑难病症有着特殊疗效，中国有占世界五分之一人口的健康和疾病的宝贵资料，通过循证医学协作网，可向世界提供中国独特的诊疗资料和信息。

因此，循证医学被众多专家认为是一项可与人类基因组计划相媲美的伟大工程，是一场以人为本的医学革命，是一个让全人类共享最新医学成果的壮举。

科克伦系统评价已被全世界公认为质量最高、最权威的临床研究证据，已经有70余个国家（地区）和世界卫生组织（WHO）成为科克伦系统评价的用户，正在成为各国政府制定卫生政策的重要依据。中国循证医学中心开发出神经内科、老年、消化、中医、针灸、肿瘤、护理、泌尿、传染、麻醉、放射、康复10余个临床经验数据库。创刊《中国循证医学》杂志，编写了10余本培训教材，培养了一批循证医学硕士、博士、博士后研究生。

目前科克伦系统评价的高质量证据还显得太少，远远不能回答所有疾病。

关节炎的患病率非常高，而且随年龄不断增长。40岁的人群OA的患病率为10%～17%，60岁以上的人群则上升至50%，75岁以上的人群则达到80%。对于这些中老年人来说，骨关节炎会导致其关节畸形，患者的致残率高达53%。临床上膝关节受累最常见，占整个骨关节炎的73%，膝关节疼痛是骨关节炎最常见的症状。

虽然"骨关节炎"很常见，但它带给患者的危害却不容小觑。它会导致患者活动受限，不能进行主要的日常活动。对于膝骨关节炎的患者来说，他们的个人护理、日常需求均需要他人的帮助。不仅如此，骨关节炎还是除脑血管病外造成我国居民肢体残疾的第二大原因。2006年中国残疾人抽样调查数据显示，当年有540.66万人由骨关节病导致肢体残疾，占研究人群的18.7%，该比例随年龄的增长显著增加。

根据统计，骨关节炎等关节炎的总体医疗费用相当惊人，预计达到国民生产总值的1%～2.5%，超过冠心病等常见病慢性病的治疗费用。不仅内地如此，香港每人每年骨关节炎的直接花费达11690～40180美元，间接花费也能达3300～6640美元。而在国外，美国每年骨关节炎的费用超过600亿美元，预计因骨关节炎所致工作缺勤的间接费用为每年34亿～132亿美元。

骨关节炎治疗的关键在于长期平稳的抗炎，通常采用非甾体类抗炎药来抑制骨关节炎患者的炎症反应。以塞来昔布（西乐葆）为例，在治疗3个月后，患者滑膜的炎症反应明显降低。同时有研究表明持续服用可显著改善病情，减少复发次数。选择这类药物，更加经济实惠，可以适当减轻经济负担。

令人遗憾的是，骨关节炎是一种慢性长期疾病，目前尚不能治愈。对于骨关节炎，目前我们的治疗目标就是缓解疼痛，另外就是要阻止和延缓疾病的进展，以达到保护关节功能、改善患者生活质量的目的。所以，这是一个漫长的过程。

膝关节退行性病变的循证医学原则是证据，即遵循科学依据的医学。

　　为制定一个可持续更新、基于循证医学和国际共识的髋、膝骨关节炎（OA）治疗指南，国际骨关节炎研究学会（OARSI）进行了一系列前期工作——对现有治疗指南进行严格评价及对近期研究依据进行系统性回顾。来自相关领域的 16 位专家（涵盖两大洲 6 个国家）组成该治疗指南研究小组，并邀请 3 位评价非英语文献的专家。在 MEDLINE、EMBASE、SCI、CINAHL、AMED、CochraneLibrary 数据库，7 个治疗指南网站以及 Google 上系统性检索 OA 治疗指南，4 个由 4 人组成的评审小组对符合纳入及排除标准的治疗指南采用指南研究与评价评审表（AGREE）法进行评估，并对其适用范围、利益相关人员是否参与研究、严谨性、叙述是否清楚、可行性、编写的独立性以及总体质量进行百分制打分，对指南中论述及推荐的疗法加以总结，对每一种疗法的循证依据均通过系统性回顾（2002 年 1 月至 2006 年 1 月）进行更新。采用专门针对系统性回顾和随机对照研究评估的 Oxman-Guyatt 和 Jadad 方法，对各个循证依据分别在可能性、效能、需治疗数、相关风险、优势比、生活质量调整寿命年（QALY）费用等方面进行评分。结果一共检索到 1462 个治疗指南，其中 23 个符合纳入／排除标准。基于专家意见，或循证依据，或两者皆有的得分，分别为 28%、41% 和 51%（P=0.001）。各方面评分从指南质量的 18% 到指南应用范围的 67% 不等。其中 13 个治疗指南已成为特定方面的治疗指南，包括 5 个用于初级护理、3 个用于风湿病学、3 个用于理疗、2 个用于骨伤学，而且有 10 个可普遍应用。同时，有 14 个治疗指南没有特别针对髋关节或膝关节，8 个则专用于膝关节，只有 1 个专用于髋关节。这些指南中涉及 51 种不同的疗法，但只有 20 种被广泛推广与应用。2002 年 1 月至 2006 年发表的随机对照研究结果验证了一些疗法的有效性，如锻炼、有氧训练、水疗、非类固醇类消炎镇痛药（NSAID）等。近期不能确定其有效性的疗法有超声、推拿、冷热敷。这些疗法的不良反应也是各有不同。非选择性 NSAID 类药物的胃肠道风险及罗非昔布增加心肌梗死风险的证据均再次被证实。其他药物潜在的相关不良反应，目前还尚无定论。现有的 23 个 OA 治疗指南中有单纯源于专家观点的，也有源于循证研究或两者兼具的。51 种疗法中有 20 种得到这些指南的广泛认同。上述结果表明现时仍存在着单纯源于专家建议的疗法；对现有治疗指南严格评价后发现，其总体质量不是很理想；广泛认可的疗法可能没有相关循证研究依据的支持。理想的 OA 治疗指南应将专家普遍的认可和循证研究依据的支持统一起来，并在其编写的独立性、应用的风险性及优越性等问题上有所侧重。

通过这次对现有 OA 治疗指南的回顾，我们认识到现有的这些指南中存在一些不足。在今后 OA 治疗指南的修订中，有必要经常对一些新的循证依据进行系统性回顾。

上述 14 个治疗中有 8 个专用于膝关节，只有一个专用于髋关节。可见膝关节的发病率多于髋关节。

近年来，美国风湿病学院（ACR）和欧洲抗风湿病联盟（EULAR）已推广一些较好的髋关节和（或）膝关节 OA 疗法，多建立在专家建议与循证研究支持相结合的基础上。一些治疗指南被医生、基金会、政府机构尝试用来治疗患者或用来提高治疗质量，但这些指南因方法不严谨、利益相关人员参与研究、适用性不高而受到非议。个别疗法的推广受近期一些随机对照研究和汇总分析结果的影响。国际骨关节炎研究协会（OARSI）于 2005 年 9 月组建了国际多学科专家委员会，旨在到 2007 年制定一个具有国际共识，以循证依据为基础，并可实时更新的髋关节和膝关节 OA 治疗指南。

该委员会严格评估现有的基于循证依据、专家共识意见的治疗指南，以及以近期研究为依据的系统性回顾。基于上述工作，再以 Delphi 法制定出一个能达成广泛共识并值得推广的 OA 治疗指南。经报道对现有 OA 治疗指南及近期研究系统回顾进行评估的结果。

（一）方法

来自两大洲 6 个国家（美、英、法、荷兰、瑞典、加拿大）4 个相关领域的 16 位专家（基础治疗 2 位、风湿病 11 位、骨伤科 1 位、循证医学 2 位）组成本指南制定委员会。所有的专家都参与以下的工作：①对现有治疗指南进行严格评估；②用 Delphi 法制定出一个能达成广泛共识并值得推广的 OA 治疗指南；③对所有推广的疗法进行等级评定，以决定值得推广的力度有多大。另外，有 3 位专家参与对非英语 OA 治疗指南的评价。

1. 对现有治疗指南的严格评价

系统的文献检索——检索自 1945 年至 2005 年 10 月发表的任何语种的髋、膝关节 OA 的治疗指南，检索的数据库为 MEDLINE（1966—）、EMBASE（1980—）、CINAHL（1980—）、AMED（1985—）和 SCI（1945—）。检索策略包括两个基本内容：任何形式的指南、数据库中有关髋或膝 OA 任何形式的术语（表 6–1）。此外，Google（点击率排在前 100 位的链接）和 7 个治疗指南网站也列为检索范围。

表 6-1　循证依据的等级

Ia	随机对照研究的汇总分析
Ib	随机对照研究
IIa	非随机对照研究
IIb	准实验性研究
III	非实验性描述性研究，如对比、相关和病例对照研究
IV	专家委员会报告或相关权威人士的临床经验或意见，或两者皆有

对任何一种疗法有效性的判定，均基于其现有的最佳循证依据。例如，当一种疗法的有效性经过 Ia 类循证依据（随机对照研究的系统性回顾 / 汇总分析）证实，其低等级的循证依据（Ib 类）就不需回顾。如果同一循证依据水平的研究不止一个，如关于非类固醇类消炎镇痛药（NSAID）的系统性回顾共有 4 个，则采用质量最高的研究所得出的结果。与不良反应相关的信息是通过随机对照研究和观察性研究共同获得的。在单独评价髋 OA、膝 OA 各自疗法有效性时，OA 的治疗和靶关节不作为会对其不良反应评估产生影响的作用因素。对于疗法的成本效益判定，只基于成本—效用分析。

质量评估——用 Oxman-Guyatt 量表对系统性回顾 / 汇总分析的质量进行评估，随机对照研究的质量评估是应用 Jadad 方法。所有指南的质量评估得分均转换为百分数，而对其他类型的研究，如群组研究或病例对照研究，不作质量评估。对成本—效用分析、研究前景、比较、时间窗、折扣、建模和不确定因素等进行了评价。

结果评定有效性——在对疼痛缓解和功能改善程度等连续性结果评判计算时，是将治疗组与安慰剂组或对照组的效能（ES）和 95% 可信区间（CI）进行比较。ES 是标准均数差，即以标准差区分的治疗组与对照组之间的均数差。其作为一个没有单位的数值，可用于所有疗法之间的比较。从临床角度看，疗法的 ES ≤ 0.2 为疗效微弱，介于 0.2 和 0.5 之间为疗效中等，而 > 0.8 则为疗效显著。对于两项分布的数据，如患者接受治疗后在疼痛缓解或功能改善上呈现中等甚至更好效果，这部分患者所占百分比则用需要治疗的病例数（NNT）来评估。需要治疗的病例数是指为了达到目标疗效所需应用该种疗法进行治疗的患者数。因此，需要治疗的病例数越小，该疗法的疗效越好。需要治疗的病例数的 95%CI 使用 Altman 法计算。

不良反应——通过随机对照临床试验或群组研究计算出不良反应的相关风险（RR），并由现况调查计算出普遍风险。优势比（OR）可通过病例对照研究计算出。RR/OR 显示出接受某种治疗的患者发生不良事件的可能性有多大。RR/OR=1 表示风险没有增加，而 RR/OR > 1 或 RR/OR < 1 则表明风险增加或降低。

成本效益——当计算患者生活质量调整寿命年（QALY）所花费的费用时，只能应用成本—效用分析这一指标。计算 5 年以前的费用时，还要加上每年 5% 的折扣以抵消通货膨胀。

两名研究者（主要调研者和一名研究助理）对这些数据进行提取，按标准对数据的提取和质量进行评价，分析之前需对不一致之处进行讨论和协商。非英语研究的数据由精通该语种的研究者进行分析。

（二）结果

1. 现有指南的质量和内容

共全面系统地检索出 1462 篇文献（MEDLINE276 篇、EMBASE413 篇、CINAHL81 篇、AMED27 篇、SCI553 篇、Google 和指南网站 112 篇），其中 23 篇符合纳入 / 排除标准。23 篇中 6 篇主要基于专家意见，5 篇主要基于循证依据，另 12 篇基于两者（表 6-2）。这些治疗指南中大多数并没有特别针对髋关节或膝关节，有 8 篇是专门用于膝 OA，1 篇是专门用于髋 OA；13 个指南已成为特定方面的治疗指南，如 5 个用于初级护理，3 个用于风湿病，3 个用于理疗，2 个用于骨伤学，有 10 个可普遍应用。

基于专家意见、基于循证依据或两者皆有的指南的得分，分别为 27.6%、40.68% 和 50.76%（P=0.001）。除了适用性和基于专家意见的指南得分较低外，其余指南的得分随不同的质量标准而不同（表 6-2）。

表 6-2 质量评分

基于专家意见	基于循证依据	两者皆有	P 值	
指南数	6	5	12	
适用范围	45.90 ± 7.30	79.26 ± 8.00	74.23 ± 5.37	2.007
利益人员是否参与研究	17.36 ± 6.12	30.56 ± 8.62	37.27 ± 4.42	0.058
严谨性	14.68 ± 5.29	28.57 ± 11.39	57.80 ± 5.57	< 0.001
叙述是否清楚	42.66 ± 4.60	68.19 ± 10.35	63.14 ± 10.35	0.026
可行性	15.48 ± 6.47	12.78 ± 4.78	21.53 ± 2.14	0.313
编写的独立性	19.25 ± 6.30	24.72 ± 7.84	50.58 ± 7.33	0.013
总体质量	26.09 ± 4.48	40.68 ± 4.24	50.76 ± 2.70	< 0.001

23 篇指南中介绍了 51 种治疗方法，有 20 种方法得到这些指南（100%）的一致推荐。但是任何一种疗法的被认可程度与推荐这一疗法的指南数有关。

例如，凡涉及"长期电话联系"和"膝关节融合术"的指南一致推荐（100%）这两项，但实际上专门介绍该治疗方法的指南只有 2 篇。与此相比，尽管并不是所有指南都推荐"控制体重"，但事实上对其记载的 14 篇指南中有 13 篇推荐。支持这些推荐疗法的循证依据范围从 Ia（系统性回顾或随机对照研究）到 IV（专家意见）不等，且没有完全反映出其被认可的程度（表 6-3）。例如，全关节置换术和骨切开术虽不被随机对照研究文献所支持，但仍然被记载它们的文献所广泛推广。与此相反，尽管从系统性回顾到随机对照研究都支持硫酸软骨素和超声的功效，但它们在指南中的推荐率低于 50%（表 6-3）。

表 6-3　现有推广应用的治疗指南中治疗方法的循证依据等级与认可度

循证等级	认可度（推荐该疗法的指南数 / 收录此疗法的指南数）				
	< 25%	25%	50%	75%	100%
Ia	超声（1/5）	硫酸软骨素（2/7）	热 / 冷敷（7/10）	NSAID（15/16）	有氧锻炼（21/21）
			硫酸氨基葡萄糖（6/10）	垫鞋垫（12/13）	肌力锻炼（21/21）
			NSAID+H2 受体抑制剂（5/8）	戴护膝（8/9）	对乙酰氨基酚（16/16）
				外用辣椒素（8/9）	宣教（15/15）
				关节内注射透明质酸（8/9）	COX-2 抑制剂（11/11）
				关节内注射类固醇（11/13）	阿片类药物（9/9）
				经皮神经电刺激（8/10）	自我管理（8/8）
				外用 NSAID（7/9）	水疗（8/8）
					NSAID+PPI（8/8）
					NSAID+ 米索前列醇（8/8）
					电话随访（2/2）
	激光（1/6）	保健品（1/3）	针灸（5/8）	减轻体重（13/14）	综合治疗（12/12）
	电疗 / 电刺激（1/8）		按摩（1/2）	髌骨贴敷固定（12/13）	关节冲洗术（3/3）

循证等级	认可度（推荐该疗法的指南数 / 收录此疗法的指南数）				
	< 25%	25%	50%	75%	100%
			双醋瑞因（1/2）	鳄梨大豆未皂化物（3/4）	中草药（2/2）
					全关节置换术（14/14）
					截骨术（10/10）
	口服类固醇（0/2）			关节镜清理术（5/6）	使用手杖（11/11）
					转诊（5/5）
					膝关节融合术（2/2）
					膝关节抽吸术（2/2）

2. 近期证据

关于循证研究的系统性回顾（发表于 2002 年 1 月至 2006 年 1 月间）结果（略）。

3. 功效

2002 年后发表的系统性回顾和随机对照研究支持的治疗指南普遍推荐非药物治疗和药物治疗，而不建议使用综合治疗、应用手杖及将患者转诊给其他医生的治疗手段。与此相反，支持没有安慰剂对照的手术疗法如全关节置换和截骨术的依据，来自非对照或非实验性观察研究。总的来说，支持这些疗法的研究质量得分在 40% ~ 100% 这一范围，但在 40 个研究中有 24 个（占 60%）研究质量得分为 100%。

各疗法缓解疼痛的 ES 由微弱（如宣教的 ES：0.06，95%CI：0.02、0.10）到中等（如锻炼的 ES：0.52，95%CI：0.34、0.70）。没有一种疗法能够达到 0.8 这一公认的具有显著临床效果的 ES 值。口服止痛药如对乙酰氨基酚（ES：0.21，95%CI：0.02、0.41）和 NSAID（ES：0.32，95%CI：0.24、0.39）的 ES 值也很低。

各种非药物疗法对 OA 患者功能改善的 ES 也较低，与其缓解疼痛的情况相似，但在体重减轻达 10% 以上时其功能改善的 ES 得分为 0.69（95%CI：0.24、1.14），缓解疼痛的 ES 得分为 0.13（95%CI：–0.12、0.38）。一些疗法对僵硬度改善的 ES 亦有记录。

有些研究中的数据可以用来计算 NNT。例如，体重减轻（减轻在 10% 以上）的 NNT 为 3（95%CI：2.9），即 3 个膝 OA 患者中就有一个可能因体重减轻而使其 WOMAC 疼痛评分降低 50% 以上。传统 NSAID 的 NNT 也为 3（95%CI：2.4），这表明 3 个患有膝 OA 并伴有疼痛的患者中就有一个可能因服用传统 NSAID 而使其疼痛明显减轻。

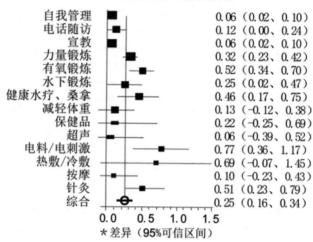

图 6-1　非药物疗法的止痛效能（ES）

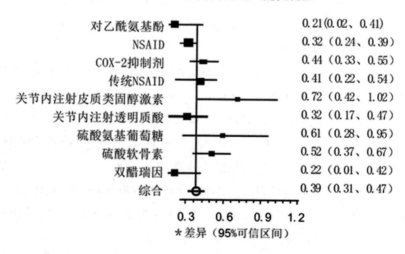

图 6-2　药物疗法的止痛效能（ES）

表 6-4　敏感性分析

干预形式	结果评价	评价得分（95%CI）		
		2002-2006 年资料	2006 年以后资料	汇总资料
硫酸氨基葡萄糖	缓解疼痛 ES	0.68（0.32、1.04）	0.26（-0.01、0.54）	0.45（0.04、0.86）
盐酸氨基葡萄糖	缓解疼痛 ES	0.13（-0.27、0.53）	-0.03（-0.18、0.13）	-0.01（-0.15、0.14）
硫酸软骨素	缓解疼痛 ES	0.52（0.37、0.67）	-0.02（-0.18、0.14）	0.30（-0.10、0.70）
			0.42（0.04、0.79）	
双醋瑞因	缓解疼痛 ES	0.22（0.01、0.42）	0.22（0.01、0.42）	NA
	应用双醋瑞因的相对风险	3.98（2.90、5.47）	3.81（2.54、5.71）	
自我管理	缓解疼痛 ES	0.06（0.02、0.10）	WOMAC 疼痛评分无改善	

NA：最新研究仅对系统性回顾进行更新，所以未予采用

2006 年 1 月以后发表的循证依据研究已有相应的系统性回顾。很多新的研究是在 2006 年 1 月 31 日以后发表的，如关于氨基葡萄糖、软骨素、双醋瑞因及自我管理的研究。在第二部分中，对这些不能经 Delphi 法对系统性回顾进行更新的情况有详细叙述。指南的制定方法是在专家达成共识意见之前，对研究依据进行系统性回顾，以提供相应信息让专家参考。如果在采用 Delphi 法后出现新的证据或建议会引起指南的修改，应先适当考虑该指南所有的证据和建议，再决定是否进行修改。这可能需要对所有证据再做一次系统的分析。

总之，目标在于对现有各国和各地区的 OA 治疗指南进行严格评价之后，选取一套能有效地治疗膝和髋 OA 的方法。本研究还发现，将循证依据与专家意见综合后，这些指南的质量和适用性会有所提高，意味着现有的膝和髋 OA 治疗指南日后在这两方面会有提高的空间。因此，为了保证治疗指南的先进性，应时常对循证依据进行系统性回顾，并对推广应用中的疗法不断加以改进。

经过国际骨关节炎研究学会（OARSD）成员对治疗指南草案的反馈和 6 轮 Delphi 法反馈后，得出 25 个详细论述的治疗方法。对髋和膝 OA 患者的最佳治疗方法是联合应用非药物治疗与药物治疗。推荐应用的指南中包括 12 种非药物治疗方法（宣教和自我管理、定期随访联系、让理疗师治疗、有氧运动、肌肉锻炼和水疗、减轻体重、行走时持支具、戴护膝、垫鞋垫、热疗、经皮神经电刺激、针灸）、8 种药物疗法（缓解症状的对乙酰氨基酚、口服环氧化酶-2，选择性抑制剂和非选择性抑制剂，非类固醇类消炎镇痛药、外用非类固醇类消炎镇痛药和辣椒素、硫酸软骨素和双醋瑞因、治疗顽固性疼痛的阿片类镇痛

药）和 5 种手术模式（全髋和全膝关节置换术、单髁膝关节置换术、截骨术和保留股骨头的外科手术、膝关节炎关节镜清洗和清创术、关节替换失败后补救措施——关节融合术），同时提示以上各推荐疗法的 SOR 和 95%CI。经严格评价现有 OA 治疗指南，系统回顾循证依据及国际多学科专家的共识，制定出本推荐应用的治疗指南（内有 25 种治疗方法的详细介绍）。根据每一疗法的适用性和 SOR，治疗指南适用于不同国家或地区，一旦有新的循证依据出现，指南会进行系统性回顾并适时做出修定。

在中国医师协会骨科医师分会骨关节炎工作组指导下，《2015 年中国骨关节炎防治认知白皮书》正式发布。白皮书用以提升公众和患者对疾病的认知，帮助大众及早发现病情，早期就诊和科学防治。

中国骨关节炎患者达到 2.2 亿，白皮书内容涉及骨关节炎的疾病常识、诊断、治疗和药物选择等方面，由中国医师协会骨科医师分会骨关节炎工作组对问题的科学性和科普性进行指导与监督，问卷网络发布为期 34 天，共吸引 15000 余名网友参与，在调研参与者的构成方面男性占到 62%，70% 的被调者年龄超过 40 岁，71% 的调查参与者具有大专及以上学历。

调查题目中，超过 60% 的被调查者选择对骨关节炎非常了解。中国医师协会骨科分会骨关节炎工作组组长蒋青教授针对这一数据指出："近 20 年间，我国关节疾病的发病人数不断攀升，其中骨关节炎是最常见的一种关节疾病。大众对于骨关节炎的认知或许存在偏差，但可以肯定的是，骨关节炎在日常生活中已经非常常见。目前我国 60 岁以上老人中，就有一半以上的人患有该病。年轻人由于运动不当导致的骨关节炎也越来越常见，骨关节炎已经出现了低龄化的趋势。"

骨关节炎（OA）又称退行性关节炎，是最常见的关节炎形式。该疾病是一种缓慢进展的致残性关节病。其发生与年龄、肥胖、炎症、创伤及遗传因素等有关。在针对骨关节炎发病原因的调查题目中，衰老退化、运动损伤、肥胖超重也是选择较多的选项，可见公众对骨关节炎存在一定的认知基础。

运动量较大的青年人和 60 岁以上的老年人群中骨关节炎十分常见，广场舞和街舞的兴起加剧了这种趋势。发病的核心病理学环节为关节软骨的破坏，以及由此引发的软骨下骨结构改变和滑膜的慢性炎症，致残率高。沈彬教授指出，疼痛是骨关节炎最常见的症状，膝、髋关节尤为常见。早期为轻至中度间歇性钝痛，休息后可以缓解，以后发展为持续性甚至撕裂样或针刺样疼痛，导致关节活动受限，关节功能障碍。关节疼痛可发生于活动时或活动后，严重时休息不能缓解，并可以出现夜间疼痛加剧。常于晨起或久坐后感觉关节活动不自如、僵硬黏着，活动后很快恢复，一般不超过30分钟。受累的关节可以有压痛、关节活动弹响、关节肿胀等症状。

调查中关于"您能接受的骨关节炎治疗方式是什么"，接近90%的被调查者选择了保守治疗，包括外用膏药、针灸理疗、口服药物等。从调查的结果可以看出，大众容易接受非手术保守治疗，这与国际上公认的治疗理念是相符的。

姚振均教授解释，现在骨关节炎治疗强调个体化和综合治疗，根据患者的具体情况采取因人而异的措施。症状轻微的骨关节炎患者应注意减少患病关节的过度有害活动、减轻体重、注意保暖并使用手杖。对于症状较重的患者可进行理疗、按摩等物理治疗和药物治疗。骨关节炎药物治疗主要分为控制症状药物和改善病情药物两类。对于症状严重影响生活、关节功能明显障碍者和有明显的关节畸形的可采取外科手术治疗。

在骨关节炎的治疗药物方面，近四成被调查者认为氨基葡萄糖类药物疗效最好，而传统的外用贴膏有效的比例仅为两成多。

姚振均教授进一步指出，目前骨关节炎的药物治疗中，控制症状药物主要是口服非甾体类消炎药，改善病情药物最具代表性的是氨基葡萄糖类药物。氨基葡萄糖类药物因其卓越的安全性和独有的软骨保护作用在世界范围内广泛用于关节保健与关节炎的药物治疗，是该治疗领域使用最为广泛的药物之一。但需要指出的是氨基葡萄糖药品与氨糖保健品存在有效成分、含量、制剂质量水平、动力学特性以及临床有效性方面的差异。

另外，调查结果显示，接近70%的被调查者不了解消炎镇痛药的服用方法。针对这点，姚振均教授强调，患者要特别注意口服镇痛药的合理用药问题，尤其是注意此类药物可导致胃肠道和心血管的不良反应。这类药物适用于短期控制严重的关节疼痛，并且需要根据患者自身情况严格评估风险后使用，不适用于患有消化道疾病、心脑血管疾病以及肾脏疾病的患者，不能够与同类药物配伍使用，不建议长期大剂量服用。

硫酸氨基葡萄糖疗效证据更多，在具体的药物选择方面，超过35%和30%的被调查者都服用过补钙类与氨基葡糖糖类产品。针对这样的结果，蒋青教授强调，骨质疏松和骨关节炎是两种疾病，对于骨关节炎的治疗，仅仅补钙是不够的，骨关节炎的核心病理过程是关节软骨的破坏，与补钙产品相比，具有软骨保护和结构改善性作用的氨基葡萄糖类产品更具有针对性。

目前市场上氨基葡萄糖类产品非常丰富，被调查者普遍选择大品牌、药品非保健品类产品。市场上的氨基葡萄糖类产品分为两大类：盐酸氨基葡萄糖和硫酸氨基葡萄糖，从被调查者的选择来看，硫酸氨基葡萄糖产品（以进口维固力和国产伊索佳为代表）占到最多。

姚振均教授解释，氨基葡萄糖能促进软骨的合成、抑制关节软骨的分解，同时还具有抗炎作用。现有的临床研究数据中，在欧洲作为药品销售的硫酸氨基葡萄糖（成分为硫酸氨基葡萄糖氯化钠复盐）治疗骨关节炎的有效性数据相对较为充分，同时考虑到氨基葡萄糖合成软骨基质成分的过程中必须有硫酸根的参与，推荐优先选用硫酸氨基葡萄糖产品。此外，药品级的硫酸氨基葡萄糖的安全性表现极好，临床研究中表现出的安全性与安慰剂相当，优于口服非甾体消炎药。

优异的安全性和针对性的作用机制使得氨基葡萄糖类药物可以作为骨关节炎治疗的基础用药。但是专家同时指出，为确保氨基葡萄糖类药物达到最佳疗效，应该选择质量有保证的硫酸氨基葡萄糖药品，同时坚持足疗程、足量服药。据了解，硫酸氨基葡萄糖服药半年左右才会出现明显的疗效，如果服用半年以上仍没有出现明显效果，应该及时就医复诊，调整治疗方案。

专家强调，虽然骨关节炎治疗药物众多且容易从多种渠道购得，但需要提醒大家的是骨关节炎是一种疾病，治疗疾病首先需要明确诊断，然后建立个体化的治疗方案，早期预防、早期诊断、早期治疗、及时调整生活方式是改善骨关节炎患者生活质量、避免疾病致残的关键所在。

国内 2015 年发布的《2015 年中国骨关节炎防治认知白皮书》与《国际骨关节炎研究学会髋与膝骨关节炎治疗指南——第二部分：基于循证和专家共识之治疗指南》是一致的。

（崔树平　柳云恒）

附1：骨关节炎诊治指南（2007 年版）

中华医学会骨科学分会

1. 背景

世界卫生组织（WHO）于 2000 年 1 月 13 日在全球范围内启动一项旨在

引起各国政府、医疗研究机构、民众以及社会各界对骨骼疾病重视的"骨与关节十年"，其中包括骨关节炎（asteoarthritis，OA）。OA是一种常见疾病，对人类健康的影响程度以及所造成的医疗费用不断增加，我国卫生部也于2001年10月12日举办了"世界关节炎日"宣传活动，并决定设立"卫生部关节炎防治教育计划基金"。在该基金的支持下，组织国内骨科和风湿免疫科专家起草了骨关节炎诊治指南（草案），它为全国医师进行OA诊治提供了规范化的指导，但该指南（草案）出版至今已4年余，尤其近些年来，随着对OA发生、发展机制认识的深入，该指南中存在诸多亟待更新的内容，因此在借鉴国外OA指南以及文献基础上，对上版指南进行了修订。本指南仅为学术性指导意见，实施时仍须根据患者以及具体的医疗情况而定，采取各种预防及治疗措施前，应参阅相关产品说明。

2. 概述

OA指由多种因素引起关节软骨纤维化、皲裂、溃疡、脱失而导致的关节疾病。病因尚不明确，其发生与年龄、肥胖、炎症、创伤及遗传因素等有关，其病理特点为关节软骨变性破坏、软骨下骨硬化或囊性变、关节边缘骨质增生、滑膜增生、关节囊挛缩、韧带松弛或挛缩、肌肉萎缩无力等。OA以中老年患者多见，女性多于男性，60岁以上的人群中患病率可达50%，75岁的人群则达80%，该病的致残率可高达53%，OA好发于负重大、活动多的关节，如膝、脊柱（颈椎和腰椎）、髋、踝、手等关节。

3. 分类

OA可分为原发性和继发性两类：原发性OA多发生于中老年，无明确的全身或局部诱因，与遗传和体质因素有一定的关系；继发性OA可发生于青壮年，可继发于创伤、炎症、关节不稳定、慢性反复的积累性劳损或先天性疾病等。

4. 临床表现

4.1. 症状和体征

4.1.1. 关节疼痛及压痛。初期为轻度或中度间断性隐痛，休息时好转，活动后加重，疼痛常与天气变化有关，晚期可出现持续性疼痛或夜间痛，关节局部有压痛，在伴有关节肿胀时尤为明显。

4.1.2. 关节僵硬。在早晨起床时关节僵硬及发紧感，也称之晨僵，活动后可缓解，关节僵硬在气压降低或空气湿度增加时加重，持续时间一般较短，常为几分钟至十几分钟，很少超过30min。

4.1.3. 关节肿大。手部关节肿大变形明显，可出现 Heberden 结节和

Bouchard 结节，部分膝关节因骨赘形成或关节积液也会造成关节肿大。

4.1.4. 骨摩擦音（感）。由于关节软骨破坏，关节面不平，关节活动时出现骨摩擦音（感），多见于膝关节。

4.1.5. 关节无力。活动障碍、关节疼痛、活动度下降、肌肉萎缩、软组织挛缩可引起关节无力，行走时软腿或关节绞锁，不能完全伸直或活动障碍。

4.2. 实验室检查

血常规、蛋白电泳、免疫复合物及血清补体等指标一般在正常范围，伴有滑膜炎的患者可出现 C 反应蛋白（CRP）和血细胞沉降率（ESR）轻度升高。继发性 OA 患者可出现原发病的实验室检查异常。

4.3. X 线检查

非对称性关节间隙变窄，软骨下骨硬化和（或）囊性变，关节边缘增生和骨赘形成或伴有不同程度的关节积液，部分关节内可见游离体或关节变形。

5. 诊断要点

根据患者的症状、体征、X 线表现及实验室检查，一般不难诊断 OA。本指南提出膝关节和髋关节 OA 诊断标准，本诊断标准基本参照 Altman 制定的标准并经部分骨科专家讨论确定。

（1）近 1 个月内反复膝关节疼痛。

（2）X 线片（站立或负重位）示关节间隙变窄、软骨下骨硬化和（或）囊性变、关节缘骨赘形成。

（3）关节液（至少 2 次）清亮、黏稠，WBC < 2000 个 /ml。

（4）中老年患者（≥ 40 岁）。

（5）晨僵 ≤ 3min。

（6）活动时有骨摩擦音（感）。

注：综合临床、实验室及 x 线检查，符合 1+2 条或 1+3+5+6 条或 1+4+5+6 条，可诊断膝关节 OA。

髋关节 OA 诊断标准：近 1 个月反复髋关节疼痛，血细胞沉降率 ≤ 20mm/1h；X 线片示骨赘形成，髋臼缘增生时 X 线片示髋关节间隙变窄。

注：满足诊断标准 1+2+3 条或 1+3+4 条，可诊断髋关节 OA。

6. 治疗

OA 的治疗目的是减轻或消除疼痛，矫正畸形，改善或恢复关节功能，改善生活质量。OA 的总体治疗原则是非药物与药物治疗相结合，必要时手术治疗，治疗应个体化，结合病人自身情况，如年龄、性别、体重、自身危险因素、病变部位及程度等选择合适的治疗方案。

6.1. 非药物治疗。非药物治疗是药物治疗及手术治疗等的基础，对于初次就诊且症状不重的 OA 患者，非药物治疗是首选的治疗方式，目的是减轻疼痛、改善功能，使患者能够很好地认识疾病的性质和预后。

6.1.1. 患者教育。自我行为疗法（减少不合理的运动，适量活动，避免不良姿势，避免长时间跑、跳、蹲，减少或避免爬山、爬楼梯），减肥，有氧锻炼（如游泳、自行车等），关节功能训练（如膝关节在非负重位下屈伸活动，以保持关节最大活动度），肌力训练（如髋关节 OA 应注意外展肌群的训练）等。

6.1.2. 物理治疗。主要增加局部血液循环，减轻炎症反应，包括热疗、水疗、超声波、针灸、按摩、牵引、经皮神经电刺激（TENS）等。

6.1.3. 行动支持。主要减少受累关节负重，可采用手杖、拐杖、助行器等。

6.1.4. 改变负重力线。根据 OA 所伴发的内翻或外翻畸形情况，采用相应的矫形支具或矫形鞋，以平衡各关节面的负荷。

6.2. 药物治疗

如非药物治疗无效，可根据关节疼痛情况选择药物治疗。

6.2.1. 局部药物治疗。对于手和膝关节 OA，在采用口服药前，建议首先选择局部药物治疗，局部药物治疗可使用非甾体抗炎药（NSAIDs）的乳胶剂、膏剂、贴剂和非 NSAIDs 擦剂（辣椒碱等）。局部外用药可以有效缓解关节轻中度疼痛，且不良反应轻微。对于中重度疼痛可联合使用局部与口服 NSAIDs。

6.2.2. 全身镇痛药物。依据给药途径，分为口服药物、针剂以及栓剂。

（1）用药原则：①用药前进行风险评估，关注潜在内科疾病风险；②根据患者个体情况，剂量个体化；③尽量使用最低有效剂量，避免过量用药及同类药物重复或叠加使用；④用药 3 个月，根据病情选择检查血、大便常规，大便潜血及肝肾功能。

（2）用药方法：① OA 患者一般选用对乙酰氨基酚，每日最大剂量不超过 4000mg。②对乙酰氨基酚治疗效果不佳的 OA 患者，在权衡患者胃肠道、肝、肾、心血管疾病风险后，可根据具体情况使用 NSAIDs，口服 NSAIDs 的疗效与不良反应在个体患者中不完全相同，应参阅药物说明书并评估 NSAIDs 的危险因素后选择性用药。如果患者胃肠道不良反应的危险性较高，可选用非选择性 NSAIDs 加用 H 受体拮抗剂、质子泵抑制剂或米索前列醇等胃黏膜保护剂，或选择性 COX-2 抑制剂。③其他镇痛药物。NSAIDs 治疗无效或不耐受的 OA 患者，可使用曲马朵、阿片类镇痛剂，或对乙酰氨基酚与阿片类的复方制剂。

6.2.3. 关节腔注射：①透明质酸钠，如口服药物治疗效果不显著，可联合关节腔注射透明质酸钠类黏弹性补充剂，注射前应抽吸关节液；②糖皮质激素，对 NSAIDs 药物治疗 4 ～ 6 周无效的严重 OA 或不能耐受 NSAIDs 药物治疗、持续疼痛、炎症明显者，可行关节腔内注射糖皮质激素，但若长期使用，可加剧关节软骨损害，加重症状。因此，不主张随意选用关节腔内注射糖皮质激素，更反对多次反复使用，一般每年最多不超过 4 次。

6.2.4. 改善病情类药物及软骨保护剂。包括双醋瑞因、氨基葡萄糖、鳄梨大豆未皂化物（avocado soybean unsaponifiables，ASU）、多西环素等。此类药物在一定程度上可延缓病程，改善患者症状。双醋瑞因具有结构调节作用。

6.3 外科治疗

OA 外科治疗的目的在于：①进一步协助诊断；②减轻或消除疼痛；③防止或矫正畸形；④防止关节破坏进一步加重；⑤改善关节功能。OA 外科治疗的方法主要有：①游离体摘除术；②关节清理术；③截骨术；④关节融合术；⑤关节成形术和人工关节置换术等。外科治疗的途径主要通过关节镜（窥镜）和开放手术。

附 2：重度膝关节骨关节炎临床路径（2009 年版）

一、重度膝关节骨关节炎临床路径标准住院流程

（一）适用对象。

第一诊断为重度膝关节骨关节炎（ICD-10：M17）

行全膝关节置换术（ICD-9-CM-3：81.54）

（二）诊断依据。

根据《临床诊疗指南 – 骨科学分册》（中华医学会编著，人民卫生出版社），《骨关节炎诊治指南》（2007 年版），《现代人工关节外科学》（人民卫生出版社）

1. 病史：膝关节间断疼痛多年，近期加重伴活动受限。

2. 体检有明确体征：膝关节肿胀、出现屈曲挛缩及内翻或者外翻畸形，膝关节活动度不同程度受限，过屈过伸时疼痛明显。

3.辅助检查：膝关节负重位 X 线片可见明显的髌股关节病变，内侧、外侧或双侧关节间隙明显变窄或消失。

（三）治疗方案的选择及依据。

根据《临床诊疗指南 – 骨科学分册》（中华医学会编著，人民卫生出版社），《骨关节炎诊治指南》（2007 年版），《现代人工关节外科学》（人民卫生出版社）

1.无全身或局部的近期感染。

2.无严重的合并症。

3.术前生活质量及活动水平评估。

（四）标准住院日为 14 ~ 20 天。

（五）进入路径标准。

1.第一诊断必须符合 ICD-10：M17 重度膝关节骨关节炎疾病编码。

2.当患有其他疾病时，但在住院期间不需要特殊处理也不影响第一诊断的临床路径流程实施时，可以进入路径。

（六）术前准备 3 ~ 5 天。

1.必需的检查项目：

（1）血常规、尿常规；

（2）肝肾功能、电解质、血糖、血脂；

（3）血沉、C 反应蛋白；

（4）凝血功能；

（5）感染性疾病筛查（乙肝、丙肝、艾滋病、梅毒等）；

（6）胸片、心电图；

（7）双侧膝关节正侧位 X 线片及髌骨轴位片。

2.根据患者病情可选择：

（1）必要时行负重位 X 线片或双下肢全长片；

（2）超声心动图、血气和肺功能；

（3）腰椎或颈椎正侧位 X 线片、MRI 检查（病史或体检提示有脊柱病变者）；

（4）术前配血；

（5）有相关疾病者及时请相关科室会诊。

（七）选择用药。

抗菌药物：按照《抗菌药物临床应用指导原则》（卫医发〔2004〕285 号）执行。

（八）手术日为入院第 3～5 天。

1. 麻醉方式：神经阻滞麻醉、椎管内麻醉或全麻。

2. 手术方式：全膝关节置换术。

3. 手术内植物：人工膝关节假体、骨水泥。

4. 输血：视术中放松止血带后出血情况而定。

（九）术后住院恢复 10～14 天。

1. 必须复查的检查项目：血常规、双膝正侧位 X 线片。

2. 必要时查凝血功能、血沉、CRP、D-Dimer、双下肢深静脉彩超 / CTPA。

3. 术后处理：

（1）抗菌药物：按照《抗菌药物临床应用指导原则》（卫医发〔2004〕285 号）执行；

（2）术后预防静脉血栓栓塞症处理：参照《中国骨科大手术后静脉血栓栓塞症预防指南》；

（3）术后康复：以主动锻炼为主，被动锻炼为辅；

（4）术后镇痛：参照《骨科常见疼痛的处理专家建议》。

（十）出院标准。

1. 体温正常，常规化验指标无明显异常（血沉、CRP 除外）。

2. 伤口愈合良好：引流管拔除，伤口无感染征象（或可在门诊处理的伤口情况）、无皮瓣坏死。

3. 膝关节功能改善。

4. 无需要住院处理的并发症和 / 或合并症。

（十一）变异及原因分析。

1. 内科合并症：晚期重度骨关节炎的患者常合并内科基础疾病，围手术期需要详细检查内科情况并请相关科室会诊，术前准备时间需延长；同时使用相关药物，将增加住院费用。

2. 围手术期并发症：患者骨质条件、畸形类型、关节炎病变的严重程度差异，有可能出现手术相关并发症，如骨折、韧带损伤、神经血管损伤、深静脉血栓形成、感染等。术后需要延长下地和康复时间，可能造成住院日延长和费用增加。

3. 人工膝关节假体的选择：目前可供选择的人工膝关节假体较多，适用于不同类型的关节病损，可导致住院费用存在差异。

二、重度膝关节骨关节炎临床路径表单

适用对象：第一诊断为重度膝关节骨关节炎（ICD-10：M17）

行全膝关节置换术（ICD-9-CM-3：81.54）

患者姓名：_____ 性别：_____ 年龄：_____ 门诊号：_____ 住院号：_____

住院日期：___年___月___日 出院日期：___年___月___日 标准住院日 14~20 天

时间	住院第 1 天	住院第 2 天（术前日）	住院第 3 ~ 5 天（手术日）
主要诊疗工作	□ 询问病史及体格检查 □ 完成住院志、首次病程、上级医师查房等病历书写 □ 完善术前检查 □ 上级医师查房与术前评估 □ 初步确定手术方式和日期	□ 上级医师查房 □ 完成必要的相关科室会诊 □ 完成术前准备与术前评估 □ 根据症状、体检、膝关节 X 线片及术前各项化验，行术前讨论，确定手术方案 □ 完成术前小结、上级医师查房记录等病历书写 □ 向患者及家属交代病情和围手术期注意事项，签署手术知情同意书、自费用品协议书、输血同意书等	□ 手术 □ 术者完成手术记录 □ 向患者及家属交代手术过程概况及术后注意事项 □ 完成术后病程 □ 上级医师查房
重点医嘱	长期医嘱： □ 骨科护理常规 □ 二级护理 □ 饮食 □ 脚癣患者每日碘酊涂患处 临时医嘱： □ 血常规、尿常规 □ 凝血功能 □ 感染性疾病筛查、肝肾功能、电解质、血糖、血脂 □ 血沉、CRP □ 胸片、心电图 □ 双膝负重正侧位片及髌骨轴位片 □ 肺功能、超声心动（视患者情况而定） □ 必要时行腰椎或颈椎MRI	长期医嘱：（增加） □ 患者既往内科疾病基础用药 临时医嘱： □ 术前医嘱：常规准备明日在◎神经阻滞麻醉◎椎管内麻醉◎全麻下行人工全膝关节置换术 □ 术前禁食水 □ 抗生素（视病情） □ 术前留置导尿管 □ 术前备皮 □ 术前灌肠 □ 其他特殊医嘱	长期医嘱： □ 骨科术后护理常规 □ 明日普食 □ 引流管记引流量 □ 尿管记尿量 临时医嘱： □ 今日在◎神经阻滞麻醉◎椎管内麻醉◎全麻下进行人工全膝关节置换术 □ 心电监护、吸氧 □ 补液（视病情） □ 胃黏膜保护剂 □ 抗生素 □ 术后抗凝

时间	住院第1天	住院第2天（术前日）	住院第3~5天(手术日)
主要护理工作	□ 入院宣教：介绍病房环境、设施和设备 □ 入院护理评估	□ 宣教、备皮等术前准备 □ 提醒患者明晨禁食水	□ 观察患者病情变化 □ 术后心理与生活护理
病情变异记录	□无 □有，原因： 1. 2.	□无 □有，原因： 1. 2.	□无 □有，原因： 1. 2.
护士签名			
医师签名			

时间	住院第4~7天 （术后第1~2日）	住院第6~8天 （术后第3~4日）	住院第8~20天 术后第5~14天(出院日)
主要诊疗工作	□ 上级医师查房，注意病情变化 □ 完成常规病程记录 □ 注意引流量 □ 注意观察体温、血压等	□ 上级医师查房 □ 完成常规病程记录 □ 根据引流情况决定是否拔除引流管 □ 观察伤口情况，是否存在渗出、红肿等情况 □ 复查血常规、凝血功能，如贫血严重及时输血 □ 开始CPM等功能康复练习	□ 上级医师查房，进行手术及伤口评估，确定有无手术并发症和伤口愈合不良情况，明确是否出院 □ 完成出院记录、病案首页、出院诊断证明书等 □ 向患者交代出院后的注意事项，如复诊的时间、地点，发生紧急情况时的处理等
重点医嘱	长期医嘱： □ 骨科术后护理常规 □ 一／二级护理 □ 普食 □ 引流管记引流量 □ 尿管记尿量 □ 抗生素 □ 术后抗凝 临时医嘱： □ 止吐 □ 镇痛 □ 伤口换药(必要时)	长期医嘱： □ 骨科术后护理常规 □ 普食 □ 二级护理 □ 停引流记量 □ 拔除尿管 □ 术后抗凝 临时医嘱： □ 伤口换药 □ 抗生素（预防性使用1~3天） □ 功能锻炼 □ 复查血尿常规、肝肾功能、电解质（必要时）	出院医嘱： □ 出院带药 □ 嘱－日后拆线换药（根据出院时间决定） □ 门诊复查 □ 如有不适，随时来诊
主要护理工作	□ 观察患者情况 □ 术后心理与生活护理 □ 指导患者术后功能锻炼	□ 观察患者情况 □ 术后心理与生活护理 □ 指导患者术后功能锻炼	□ 指导患者办理出院手续

时间	住院第 4 ~ 7 天 （术后第 1 ~ 2 日）	住院第 6 ~ 8 天 （术后第 3 ~ 4 日）	住院第 8 ~ 20 天 术后第 5 ~ 14 天（出院日）
病情 变异 记录	□无 □有，原因： 1. 2.	□无 □有，原因： 1. 2.	□无 □有，原因： 1. 2.
护士 签名			
医师 签名			

附 3：膝关节骨关节炎临床路径（2011 年版）

一、膝关节骨关节炎临床路径标准住院流程

（一）适用对象。

第一诊断为膝关节骨关节炎（ICD-10：M17）

行关节镜下清理术（ICD-9-CM-3：80.8603）。

（二）诊断依据。

根据《临床诊疗常规 – 骨科学分册》（中华医学会编著，人民卫生出版社），《骨关节炎诊治指南》（2007 年版）。

1. 症状：反复膝关节疼痛，可伴有关节肿胀、僵硬、无力及活动障碍等。

2. 体格检查：患膝可出现畸形、肿胀、周围压痛、活动受限等。

3. 辅助检查：X 线检查（站立或负重位）显示关节间隙改变。

（三）选择治疗方案的依据。

根据《临床诊疗常规 – 骨科学分册》（中华医学会编著，人民卫生出版社），《骨关节炎诊治指南》（2007 年版）。

行关节镜下清理术指征：

1. 轻至中度的骨关节炎患者，或伴有游离体；

2. 严格保守治疗效果不佳；

3. 全身状况允许手术。

（四）标准住院日为 ≤ 7 天。

（五）进入路径标准。

1. 第一诊断必须符合 ICD-10：M17 膝关节骨关节炎疾病编码。

2. 轻至中度膝关节骨关节炎。

3.严格保守治疗效果不佳。

4.当患者合并其他疾病，但住院期间不需要特殊处理也不影响第一诊断的临床路径流程实施时，可以进入路径。

（六）术前准备（术前评估）0～2天。

1.必需的检查项目：

（1）血常规、血型、尿常规；

（2）肝肾功能、凝血功能检查、感染性疾病筛查（乙肝、丙肝、梅毒、艾滋病）；

（3）胸部X线平片、心电图；

（4）膝关节X线检查。

2.根据患者病情可选择的检查项目：如膝关节MRI检查、血气分析、肺功能检查、超声心动图等。

（七）预防性抗菌药物选择与使用时机。

1.按照《抗菌药物临床应用指导原则》（卫医发〔2004〕285号）执行，并根据患者的病情决定抗菌药物的选择与使用时间。建议使用第一、二代头孢菌素，头孢曲松。

2.术前30分钟预防性用抗菌药物；手术超过3小时加用1次抗菌药物。

3.术后2天内停止使用预防性抗菌药物，可根据患者切口、体温等情况适当延长使用时间。

（八）手术日为入院第1～3天。

1.麻醉方式：区域阻滞、椎管内麻醉或全身麻醉。

2.手术方式：关节镜下膝关节清理术（包括关节灌洗、滑膜切除、关节软骨损伤的处理、游离体取出、骨赘切除、半月板手术、髁间窝与前交叉韧带撞击症的治疗）。

3.术中用药：麻醉用药、抗菌药。

（九）术后住院恢复2～4天。

1.必要时复查的项目：血常规、膝关节X线检查。

2.术后用药：

（1）抗菌药物使用：按照《抗菌药物临床应用指导原则》（卫医发〔2004〕285号）执行，并根据患者的病情决定抗菌药物的选择与使用时间。建议使用第一、二代头孢菌素，头孢曲松；

（2）术后镇痛：参照《骨科常见疼痛的处理专家建议》（《中华骨科杂

志》.2008 年 1 月 .28 卷 .1 期）；

（3）骨关节炎治疗：参照《骨关节炎诊治指南》；

（4）其他药物：消肿药物等。

3. 功能锻炼。

（十）出院标准。

1. 体温正常。

2. 伤口无感染征象（或可在门诊处理的伤口情况）。

3. 没有需要住院处理的并发症和 / 或合并症。

（十一）变异及原因分析。

1. 并发症：发生的可能性较小，但仍有一些患者因合并疾病而出现血栓形成、关节腔积血、伤口或关节内感染等，导致住院时间延长、费用增加。

2. 合并症：老年人本身常有许多合并症，如骨质疏松、糖尿病、心脑血管疾病等，麻醉和手术应激后合并症可能加重，需同时治疗，而需延期治疗。

二、膝关节骨关节炎临床路径表单

适用对象：第一诊断为膝关节骨关节炎（ICD-10：M17）

行关节镜下清理术（ICD-9-CM-3：80.8603）

患者姓名：_____ 性别：_____ 年龄：_____ 住院号：_____ 门诊号：_____

住院日期：___年___月___日　出院日期：___年___月___日　标准住院日≤ 7 天

时间	住院第 1 天	住院第 2 天	住院第 0 ~ 2 天（术前日）
主要诊疗工作	□ 询问病史及体格检查 □ 上级医师查房 □ 初步的诊断和治疗方案 □ 完成住院志、首次病程、上级医师查房等病历书写 □ 开检查检验单 □ 完成必要的相关科室会诊	□ 上级医师查房与手术前评估 □ 确定诊断和手术方案 □ 完成上级医师查房记录 □ 完善术前检查项目 □ 收集检查检验结果并评估病情 □ 请相关科室会诊	□ 上级医师查房，术前评估和决定手术方案 □ 完成上级医师查房记录等 □ 向患者及 / 或家属交代围手术期注意事项并签署手术知情同意书、输血同意书、委托书（患者本人不能签字时）、自费用品协议书 □ 麻醉医师查房并与患者及 / 或家属交代麻醉注意事项并签署麻醉知情同意书 □ 完成各项术前准备

时间	住院第 1 天	住院第 2 天	住院第 0 ~ 2 天（术前日）
重点医嘱	长期医嘱： □ 骨科护理常规 □ 一级或二级护理 □ 饮食 临时医嘱： □ 血常规、血型、尿常规 □ 凝血功能 □ 肝肾功能 □ 感染性疾病筛查 □ 胸部 X 线平片、心电图 □ 膝关节正侧位 + 轴位片 □ 根据病情：下肢血管超声、肺功能、超声心动图、血气分析等	长期医嘱： □ 骨科护理常规 □ 一级或二级护理 □ 饮食 □ 患者既往内科基础疾病用药 临时医嘱： □ 根据会诊科室要求安排检查和化验 □ 镇痛等对症处理	长期医嘱：同前 临时医嘱： □ 术前医嘱： □ 明日在区域阻滞麻醉或椎管内麻醉或全麻下行关节镜下膝关节清理术 □ 术前禁食水 □ 术前用抗菌药物皮试 □ 术前留置导尿管（必要时） □ 术区备皮 □ 术前灌肠（必要时） □ 配血（必要时） □ 其他特殊医嘱
主要护理工作	□ 入院介绍（病房环境、设施等） □ 入院护理评估	□ 观察患者病情变化 □ 心理和生活护理	□ 做好备皮等术前准备 □ 提醒患者术前禁食水 □ 术前心理护理
病情变异记录	□无 □有，原因： 1. 2.	□无 □有，原因： 1. 2.	□无 □有，原因： 1. 2.
护士签名			
医师签名			

时间	住院第 1 ~ 3 天（手术日）	住院第 2 ~ 4 天（术后第 1 日）	住院第 3 ~ 5 天（术后第 2 日）
主要诊疗工作	□ 手术 □ 向患者及 / 或家属交代手术过程概况及术后注意事项 □ 术者完成手术记录 □ 完成术后病程 □ 上级医师查房 □ 麻醉医师查房 □ 观察有无术后并发症并做相应处理	□ 上级医师查房 □ 完成常规病程记录 □ 观察伤口、引流量、体温、生命体征情况等并作出相应处理	□ 上级医师查房 □ 完成病程记录 □ 拔除引流管，伤口换药 □ 指导患者功能锻炼

膝关节退变性疾病诊疗最新进展

时间	住院第 1 ~ 3 天（手术日）	住院第 2 ~ 4 天（术后第 1 日）	住院第 3 ~ 5 天（术后第 2 日）
重点医嘱	长期医嘱： □ 骨科术后护理常规 □ 一级护理 □ 饮食 □ 患肢抬高 □ 留置引流管并记引流量（必要时） □ 抗菌药物 □ 其他特殊医嘱 临时医嘱： □ 今日在区域阻滞麻醉或椎管内麻醉或全麻下行关节镜下膝关节清理术 □ 心电监护、吸氧（根据病情需要） □ 补液 □ 止痛等对症处理 □ 输血（必要时）	长期医嘱： □ 骨科术后护理常规 □ 一级护理 □ 饮食 □ 患肢抬高 □ 留置引流管并记引流量（必要时） □ 抗菌药物 □ 其他特殊医嘱 临时医嘱： □ 复查血常规（必要时） □ 输血及 / 或补晶体、胶体液（必要时） □ 换药 □ 镇痛等对症处理	长期医嘱： □ 骨科术后护理常规 □ 一级护理 □ 饮食 □ 患肢抬高 □ 抗菌药物 □ 其他特殊医嘱 临时医嘱： □ 复查血常规（必要时） □ 输血及或补晶体、胶体液（必要时） □ 换药，拔引流管（必要时） □ 止痛等对症处理
主要护理工作	□ 观察患者病情变化并及时报告医师 □ 术后心理与生活护理 □ 指导术后患者功能锻炼	□ 观察患者病情并做好引流量等相关记录 □ 术后心理与生活护理 □ 指导术后患者功能锻炼	□ 观察患者病情变化 □ 术后心理与生活护理 □ 指导术后患者功能锻炼
病情变异记录	□无 □有，原因： 1. 2.	□无 □有，原因： 1. 2.	□无 □有，原因： 1. 2.
护士签名			
医师签名			

时间	住院第 4 ~ 6 天（术后第 3 日）	住院第 5 ~ 7 天（出院日）
主要诊疗工作	□ 上级医师查房 □ 住院医师完成病程记录 □ 伤口换药（必要时） □ 指导患者功能锻炼 □ 摄患膝正侧位片（必要时）	□ 上级医师查房，进行手术及伤口评估，确定有无手术并发症和切口愈合不良情况，明确是否出院 □ 完成出院志、病案首页、出院诊断证明书等病历 □ 向患者交代出院后的康复锻炼及注意事项，如复诊的时间、地点，发生紧急情况时的处理等

时间	住院第 4～6 天（术后第 3 日）	住院第 5～7 天（出院日）
重点医嘱	长期医嘱： □ 骨科术后护理常规 □ 二级护理 □ 饮食 □ 抗菌药物：如体温正常，伤口情况良好，无明显红肿时可以停止抗菌药物治疗 □ 其他特殊医嘱 □ 术后功能锻炼 临时医嘱： □ 复查血尿常规、生化（必要时） □ 换药（必要时） □ 止痛等对症处理	出院医嘱： □ 出院带药 □ ＿＿日后拆线换药（根据伤口愈合情况，预约拆线时间） □ 1 个月后门诊或康复科复查 □ 不适随诊
主要护理工作	□ 观察患者病情变化 □ 术后心理与生活护理 □ 指导患者功能锻炼	□ 指导患者办理出院手续 □ 出院宣教
病情变异记录	□无 □有，原因： 1. 2.	□无 □有，原因： 1. 2.
护士签名		
医师签名		

附 4：膝滑膜炎临床路径（2016 年版）

一、膝关节滑膜炎临床路径标准住院流程

（一）适用对象。

第一诊断为膝滑膜炎（ICD-10：M65）

行关节镜下膝关节滑膜切除术（ICD-9-CM-3：80.7602）

（二）诊断依据。

根据《临床诊疗指南 - 骨科学分册》（中华医学会编著，人民卫生出版社），《膝关节镜基础》（人民卫生出版社），《膝关节镜手术学》（人民卫生出版社）。

1. 病史：膝关节疼痛，肿胀，伴活动受限。

2. 体检有明确体征：膝关节肿胀、浮髌试验阳性。

3. 辅助检查：膝关节负重位 X 线片无异常，膝关节 MRI 显示关节积液、滑膜增生。

（三）治疗方案的选择及依据。

根据《临床诊疗指南–骨科学分册》（中华医学会编著，人民卫生出版社），《膝关节镜基础》（人民卫生出版社），《膝关节镜手术学》（人民卫生出版社）。

1. 膝关节反复积液，经保守治疗效果不佳。

2. 无严重的合并症。

3. 术前生活质量及活动水平评估。

4. 除外感染性疾患。

（四）标准住院日为 7 ~ 10 天。

（五）进入路径标准。

1. 第一诊断必须符合 ICD–10：M65 膝滑膜炎疾病编码。

2. 当患有其他疾病时，但在住院期间不需要特殊处理也不影响第一诊断的临床路径流程实施时，可以进入路径。

（六）术前准备 1 ~ 3 天。

1. 必需的检查项目：

（1）血常规、尿常规；

（2）肝肾功能、电解质、血糖、血脂；

（3）血沉、C 反应蛋白；

（4）凝血功能；

（5）类风湿全套；

（6）结核三项；

（7）感染性疾病筛查（乙肝、丙肝、艾滋病、梅毒等）；

（8）胸片、心电图；

（9）膝关节 MRI 及正侧位 X 线片；

（10）HLA–B27。

2. 根据患者病情可选择：

（1）超声心动图、血气和肺功能；

（2）膝关节穿刺检查；

（3）关节液细菌培养；

（4）有相关疾病者及时请相关科室会诊。

（七）选择用药。

抗菌药物：按照《抗菌药物临床应用指导原则（2015 年版）》（国卫办医发〔2015〕43 号）执行。

（八）手术日为入院第 3 ~ 5 天。

1. 麻醉方式：局部阻滞、椎管内麻醉或全麻。

2. 手术方式：关节镜下膝关节滑膜切除术；除外感染情况下关节腔内可注射甾体类激素；取滑膜组织常规病理检查。

（九）术后住院恢复 1 ~ 5 天。

1. 必要时查血沉、CRP、D-Dimer、双下肢深静脉彩超 /CTPA。

2. 术后处理：

（1）抗菌药物：按照《抗菌药物临床应用指导原则（2015 年版）》（国卫办医发〔2015〕43 号）执行；

（2）术后预防静脉血栓栓塞症处理：参照《中国骨科大手术后静脉血栓栓塞症预防指南》；

（3）术后康复：以卧床休息为主，少量锻炼为辅；

（4）术后镇痛：参照《骨科常见疼痛的处理专家建议》。

（十）出院标准。

1. 体温正常，常规化验指标无明显异常（血沉、CRP 除外）。

2. 伤口愈合良好：引流管拔除（如果术中放置引流），伤口无感染征象（或可在门诊处理的伤口情况）。

3. 膝关节疼痛、肿胀症状有所缓解。

4. 无需要住院处理的并发症和 / 或合并症。

（十一）变异及原因分析。

1. 内科合并症：膝滑膜炎的患者常合并内科基础疾病，围手术期需要详细检查内科情况并请相关科室会诊，术前准备时间需延长；同时使用相关药物，将增加住院费用。

2. 围手术期并发症：患者体质条件、滑膜增生严重程度差异，有可能出现手术相关并发症，如感染、深静脉血栓形成、关节软骨损伤，韧带损伤、神经血管损伤等。术后需要延长康复时间，可能造成住院日延长和费用增加。

二、膝滑膜炎临床路径表单

适用对象：第一诊断为膝滑膜炎（ICD-10：M65）

行关节镜下膝关节滑膜切除术（ICD-9-CM-3：80.7602）

患者姓名：_____ 性别：_____ 年龄：_____ 门诊号：_____ 住院号：_____

住院日期：___年__月__日 出院日期：___年__月__日 标准住院日7～10天

时间	住院第 1 天	住院第 2 天（术前日）	住院第 3～5 天（手术日）
主要诊疗工作	□ 询问病史及体格检查 □ 完成住院志、首次病程、上级医师查房等病历书写 □ 完善术前检查 □ 上级医师查房与术前评估 □ 初步确定手术方式和日期	□ 上级医师查房 □ 完成必要的相关科室会诊 □ 完成术前准备与术前评估 □ 根据症状、体检、膝关节 X 线片及术前各项化验，行术前讨论，确定手术方案 □ 完成术前小结、上级医师查房记录等病历书写 □ 向患者及家属交代病情和围手术期注意事项，签署手术知情同意书、自费用品协议书等	□ 手术 □ 术者完成手术记录 □ 向患者及家属交代手术过程概况及术后注意事项 □ 完成术后病程 □ 上级医师查房
重点医嘱	长期医嘱： □ 骨科护理常规 □ 二级护理 □ 饮食 □ 患肢减少活动 临时医嘱： □ 血常规、尿常规 □ 凝血功能 □ 感染性疾病筛查、肝肾功能、电解质、血糖、血脂 □ 血沉、CRP、HLA-27 □ 类风湿全套、结核三项 □ 胸片、心电图 □ 膝关节 MRI 及正侧位 X 线片 □ 肺功能、超声心动（视患者情况而定）	长期医嘱：（增加） □ 患者既往内科疾病基础用药 临时医嘱： □ 术前医嘱：常规准备明日在◎神经阻滞麻醉◎椎管内麻醉◎全麻下行人工全膝关节置换术 □ 术前禁食水 □ 术前备皮 □ 其他特殊医嘱	长期医嘱： □ 骨科术后护理常规 □ 明日普食 □ 引流管记引流量 □ 尿管记尿量 临时医嘱： □ 今日在◎神经阻滞麻醉、椎管内麻醉◎全麻下进行关节镜下膝关节滑膜切除术 □ 心电监护、吸氧 □ 补液（视病情） □ 胃黏膜保护剂 □ 消肿改善血液循环 □ 术后抗凝（视病情）

时间	住院第1天	住院第2天（术前日）	住院第3~5天（手术日）
主要护理工作	□ 入院宣教：介绍病房环境、设施和设备 □ 入院护理评估	□ 宣教、备皮等术前准备 □ 提醒患者明晨禁水	□ 观察患者病情变化 □ 术后心理与生活护理
病情变异记录	□无 □有，原因： 1. 2.	□无 □有，原因： 1. 2.	□无 □有，原因： 1. 2.
护士签名			
医师签名			

时间	住院第4~5天（术后第1~2日）	住院第6~8天（术后第3~4日）	住院第9~10天 术后第5~6天（出院日）
主要诊疗工作	□ 上级医师查房，注意病情变化 □ 完成常规病程记录 □ 注意引流量 □ 注意观察体温、血压等 □ 拔除引流管	□ 上级医师查房 □ 完成常规病程记录 □ 观察伤口情况，是否存在渗出、红肿等情况 □ 复查血常规、凝血功能，如贫血严重及时输血	□ 上级医师查房，进行手术及伤口评估，确定有无手术并发症和伤口愈合不良情况，明确是否出院 □ 完成出院记录、病案首页、出院诊断证明书等 □ 向患者交代出院后的注意事项，如复诊的时间、地点，发生紧急情况时的处理等
重点医嘱	长期医嘱： □ 骨科术后护理常规 □ 一/二级护理 □ 普食引流管记引流量 □ 术后抗凝（视病情） □ 胃黏膜保护剂 □ 消肿改善血液循环药物 临时医嘱： □ 止吐 □ 镇痛 □ 伤口换药（必要时）	长期医嘱： □ 骨科术后护理常规 □ 普食 □ 二级护理 □ 术后抗凝（视病情） 临时医嘱： □ 伤口换药 □ 功能锻炼 □ 复查血尿常规、肝肾功能、电解质（必要时）	出院医嘱： □ 出院带药 □ 嘱__日后拆线换药（根据出院时间决定） □ 门诊复查 □ 如有不适，随时来诊

时间	住院第 4 ~ 5 天 （术后第 1 ~ 2 日）	住院第 6 ~ 8 天 （术后第 3 ~ 4 日）	住院第 9 ~ 10 天 术后第 5 ~ 6 天（出院日）
主要护理工作	□ 观察患者情况 □ 术后心理与生活护理 □ 指导患者术后功能锻炼	□ 观察患者情况 □ 术后心理与生活护理 □ 指导患者术后功能锻炼	□ 指导患者办理出院手续
病情变异记录	□无 □有，原因： 1. 2.	□无 □有，原因： 1. 2.	□无 □有，原因： 1. 2.
护士签名			
医师签名			

附5：膝关节置换临床路径（2016 年版）

一、全膝关节置换临床路径标准住院流程

（一）适用对象。

第一诊断为严重骨性关节炎、严重类风湿性关节炎，其他原因导致的严重膝关节炎、严重膝关节僵直或强直。

行膝关节置换术，或含以下诊断和术式：

81.54002	全膝关节表面置换术
81.54004	膝关节单髁置换术
81.54005	膝关节髌股关节置换术
81.54007	膝关节双间室置换术
81.54008	铰链式人工膝关节置换术

（二）诊断依据。

1. 病史：多见老年病人，长期反复的膝关节疼痛或者肿胀，严重的膝关节活动受限。

2. 体检：膝关节比较严重的内、外翻畸形，严重的膝关节活动受限。

3. 辅助检查：双膝 X 线片，单膝负重位 X 线片，双下肢全长 X 光片，髌骨轴位片，必要时 CT 及 MRI 检查。

（三）治疗方案的选择及依据。

1. 诊断明确的骨关节炎，症状明显，保守治疗无效，影响正常生活和运动。

2. 无手术禁忌证。

（四）标准住院日为 7 ～ 14 天。

（五）进入路径标准。

1. 第一诊断为骨性关节炎、类风湿性关节炎，其他原因导致的严重关节炎、膝关节僵直或强直。

2. 当患者同时具有其他疾病诊断时，但在住院期间不需要特殊处理也不影响第一诊断的临床路径流程实施时，可以进入路径。（六）术前准备 1 ～ 4 天。

1. 必需的检查项目：

（1）血常规、尿常规；

（2）肝肾功能、电解质、血糖、心肌酶；

（3）凝血功能Ⅲ号；

（4）感染性疾病筛查（乙肝、丙肝、艾滋病、梅毒等）；

（5）单膝负重位 X 线片，双下肢全长 X 线片，膝关节侧位 X 线片，髌骨轴位片；

（6）胸片、心电图、超声心动，肺功能。

2. 根据患者病情可选择：

（1）血气分析；下肢彩超。

（2）有相关疾病者必要时请相关科室会诊。

（七）选择用药。

1. 抗菌药物：按照《抗菌药物临床应用指导原则》（卫医发〔2015〕43号）执行。

（八）手术日为入院第 2 ～ 5 天。

1. 麻醉方式：椎管内麻醉、神经阻滞或全麻。

2. 手术方式：膝关节置换术。

3. 手术内植物：人工假体（可包括髌骨假体）。

4. 输血：根据患者具体情况而定。

（九）术后住院恢复 3 ～ 10 天。

1. 必须复查的检查项目：双下肢全长 X 线片，膝关节正侧位 X 线片，髌骨轴位片。

2. 查血常规、血沉、CRP、凝血Ⅲ号，电解质、心肌酶及 TNT。

3. 术后处理：

（1）抗菌药物：按照《抗菌药物临床应用指导原则》（卫医发〔2015〕43号）执行；

（2）术后镇痛：参照《骨科常见疼痛的处理专家建议》；

（3）术后康复：根据手术状况按相应康复计划康复。

（十）出院标准。

1. 体温正常，足趾活动正常。

2. 伤口愈合良好，伤口无感染征象（或可在门诊处理的伤口情况），关节无感染征象。

3. 没有需要住院处理的并发症和/或合并症。

4. 关节活动范围至少0～90度。

5. 可下地扶拐行走。

（十一）变异及原因分析。

1. 围手术期并发症：深静脉血栓形成、伤口感染、关节感染、神经血管损伤等，造成住院日延长和费用增加。

2. 内科合并症：老年患者常合并内科疾病，如脑血管或心血管病、糖尿病、高血压、血栓等，手术可能导致基础疾病加重而需要进一步治疗，从而延长治疗时间，并增加住院费用。

3. 植入材料的选择：术中根据术者判断可置换髌骨，也可不置换髌骨，因此导致住院费用存在差异。

二、全膝关节置换临床路径表单

适用对象：第一诊断为严重骨性关节炎、严重类风湿性关节炎，其他原因导致的严重关节炎、严重膝关节僵直。

行膝关节置换术

患者姓名：_____ 性别：_____ 年龄：_____ 门诊号：_____ 住院号：_____

住院日期：___ 年___月___日 出院日期：___ 年___月___日 标准住院日7~14天

时间	住院第 1 天	住院第 2~4 天（术前日）	住院第 2~5 天（手术日）
主要诊疗工作	□ 完成"住院志"询问病史、体格检查、初步诊断 □ 完成"首次病程记录" □ 完成"住院病历" □ 上级医师查房、术前评估、确定诊断、手术日期 □ 完成上级医师查房记录 □ 开医嘱：常规化验、检查单	□ 上级医师查房 □ 继续完成检查及必要的会诊 □ 医师查房、手术前评估 □ 完成"术前小结"和上级医师查房记录 □ 签署"手术知情同意书"向患者及家属交代术前注意事项 □ 手术准备 □ 麻醉科医师访视病人进行评估并签署"麻醉同意书"	□ 手术：膝关节置换术 □ 完成手术记录和术后当天的病程记录 □ 交代术中情况及注意事项 □ 麻醉科大夫术后随访 □ 交班前医师查看术后病人情况并记录交班
重点医嘱	长期医嘱： □ 骨科护理常规 □ 二级护理 □ 饮食 □ 既往内科基础疾病用药 临时医嘱： □ 血、尿常规检查；凝血功能；感染性疾病筛查；肝肾功能＋电解质＋血糖；心肌酶；胸片、心电图；超声心动；肺功能 □ 单膝负重位 X 线片，双下肢全长 X 线片，膝关节侧位 X 线片 □ 膝关节 CT 及 MRI（视情况而定） □ 根据病情：血管超声、血气分析，请相关科室会诊	长期医嘱： □ 同前 □ 内科基础疾病用药的调整 临时医嘱： □ 根据会诊要求开检查化验单 □ 术前医嘱：明日在何麻醉下行膝关节置换术 □ 术前禁食水 □ 术前抗生素皮试 □ 术区备皮 □ 术中抗生素带入手术室 □ 术中抗凝药物带入手术室 □ 其他特殊医嘱	长期医嘱： □ 骨科护理常规 □ 一级护理 □ 饮食 □ 患肢抬高、制动 □ 抗生素 □ 抗凝药 □ 股神经管接止痛泵 □ 镇痛药物 □ 内科基础疾病用药 临时医嘱： □ 今日在何麻醉下行膝关节置换术 □ 耗材计费 □ 补液（必要时） □ 镇痛药物 □ 抗生素 □ 伤口换药（必要时）
主要护理工作	□ 入院介绍 □ 完成护理评估并记录 □ 处理医嘱、并执行 □ 健康宣教 □ 指导病人到相关科室进行检查心电图、胸片等 □ 按时巡视病房 □ 认真完成交接班	□ 常规护理、 □ 术前心理护理（紧张、焦虑） □ 术前备皮、沐浴、更衣、灌肠 □ 术前物品准备 □ 完成护理记录 □ 完成责任制护理记录 □ 认真完成交接班 □ 按时巡视病房	□ 观察病人病情变化：生命体征，足背动脉搏动，患肢皮肤温度、感觉及运动情况，如有异常通知医生 □ 向病人交代术后注意事项 □ 术后生活及心理护理 □ 处理执行医嘱 □ 完成责任制护理 □ 按时巡视病房认真完成交接班

时间	住院第 1 天	住院第 2 ~ 4 天（术前日）	住院第 2 ~ 5 天（手术日）
病情变异记录	□无 □有，原因： 1. 2.	□无 □有，原因： 1. 2.	□无 □有，原因： 1. 2.
护士签名			
医师签名			

时间	住院第 3 ~ 6 天 （术后第 1 ~ 3 日）	住院至 4 ~ 14 天住院 （术后第 2 ~ 10 日）	
主要诊疗工作	□上级医师查房：进行患肢情况、并发症的评估 □完成"日常病程记录"上级医师查房记录 □指导病人进行踝部练习和股四头肌收缩练习，完成主动患侧直抬腿，指导患者下床 □如果血色素 < 8.5g/dl，并结合病人一般情况，可以给予输血 400 ~ 800ml	□伤口换药 □复查术后 X 线片（膝关节正侧位、双下肢全长位） □主管医师查房，初步确定出院日期 □完成上级医师查房记录 □完成"出院总结""病历首页"的书写 □提前通知患者出院时间 □向患者及家属交代出院注意项、复查时间、拆线时间和康复程序	
重点医嘱	长期医嘱： □运动医学术后护理常规 □二级护理 □饮食 □抗生素 □抗凝药物 □股神经管接止疼泵 □镇痛药物 □内科基础疾病用药 临时医嘱： □根据情况：输血 400 ~ 800ml □伤口如果渗出，给予伤口换药	长期医嘱： □运动医学术后护理常规 □二级护理 □饮食 □抗生素 □抗凝药物 □股神经管推注局麻药物 □镇痛药物 □内科基础疾病用药 临时医嘱： □根据情况：拔除股神经管 □复查术后 X 线片：膝关节正侧位、双下肢全长位 X 线片 □伤口换药 □出院带药：抗生素和必要消炎止痛药物	

时间	住院第 3 ~ 6 天 （术后第 1 ~ 3 日）	住院至 4 ~ 14 天住院 （术后第 2 ~ 10 日）	
主要 护理 工作	□ 协助康复医师完成下 　列康复：（1）踝泵， 　（2）股四头肌收缩和 　放松，（3）直抬腿， 　（4）下地 □ 协助医生伤口换药 □ 协助病人持拐下地 　行走 □ 处理执行医嘱 □ 术后心理、生活护理 □ 完成病情观察护理 　记录 □ 认真完成交接班	□ 协助医生伤口换药 □ 协助康复医师指导患者下 　床活动 □ 出院指导 □ 协助家属办理出院手续	
病情 变异 记录	□无 □有，原因： 1. 2.	□无 □有，原因： 1. 2.	□无 □有，原因： 1. 2.
护士 签名			
医师 签名			

附6：人工膝关节置换术后康复临床路径（2016 年版）

一、人工膝关节置换术康复临床路径

（一）适用对象

已行人工膝关节置换术（ICD-9-CM-3：81.54）。

（二）诊断依据

根据《临床诊疗常规 – 物理医学与康复分册》（中华医学会编著，人民卫生出版社），《康复医学》（第五版，人民卫生出版社）。

1. 临床表现

（1）下肢运动功能障碍；

（2）站立 / 步行功能障碍；

（3）日常生活活动能力障碍；

2.影像学检查：X 线片显示人工膝关节

（三）康复评定

分别于入院后 1 ～ 3 天进行初期康复评定，入院后 9 ～ 11 天进行中期康复评定，出院前进行末期康复评定。

1.一般临床情况评定

2.康复专科评定

（1）伤口情况评定；

（2）下肢围度评定；

（3）下肢血液循环状况评定；

（4）膝关节关节活动度评定；

（5）下肢肌力评定；

（6）转移 / 负重能力评定；

（7）步态评定；

（8）日常生活活动能力评定。

（四）治疗方案的选择

根据《临床诊疗指南 – 物理医学与康复分册》（中华医学会编著，人民卫生出版社）、《康复医学》（第五版，人民卫生出版社）

1.一般临床治疗

2.康复治疗

（1）安全活动指导与健康教育；

（2）物理因子治疗；

（3）肌力训练；

（4）关节活动度训练；

（5）转移能力训练；

（6）下肢负重训练；

（7）步行训练，包括助行器选择与使用训练；

（8）日常生活活动能力训练；

（9）常见并发症处理；

（10）感染治疗；

（11）血栓处理；

（12）出现骨折、假体脱落、神经损伤等严重并发症和严重合并症时需专科会诊与转诊。

（五）标准住院日 14 ~ 21 天

（六）进入路径标准

1. 骨科已行人工关节置换术（ICD-9-CM-3：81.54），无严重术后并发症和严重合并症；

2. 当患者同时具有其他疾病诊断，但在住院期间不需要特殊处理也不影响第一诊断的临床路径流程实施时，可以进入路径。

（七）住院期间辅助检查项目

1. 必须检查的项目：

（1）血常规、尿常规、大便常规；

（2）肝肾功能、电解质、血糖、血脂、凝血功能；

（3）感染性疾病筛查（乙肝、丙肝、梅毒、艾滋病等）；

（3）心电图、胸片；

（4）膝关节 X 线片；

（5）下肢静脉血管超声；

（6）D 二聚体。

2. 根据具体情况可选择的检查项目：心肌酶谱、胸片、肺功能、超声心动等。

（八）出院标准

1. 无手术相关感染；

2. 下肢功能改善或进入平台期。

（九）变异及原因分析

1. 出现严重并发症和合并症，需要转入其他专科治疗。

2. 辅助检查结果异常，需要复查，导致住院时间延长和住院费用增加。

3. 住院期间病情加重，出现并发症，需要进一步诊治，导致住院时间延长和住院费用增加。

4. 既往合并有其他系统疾病，腰椎间盘突出症可能导致既往疾病加重而需要治疗，导致住院时间延长和住院费用增加。

二、人工膝关节置换术康复临床路径表单

适用对象：已行人工膝关节置换术（ICD-9-CM-3：81.54）。

患者姓名：_____ 性别：_____ 年龄：_____ 住院号：_____ 门诊号：_____

住院日期：___年___月___日 出院日期：___年___月___日 标准住院日 14~21 天

时间	住院第 1 天	住院第 2 天	住院第 3 天
主要诊疗工作	□ 询问病史及体格检查 □ 完成病历书写 □ 开化验单及相关检查单 □ 上级医师查房与初期康复评定	□ 主治医师查房，完成相关病历书写 □ 根据化验和相关检查结果，排除康复治疗禁忌症 □ 拟定康复治疗方案 □ 签署康复治疗知情同意书、自费项目协议书等 □ 向患者及家属交代病情及康复治疗方案 □ 必要时请相关科室会诊	□ 上级医师查房，根据情况调整具体治疗方案 □ 进一步明确康复治疗方案
重点医嘱	长期医嘱： □ 康复医学科护理常规 □ 二级护理 □ 饮食 □ 患者既往基础用药 □ 体位摆放 临时医嘱： □ 血常规、尿常规、大便常规 □ 肝肾功能、电解质、血糖 □ 心电图 □ 膝关节 X 线片 □ 胸片、肺功能、超声心动（根据患者情况选择）	长期医嘱： □ 康复医学科护理常规 □ 二级护理 □ 饮食 □ 患者既往基础用药 □ 体位摆放 □ 物理因子治疗 □ 肌力训练 □ 关节活动度训练 □ 转移能力训练 □ 负重训练 临时医嘱： □ 请相关科室会诊	长期医嘱： □ 康复医学科护理常规 □ 二级护理 □ 饮食 □ 患者既往基础用药 □ 体位摆放 □ 物理因子治疗 □ 肌力训练 □ 关节活动度训练 □ 转移能力训练 □ 负重训练 临时医嘱： □ 其他特殊医嘱
主要护理工作	□ 入院介绍（病房环境、设施等） □ 入院护理评定	□ 观察患者病情变化并及时报告医师 □ 心理与生活护理 □ 指导患者功能锻炼	□ 观察患者病情变化并及时报告医师 □ 心理与生活护理 □ 指导患者功能锻炼
病情变异记录	□ 无□ 有，原因： 1. 2.	□ 无□ 有，原因： 1. 2.	□ 无□ 有，原因： 1. 2.
护士签名			
医师签名			

时间	住院第 4 ~ 19 天	住院第 13 ~ 20 天（出院前日）	住院第 14 ~ 21 天（出院日）
主要诊疗工作	□ 中期康复评定 □ 完成病程 □ 根据患者情况，随时调整治疗方案	□ 末期康复评定 □ 指导出院后康复训练方案：如体位摆放、活动禁忌、负重时间、步态训练的注意事项等	□ 再次向患者及家属介绍出院后注意事项，出院后治疗及家庭保健 □ 患者办理出院手续，出院
重点医嘱	长期医嘱： □ 康复医学科护理常规 □ 二级护理 □ 饮食 □ 患者既往基础用药 □ 体位摆放 □ 物理因子治疗 □ 肌力训练 □ 关节活动度训练 □ 转移能力训练 □ 负重训练 临时医嘱： □ 其他特殊医嘱	长期医嘱： □ 康复医学科护理常规 □ 二级护理 □ 饮食 □ 患者既往基础用药 □ 体位摆放 □ 物理因子治疗 □ 肌力训练 □ 关节活动度训练 □ 转移能力训练 □ 负重训练 出院医嘱： □ 明日出院 □ 2 周后门诊复诊	出院医嘱： □ 通知出院 □ 依据病情给予出院康复指导
主要护理工作	□ 观察患者病情变化并及时报告医师 □ 心理与生活护理 □ 指导患者功能锻炼	□ 观察患者病情变化并及时报告医师 □ 心理与生活护理 □ 指导患者功能锻炼	□ 指导患者办理出院手续 □ 出院宣教
病情变异记录	□ 无 □ 有，原因： 1. 2.	□ 无 □ 有，原因： 1. 2.	□ 无 □ 有，原因： 1. 2.
护士签名			
医师签名			

第七章　膝关节退行性疾病治疗方法的选择

　　膝关节退行性病变是伴随人类终身的疾病，在各种骨关节疾病中其发病率较人体其他几大关节要高出 60% ~ 80%，膝关节退行性疾病的发病可分为早期、中期和晚期。

　　膝关节早期发病也称为软骨磨损期，中期多为软骨退变期，晚期多为软骨凋亡、坏死期；从年龄划分：30 岁至 45 岁，多为早期退变诱发膝关节滑膜炎和髌骨软化；中期 45 岁至 60 岁多为软骨退变期；晚期多为 60 岁以上，亦称骨性关节炎的终末期。

　　据世界卫生组织公布《终止儿童肥胖实施计划》1975—2015 年 40 年，世界各地 5 岁至 19 岁的肥胖儿童和青少年增加了 10 倍，依照目前的趋势到 2020 年儿童和青少年肥胖人数将超过中度或重度体重不足的人数。该研究是有史以来参与人数最多的一次流行病学调查，该调查已在世界权威杂志《柳叶刀》上刊发。

　　伦敦帝国理工学院公共卫生学院伊萨迪教授介绍，1000 多名研究人员对全球 3150 万名 5 ~ 19 岁儿童青少年的体重等数据进行了分析。1975 年，世界儿童和青少年的肥胖率不到 1%；到 2016 年，女童的肥胖率增加到近 6%，男童的肥胖率增加到近 8%。综合起来，全球 5 ~ 19 岁年龄组的肥胖者从 1975 年的 1100 万人增加到 2016 年的 1.24 亿人，增加了 10 倍以上。此外，2016 年全球还有 2.13 亿名儿童青少年超重，但尚未达到肥胖标准。

　　研究同时显示，过低收入和中等收入国家，尤其是亚洲，儿童和青少年肥胖率的上升速度近年来有所加快，而高收入国家的上升速度有所放缓并已趋于稳定。伊萨迪认为，高能量食品，特别是对深加工的碳水化合物的消费增加，是导致亚洲新兴国家儿童青少年体重增加的重要原因之一。

在发布这一研究结果的同时，世界卫生组织还公布了《终止儿童肥胖实施计划》，呼吁一线卫生保健工作者积极识别和管理超重或肥胖儿童。世界卫生组织非传染性疾病监测和基于人群的预防规划协调员布尔表示，各国应重点致力于减少对廉价、深加工、高热量和营养欠佳食品的消费；还应通过积极的娱乐和体育运动来促进青少年参与体育锻炼，减少儿童用于视屏和久坐的时间。

关于膝关节退行性疾病的年龄低龄化，国内、外专家均认为体重是第一大危险因素，另外其他失配性疾病，如糖尿病、痛风等代谢性疾病发病率也在升高。

对于膝关节退行性病变的治疗，循证原则是根据患者年龄段及个体的具体情况，一般可分为保守治疗、微创治疗和手术治疗。根据《国际骨关节炎研究学会髋与膝骨关节炎治疗指南——第二部分：基于循证和专家共识之治疗指南与外用非甾体抗炎药治疗肌肉骨骼系统疼痛的中国专家共识》中指出：对膝OA患者的最佳治疗方法是联合应用非药物治疗和药物治疗。

1. 非药物治疗建议

对所有膝OA患者进行健康教育（如治疗目的、生活方式改变的重要性、运动和活动频率、减轻体重和其他可减轻损伤关节负担的方式）。前期主要关注患者主动治疗，而非以健康专家为主旨的被动治疗，后期重点在于鼓励患者坚持非药物治疗方案。两个汇总分析（LoE Ia）支持对所有患者进行健康教育，但是缓解疼痛的作用却很小，且目前还没有采用适当的析因设计之随机对照研究来评估宣教疗法中各个方案的疗效。自我管理疗法中哪一部分对疗效的作用最大，荟萃回归分析没有得出结论，方案前期主要关注患者自助及主动治疗，而不是只考虑专家意见、常识、经济等因素并以健康专家为主旨的被动治疗，大量锻炼疗法随机对照研究证据表明，方案后期重点是放在鼓励患者坚持非药物治疗。

定期电话联系随访可改善膝OA患者的临床状况。1项439例OA患者随机对照研究显示，医务人员每月定期与OA患者电话联系一次以改善患者自我护理水平，会明显减轻关节疼痛，改善关节活动度，且其效果最高可维持1年之久。随后的组间分析显示，定期电话随访联系即使是对一组长期接受药物和物理治疗的患者，也对疼痛的缓解有辅助作用。Warsi等关于OA自我管理的汇总分析报道中有3个研究涉及膝OA，电话定期随访联系是其中一部分。另外3个关于缓解疼痛评估的研究证实，如果采用本方案，开展定期电话随访联系膝OA患者并以专家意见进行指导，会改善患者的临床状况。

物理治疗师恰当指导（或使用适当的辅助工具如手杖、助行器）。可改善膝 OA 患者症状（减轻疼痛，改善关节功能）物理治疗师给予恰当的指导是专家委员会 100% 强烈推荐的，并且受到现有 5 个关于理疗方面治疗指南的全部推荐。

研究表明物理治疗师给予指导，坚持 4 周锻炼，治疗 4 周后，患者的疼痛评分标准都得到改善，疗效可维持 1 年。研究表明方案的临床疗效优于家庭功能锻炼。另外，鼓励膝关节骨性关节炎的患者开展有氧运动、肌力锻炼和增加活动范围的锻炼并有规律地坚持进行。临床调查表明，有氧运动和股四头肌肌力锻炼缓解膝关节疼痛为中度有效。

鼓励体重超标的膝 OA 患者减轻体重，并将体重维持在较低水平这一方案，受到 OA 治疗指南制定委员会 100% 强烈推荐，而且现有 14 个下肢 OA 治疗指南中有 13 个推荐本方案。膝 OA 患者疼痛缓解，僵硬度改善，关节功能提高度自较弱转为中等，疼痛评分降低（＞50%）。临床调查表明体重减轻平均6.1kg（4.7～7.6kg）后缓解疼痛。回顾性汇总分析表明体重减轻＞5%或每周＞0.24%，可明显改善肢体病症。

助行器械可减轻膝 OA 患者疼痛。告知患者如何更好地持手杖、拐杖，以健侧手使用助行器械、助行架或带轮子助行器更适于两侧病患者。所有专家都认可和推荐此方案。

此方案受到健侧手使用手杖对膝 OA 患者膝关节生物力学影响研究及更早期的健侧手使用手杖。数据表明膝 OA 患者 40% 以上使用手杖，而且现有 11 个 OA 治疗指南中全部推荐有症状的膝 OA 患者使用手杖。

轻中度膝关节内外翻不稳的膝 OA 患者采用护膝可有效减轻膝痛和不稳定，减少摔倒概率。1 项 Cochrane 回顾和 1 项对外翻护膝结合药物治疗、橡胶护膝结合药物治疗、单纯药物治疗进行随机对照研究的结果表明，膝 OA 患者采用护膝后 WOMAC 疼痛评分和 McMaster 多伦多关节炎患者残疾问卷（MACTAR）结果显示能明显缓解疼痛、改善僵硬度和关节功能，应用 6 个月外翻护膝的 WOMAC 疼痛评分明显低于橡胶护膝，在现有囊括此治疗方案的 9 个膝 OA 治疗指南中，有 8 个推荐使用护膝。

膝 OA 患者均应听从穿着适当鞋子的建议，膝 OA 患者垫鞋垫可减轻疼痛并改善行走，侧方楔形鞋垫对有症状的胫股内侧髁 OA 患者有益。——现有 13 个膝 OA 治疗指南中有 12 个推荐胫股内侧髁 OA 患者使用侧方楔形鞋垫。3 个试验观察而非随机对照研究报道显示，本方案及减少膝关节侧方应力有助于改善患者临床症状，患者 NSAID$_S$ 用量和依从性均小于单纯药物治疗组，研究认可这一结果，并有系统性回顾加以支持。2 年后，该研究并未观察到本治疗方案能对关节起到结构性保护的作用，本方案中每位膝 OA 患者均应听从穿着适当鞋子的建议，完全基于专家建议，下肢（髋或膝）OA 患者穿着运动鞋或有减震作用鞋垫的鞋子以减轻症状。

热疗可对减轻膝 OA 患者症状有效——热疗和低温疗法均广泛用于膝 OA 患者的临床治疗，热疗可采用电透热疗法、热敷、热水浸泡或蜡浴，低温疗法则多用冰袋冷敷，或用冰按摩，涉及温度疗法的现有 10 个 OA 诊疗指南中有 7 个推荐应用热疗和低温疗法与微波透热疗法的比较，用冰按摩 2 周（5 次 / 周，20min/ 次）可明显改善（29%）股四头肌肌力；用冰袋冷敷 3 周（3 次 / 周），疼痛有所缓解，但作用不很明显；微波透热疗法治疗 3 周后疼痛无缓解，没有循证依据证明经温度疗法中任一方法治疗后 3 个月仍有临床效果，现仍未见温度疗法治疗。

经皮神经电刺激对控制膝 OA 患者短期疼痛有一定帮助。现有 10 个膝 OA 诊疗指南中有 8 个推荐应用经皮神经电刺激（TENS）来缓解疼痛，OARSI 治疗指南制定委员会对支持本方案的循证依据进行回顾证实，TENS 治疗 2 ~ 4 周后可短期明显缓解膝 OA 患者疼痛，TENS 的生理学原理可能是，处于同一节段的痛觉传导神经在接受的刺激达到一定强度后，便会产生抑制作用，尚无报道表明 TENS 有严重的不良反应。

针灸对有症状的膝 OA 患者有效。在现有的 8 个提及针灸疗法的 OA 诊疗指南中有 5 个推荐使用针灸，本方案经 Delphi 法反馈后的一致赞同推荐率为 69%。OARSI 治疗指南制定委员会对支持本方案（下肢 OA 患者临床疗效）的循证依据进行总结，显示针灸缓解疼痛、改善僵硬度有明显临床疗效。早在 2001 年报道的 1 项关于 7 个随机对照研究试验（393 例患者）的系统性回顾表明，针灸较假针刺可有效缓解疼痛，改善膝关节活动度的依据却不足，但近期 1 项 352 例膝 OA 患者的随机对照研究结果表明，针灸缓解疼痛效果较弱（仅有统计学意义），且疗效主要集中在治疗 2 ~ 6 周后，接受宣教及锻炼治疗的患者经理疗师加用针灸后，6 个月时 WOMAC 疼痛评分并无额外改善。

2. 药物治疗建议

对乙酰氨基酚（扑热息痛）可作为首选的有效口服止痛药（最多可用至 4g/d），用于治疗膝 OA 患者轻至中度疼痛，在缺乏充分应用依据，有严重疼痛、炎症及同时服用其他药物，并发其他疾病的情况下，基于安全性和有效性考虑，应采用其他药物治疗。现有的16个膝OA治疗指南中有16个认可对乙酰氨基酚（扑热息痛）作为主要推荐应用的止痛药，现今欧洲抗风湿病联盟（EULAR）基于安全性与有效性考虑，提出对乙酰氨基酚（扑热息痛）作为首选的有效口服止痛药用于治疗膝OA患者轻至中度疼痛，最多用至4g/d，如果有效则可作为长期口服止痛药应用，但长期应用对乙酰氨基酚（扑热息痛）的剂量至4g/d的安全性和有效性，近几年已受到质疑，OARSI治疗指南制定委员会支持本方案的循证依据，源自Cochrane对2002年7月前1篇随机对照研究的回顾及1篇对2004年10篇随机对照研究（1712例膝OA患者）的汇总分析（LoeIa），本方案的有效性得到了肯定，1项不久更新并在2006年发表的Cochrane对15篇随机对照研究（7个与安慰剂比较，10个与NSAID比较，共5986例患者）所作的系统回顾表明，其中5篇提示对乙酰氨基酚优于安慰剂，汇总分析多种治疗方法对缓解整体疼痛的差异，有统计学意义，但疗效很小。

使用NSAD最小有效剂量治疗有症状的膝OA患者，并尽可能避免长期使用，对胃肠道高风险患者，可考虑使用环氧化酶-2（COX-2）选择性抑制剂，或联合应用NSAID与具有胃肠道保护作用的质子泵抑制剂（PPI）或米索前列醇，但NSAID类药，包括COX-2选择性抑制剂，应谨慎用于有心血管风险的患者。NSAID与具有胃肠道保护作用的PPI或米索前列醇联合应用方案，在现有8个膝OA诊疗指南中全部受到推荐应用，11个提及COX-2选择性抑制剂治疗的指南中也全部推荐应用COX-2选择性抑制剂。尽管如此，仍应谨慎地考虑应用本治疗方案。

研究表明NSAID类药物能有效缓解膝OA患者的疼痛。2004年对23项短期应用NSAID类药物（包括COX-2选择性抑制剂，用于10000多例膝OA患者）与安慰剂的随机对照研究所作汇总分析显示，其缓解疼痛的ES为0.32，而10个没有去除无效组的研究结果均表明，其缓解疼痛的ES微弱，2004年另一对随机对照研究所作汇总分析表明，NSAID类药物缓解下肢OA患者疼痛优于对乙酰氨基酚。与对乙酰氨基酚相比，患者更倾向于应用NSAID类药物，但相对风险较高。

短期研究中大量证据表明，NSAID类药物的不良反应多于乙酰氨基酚，NSAID类药物可引起严重的胃肠道并发症，如上消化道溃疡、穿孔和出血，且随着年龄的增加，治疗期间兼服其他药物会增加这一风险，治疗疗程长短可能也会增加相关风险，对112篇随机对照研究（75000例患者）所作的系统回顾提示，应推荐胃肠道高风险患者应用COX-2选择性抑制剂，或联合应用

NSAID 与具有胃肠道保护作用的米索前列醇或 PPI（质子泵抑制剂是一种抑制胃酸分泌的药物，如奥美拉唑、兰索拉唑等），各治疗方案对有症状的消化性溃疡及严重胃肠道并发症患者，没有证据表明具有胃肠道保护作用的 H2 受体抑制剂与米索前列醇会导致腹泻的风险增加，亦没有证据表明小剂量阿司匹林用于预防心血管事件时，COX-2 选择性抑制剂与 H2 受体抑制剂或米索前列醇联合应用的胃肠道保护作用会消失。

有证据支持，有心血管风险因素患者在用 NSAID 类药物（包括选择性和非选择性 COX-2 抑制剂）时应格外小心，化学性预防结肠腺癌研究提示，心血管血栓形成事件（包括心肌梗死及中风）的增加导致 COX-2 选择性抑制剂罗非昔布在 2004 年退市。对其他 COX-2 选择性抑制剂和非选择性 NSAID 类药物的心血管安全性展开大量随机对照研究与系统性回顾研究，患者应用 COX-2 选择性抑制剂与非选择性 NSAID 类药物发生心血管事件，尽管有研究证实罗非昔布存在增加心血管风险的不良反应，但尚未发现塞来昔布或伐地昔布的心血管不良反应，而且与传统非选择性 NSAID 类药物相比，COX-2 选择性抑制剂总的心血管风险无明显异常，这一结果见于 2006 年对 COX-2 选择性抑制剂与非选择性 NSAID 类药物的动脉血栓并发症研究所作的系统性回顾和汇总分析。严重的心血管性事件发生率在应用 COX-2 选择性抑制剂患者中在应用非选择性 NSAID 类药物患者中为 1%，对心血管事件风险仅有轻微影响的传统 NSAID 类药物，如布洛芬、双氯芬酸和非萘普生引起心血管事件的发生率各不相同，欧盟药品评价局（EMEA）近期用药意见提示，对缺血性心脏病及中风患者，应禁用 COX-2 选择性抑制的 NSAID 类药物；对有心脏病高风险因素如高血压、高脂血症、糖尿病和吸烟及患有周围动脉病变的患者，在应用 COX-2 抑制剂时应格外注意。在美国，无论是 COX-2 选择性抑制剂还是非 COX-2 选择性抑制剂，所有市售 NSAID 类药物说明书上都有黑框警告：可能有引起心血管事件及胃肠道出血的潜在性。

膝 OA 患者局部外用 NSAID 类药和辣椒素可有效地辅助与替代口服止痛/消炎药。现有 9 个 OA 治疗指南中有 7 个认为，局部外用 NSAID 类药用作膝 OA 患者辅助或替代性治疗，是值得考虑的方式，局部外用 NSAID 类药物在减轻疼痛、僵硬度、改善功能方面优于安慰剂。

总之，局部外用 NSAID 类药是安全的，未见多于安慰剂的不良反应，胃肠道不良反应也不可能比口服 NSAID 类药大，但是局部反应如瘙痒、烧灼感和皮疹，则会出现得更频繁。

局部外用辣椒素膏中含有的亲脂性生物碱是从胡椒中提取的，通过黏合和激活瞬时感受器潜在的辣椒素 1 型阳离子通道，即瞬时受体电位香草酸亚型1（TRPV1）来激活并增加周围 C- 疼痛感受器的敏感性，虽然使用时会对局部皮肤造成灼痛，但它仍不失为有效的局部镇痛剂而被推荐用于替代或辅助治疗膝 OA。现有 9 个涉及辣椒素疗法的膝 OA 治疗指南中，有 8 个对其认可推荐，支持局部外用辣椒素（0.025% 浓度，每日 4 次）治疗膝 OA 患者疗效的证据，来自对辣椒素治疗慢性疼痛随机对照研究所作的汇总分析。

关节内注射皮质类固醇激素可用于治疗膝 OA。特别是膝 OA 患者中度至重度疼痛且口服镇痛 / 抗炎药效果不令人满意及伴有关节积液或其他局部炎症体征时，尤应考虑本方案——关节内注射皮质类固醇激素作为辅助性治疗并广泛应用于膝 OA 患者已有 60 多年历史，现有 13 个涉及该疗法的 OA 治疗指南中有 11 个推荐应用，支持本疗法疗效的证据，来自 2005 年 Cochrane 系统性回顾。一些随机对照研究表明，本治疗方案用于伴有滑液渗出患者的疗效更优，但并不提示炎性症状和关节积液程度的改善能良好预测临床疗效，可见关节内注射皮质类固醇激素的应用不应仅限于伴有炎症和（或）关节渗液的患者，一组随机对照研究显示，关节内注射丁哌卡因和曲安奈德 1 个月后或 3 个月后减轻疼痛的效果比关节内注射生理盐水更好。

28 个对照研究中 1973 例膝 OA 患者接受关节内注射皮质类固醇激素疗法，尚无严重不良反应报告，本疗法的潜在不良反应包括注射后阵发性疼痛、结晶性滑膜炎、关节血肿、关节感染，以及类固醇激素引起的关节软骨萎缩和全身不良反应（如液体潴留或高血压、糖尿病加重），关节内注射的要点已由将皮质类固醇激素准确地注射到用药部位，转移到最大限度地提高治疗效果和降低不良反应（如脂肪坏死和关节周围组织萎缩），目前有限的数据尚难以表明，多长时间给予膝 OA 患者关节内注射一次类固醇激素是安全的，大多数专家提醒，频繁应用须谨慎，一般每年重复注射不超过 4 次。

关节内注射透明质酸可能有益于膝 OA 患者。与关节内注射皮质类固醇激素相比，其可延缓发病，更好地缓解症状，但用药时间长。透明质酸是大分子量氨基葡聚糖，在正常关节及 OA 关节的关节液中均含有。尽管对它的疗效、性价比和优势比仍有较大争议，但关节内注射相对较高或低于平均分子量水平的透明质酸仍在临床广泛应用。现有 9 个 OA 治疗指南中有 8 个推荐其作为关节润滑补充剂或药物来有效治疗膝 OA 患者。随机对照研究（透明质酸关节内注射隔周 1 次，至少注射 3 次）进行汇总分析，注射后 2 ~ 3 个月疼痛减轻。

尽管这些研究得出的数据没有很强的说服力，但各研究之间的显著差异表明较大分子量的透明质酸可能会更有效。

Lequesne 指数评估显示关节内注射透明质酸有很小但明显的改善，治疗 6 个月后 Cochrane 回顾报告提示，透明质酸可改善因体重增加引起的疼痛，在统计学上有显著意义。10 个关节内注射透明质酸与皮质类固醇激素对照研究显示，注射后 4 周两者疗效无明显差异，但注射后 5 ~ 13 周关节内注射透明质酸在一个或多个指标（WOMAC 疼痛评分、Lequesne 指数、屈伸活动度及有效人数）上均有更好的效果。尚未发现关节内注射透明质酸明显的安全性问题，仅在与安慰剂对照的研究中发现一些小的不良反应，如患者经常会在注射区域感到轻微的一过性疼痛。

氨基葡萄糖和（或）硫酸软骨素治疗有益于症状性 OA 患者，若无明显反应即应考虑在 6 个月内停药。氨基葡萄糖和硫酸软骨素均为软骨中蛋白多糖的自然组成成分，OA 患者广泛将其用作"营养品"。硫酸氨基葡萄糖晶体制剂在欧洲、亚洲和拉丁美洲许多国家获准作为药品用于治疗 OA。现有 10 个涉及硫酸氨基葡萄糖的膝 OA 治疗指南中有 6 个推荐本疗法。OA 治疗指南制定委员会支持氨基葡萄糖疗效。10 个与安慰剂比较的随机对照研究显示，罗达药厂硫酸氨基葡萄糖制剂（1500mg/d）可明显改善疼痛和功能，而汇总其他氨基葡萄糖制剂的随机对照研究结果显示，在 WOMAC 疼痛或功能评分上无明显改善。对 8 个完全随机双盲的对照研究进行分析，亦未在 WOMAC 疼痛评分中表现出该药物有减轻疼痛或改善功能的疗效。但实验中应用硫酸氨基葡萄糖的相比较罗达药厂盐酸氨基葡萄糖的硫酸氨基葡萄糖的 ES 为 0.55（95%CI：0.29、0.82），也有人认为导致氨基葡萄糖实验结果之间差异的一种额外或替代性解释，可能是制备工艺的不同，但并未证实之。即在美国国立卫生研究院赞助的氨基葡萄糖 / 软骨素 OA 干预试验（GAIT）中使用盐酸氨基葡萄糖，以及在氨基葡萄糖最大疗效（GUIDE）试验中每日使用 1500mg 硫酸氨基葡萄糖，其主要实验结果并未明显改变缓解疼痛的 ES 值。应用硫酸氨基葡萄糖治疗膝 OA 的 NNT 是 5 且治疗过程中无任何严重不良反应。

支持硫酸软骨素可能会改善膝 OA 患者症状的依据也是相互矛盾的。经 Delphi 法证实，硫酸软骨素疗效的依据来自 2 个 2000 年发表和 1 个 2003 年发表的汇总分析。8 个随机对照研究（755 例病例）分析显示，硫酸软骨素缓解疼痛的 ES 为中度，没有证据表明有严重不良反应，并提示硫酸软骨素的疗效没有明显优于安慰剂。这也被近期对 20 个研究（3846 例患者）的系统性回顾和汇总分析所证实，即硫酸软骨素缓解疼痛的 ES 值为中度。

硫酸氨基葡萄糖和硫酸软骨素可能有调整膝 OA 患者关节结构的作用。支持每天使用 1500mg 硫酸氨基葡萄糖可能有调整膝 OA 患者关节结构作用的依据。

研究表明，接受治疗患者 3 年后 X 线片显示胫股关节内侧髁的关节间隙没有变窄，而安慰剂组间隙逐渐变窄。2 个实验汇总结果表明，接受治疗患者 KS 为 0.24。

支持硫酸软骨素（800mg/d）也可能有调整关节结构作用的依据。治疗 2 年后证实，硫酸软骨素的疗效很小：关节间隙最低改善为 0.16mm，平均改善为 0.23mm。

来自许多阿片类药物治疗慢性非癌性疼痛、肌肉骨骼疼痛及开始用于治疗 OA 的系统性回顾和汇总分析证实其短期内应用的有效性和可接受的安全性。对 18 个与安慰剂比较的随机对照研究（3244 例 KOA 患者）的分析显示，本疗法缓解剧烈疼痛为中度。各实验用药时间平均为 12 周（1.4 ~ 72 周）。阿片类药物在改善功能方面的疗效很小。阿片类药物虽有诸多益处，但常因出现不良反应如恶心（30%）、便秘（23%）、头晕（20%）、嗜睡（18%）和呕吐（13%）而使其应用受限。超过 25% 患者因阿片类药物治疗时出现不良反应而退出研究，治疗需要伤害数（NNH）为 5。与弱阿片类药物（盐酸曲马朵、曲马朵 / 对乙酰氨基酚和可待因和丙氧酚）19% 的退出率、NNH 为 9 相比，强阿片类药物（羟吗啡酮、羟考酮、羟考酮复合极低剂量钠曲酮、芬太尼、硫酸吗啡）的退出率为 31%，NNH 为 4。但另一阿片类药物治疗慢性非癌性疼痛（包括 OA）的汇总分析表明，只有强阿片类药物才有明显高于对乙酰氨基酚或 NSAID 的疗效。然而，对之前 10 年所作的一系统性回顾确认，与单用对乙酰氨基酚相比，对乙酰氨基酚和可待因联合应用确有止痛优势（约 5%），该优势虽很小但有统计学意义，然而却更易发生不良反应，所有系统性回顾均强调未见长期使用阿片类药物治疗 OA 的相关研究。现今已逐渐关注阿片类药物的依赖或成瘾性风险。虽然有证据表明，美国 1980—2000 年阿片类药物用于治疗慢性骨骼肌肉疼痛的剂量为规定剂量的 2 倍，强阿片类药物的使用剂量是规定剂量的 4 倍，但英国 2006 年对初级保健医生的调查显示，有多达 25% 患有持续性非癌性疼痛患者从未应用过处方类阿片类药物，因为对这类患者是否应用处方类阿片类药物，主要取决于医生的意见，而不是基于循证医学的治疗指南。

据最新中国医学会运动医疗分会外用非甾体抗炎药治疗肌肉骨骼系统疼痛的中国专家共识。

疼痛是肌肉骨骼系统疾病最主要的症状，通常需要使用镇痛药及非甾体抗炎药（nonsteroidal anti-inflammatory drugs，NSAIDs）治疗：口服 NSAIDs 在肌肉骨骼系统疼痛的治疗中占据核心地位，且具有良好的疗效，但口服 NSAIDs 的胃肠道安全性和耐受性问题一直被广泛关注；外用 NSAIDs 通过改变用药途径，在不降低镇痛效果的同时，可显著减少药物系统暴露量，提高 NSAIDs 的用药安全性，因此被广泛用于肌肉骨骼系统疾病所致的急、慢性疼痛的治疗。

近年来，随着全民健身运动的蓬勃发展，各种类型运动损伤的高发趋势日益明显。针对运动损伤引起的局部疼痛，外用 NSAIDs 的应用已逐渐成为常规，在欧洲和日本，外用 NSAIDs 的比例已达全部 NSAIDs 用药的 50% ~ 70%；仅英国 2009 年 1 年的外用 NSAIDs 处方就达 380 万之多；但在世界其他一些地区，外用 NSAIDs 的疗效和安全性尚未被充分认识；即使在美国，外用 NSAIDs 的使用也是近年才开展。我国外用 NSAIDs 比例低的状况不容忽视（不足全部 NSAIDs 处方的 10%）。尽管近年来这一情况有所改善，但骨关节科及运动损伤相关科室医师对外用 NSAIDs 的认识和接受度还有待提高。

外用镇痛药的种类很多，包括外用发红剂、外用辣椒碱、外用麻醉剂和外用 NSAIDs。相比于口服途径，局部外用制剂直接用于病变部位皮肤，经皮肤渗透到达病痛组织而发挥镇痛作用，具有起效快、局部浓度高、系统暴露量少以及全身不良反应少等优势，更适合肌肉骨骼系统急、慢性疼痛的治疗。在所有外用镇痛药中，外用 NSAIDs 的疗效最为显著。目前已经上市的外用 NSAIDs 包括双氯芬酸、酮洛芬、布洛芬等，尽管这些外用 NSAIDs 作用机制相似，但剂型有所不同（如凝胶剂、乳剂/膏、溶液剂、贴剂、喷雾剂等），临床疗效也存在一定差异。

Derry 等对常用的外用 NSAIDs 在急性肌肉骨骼系统疼痛（包括扭伤、拉伤及挫伤等）方面的疗效进行了评估，针对 61 项随机对照试验（RCTs）纳入的 8644 例受试病例的研究结果显示，多数外用 NSAIDs 治疗急性损伤疼痛的效果显著优于安慰剂，其中，双氯芬酸、酮洛芬具有更高的治疗成功率，双氯芬酸的治疗成功率为 74%，凝胶剂的治疗效果优于其他剂型，酮洛芬的治疗成功率为 73%，凝胶剂的疗效最佳。另外 3 项汇总分析显示，外用 NSAIDs 治疗急、慢性疼痛的效果亦相似，均优于安慰剂；其中，双氯芬酸、酮洛芬、布洛芬及吡罗昔康均具备可接受的 NNT。

对于扭伤、拉伤及挫伤导致的急性肌肉骨骼疼痛，既往指南通常建议采取休息、冰敷或抬高患肢等措施，对具体的疼痛管理则不明确，近期的相关指南已将外用 NSAIDs 明确作为疼痛管理的选择之一。

在以疼痛为主的慢性肌肉骨骼疾病（如骨关节炎、类风湿关节炎等）的疼痛管理方面，外用 NSAIDs 治疗同样也可获益，Derry 等对 23 项外用 NSAIDs 治疗慢性骨关节疼痛的 RCTs 进行了汇总分析，结果显示：在疼痛缓解方面，外用 NSAIDs 的疗效显著优于安慰剂，如外用双氯芬酸溶液治疗骨关节炎，疼痛缓解 50% 以上的 NNT 为 6.4，而双氯芬酸凝胶的 NNT 为 11；随着治疗时间的延长，治疗有效的 NNT 有逐渐增加的趋势。Rother 等报道了酮洛芬透皮制剂治疗骨关节炎的效果，并与口服塞来昔布及安慰剂进行了对比，结果显示：治疗 6 周后，酮洛芬组患者 WOMAC 疼痛评分较基线值下降了 18.2，口服塞来昔布组为 20.3，而安慰剂组仅下降了 9.9，提示酮洛芬缓解骨关节炎疼痛的疗效优于安慰剂，并与口服 NSAIDs 相当。该直接对比试验的结果表明，外用 NSAIDs 与口服制剂的长期疗效接近，长期应用外用 NSAIDs 治疗慢性疼痛时，NSAIDs 的局部不良反应（多为轻度皮肤刺激反应）略多于安慰剂组，但胃肠道不良反应与安慰剂组相当，并少于口服 NSAIDs 治疗组。

近年来，许多国际学会 [如美国风湿病学会（ACR）、美国骨科医师学会（AAOS）、国际骨关节炎研究学会（OARSI）、英国国家卫生与临床优化研究所（NICE）以及欧洲抗风湿病联盟（EULAR）] 制定的疾病（如骨关节炎和类风湿关节炎）诊治指南均建议使用外用 NSAIDs 治疗膝骨关节炎；其中，外用 NSAIDs 既可用于局部短期治疗，也可于口服 NSAIDs 之前作为初始治疗。

《NICE 成人骨关节炎临床治疗指南（2014）》及《骨关节炎诊治指南（2007 年版）》均建议骨关节炎患者在采用口服药物治疗前，应首先选择局部药物治疗。中、重度疼痛患者可联合使用外用 NSAIDs 与口服 NSAIDs，尽管外用 NSAIDs 主要在局部起效，不具有口服 NSAIDs 的全身疗效，不可能成为其替代品，但外用 NSAIDs 可作为口服 NSAIDs 的局部增效剂；一方面，可通过减少口服 NSAIDs 降低胃肠道等不良反应的发生风险；另一方面，对口服 NSAIDs 疗效不佳的部位可加用外用 NSAIDs 以增强局部镇痛效果，达到最佳的治疗效果。

虽然口服 NSAIDs 已广泛用于肌肉骨骼系统疼痛的治疗，但因其潜在的消化道和心血管不良反应发生风险，故不可长期使用，目前正在研究外用 NSAIDs 是否可缓解目标部位的疼痛而不致增加全身不良反应的发生风险，已有数项安慰剂对照的临床试验探讨了外用 NSAIDs 的安全性，这些试验表明，出现局部或全身不良事件的患者例数以及因不良事件而退出研究的患者例数在药物组和安慰剂组间并无显著差异，用药部位可有红斑、瘙痒、干燥和光敏性等不良反应，但均较轻微，并可自行缓解，对 61 项外用 NSAIDs 治疗急性疼痛的 RCTs 的汇总分析显示，外用 NSAIDs 局部皮肤反应发生率仅为 4.3%，与安慰剂组（4.6%）相当，且多为轻度或一过性；全身不良反应发生率与安慰剂组比较也无显著差异，外用 NSAIDs 的全身不良反应发生率较低，可归因于药物的基础设计，即药物浓度在局部组织中较高，而在血浆中较低，研究发现，局部外用酮洛芬后，关节内脂肪、关节囊和关节液中测得的药物浓度较血浆中药物浓度高 100 倍。

外用 NSAIDs 必须穿透皮肤渗透至病变部位才能发挥药理作用，不同剂型的外用 NSAIDs 具有不同的皮肤渗透特性，在穿透皮肤各层时，活性制剂需具备理想的渗透系数，这也是确定经皮给药的最可靠参数，即外用 NSAIDs 必须在亲脂性和亲水性之间达成平衡，其皮肤穿透性才会更好，在外用 NSAIDs 中，酮洛芬凝胶的对数 P 为 0.97，经皮扩散后所释放的活性物质所占比例可达 22%；其次为双氯芬酸（11%）、尼氟灭酸（4%）和吡罗昔康，除渗透系数外，外用 NSAIDs 的透皮效果还与含水量，是否有助于活性药物的溶解和迁移等剂型相关因素有关，外用 NSAIDs 的透皮特性与其局部抗炎活性密切相关，一项比较不同外用 NSAIDs 抗炎效果的动物实验结果表明，酮洛芬凝胶及双氯芬酸凝胶抑制前列腺素 E2（PGE2）合成及组织肿胀的能力显著强于安慰剂，而吡罗昔康凝胶、尼氟酸凝胶及布洛芬凝胶则与安慰剂相当。

超声药物透入疗法（又称声透疗法）是指利用治疗性超声波促进外用药物的皮下扩散。目前，该技术已被用于物理治疗，虽然超声功率目前尚未实现标准化，但相应的介质应可有效地传递超声波能量，在此方面，凝胶制剂显示出一定的优越性，与脱气水（理想的标准）相比，凝胶传播超声的效率高出 80%，而乳膏的传播效率则为 0 ~ 36%。一项来自声透疗法的研究显示，在应用脉冲和连续超声波治疗后，滑膜组织内的酮洛芬浓度显著升高，而其不进入血液，此外，它具有理想的对数 P，有利于超声波的传播。临床研究显示，使用酮洛芬凝胶进行超声药物透入治疗腕管综合征（CTS）、骨关节炎、滑膜炎、腰背肌筋膜炎等均获得了良好的效果。

外用 NSAIDs 治疗肌肉骨骼系统疼痛的中国专家共识：

（1）局部肌肉骨骼系统疼痛的治疗应优先选择不良反应少、安全性好的外用药，目前已有多种外用镇痛药适用于治疗肌肉骨骼系统疼痛。

（2）外用 NSAIDs 具有明确的镇痛效果，是临床证据最充分、处方数量最多的外用镇痛药，可作为肌肉骨骼系统疾病所致轻至中度疼痛的一线治疗用药。

（3）对于肌肉骨骼系统疾病患者，外用 NSAIDs 可提供与口服 NSAIDs 相当的镇痛效果；如果仅有局部轻至中度疼痛（急性疼痛或慢性疼痛的急性发作），可优先选用外用 NSAIDs。

（4）多数外用 NSAIDs 易被局部组织吸收，局部药物浓度高，而全身血浆药物浓度较低。

（5）外用 NSAIDs 凝胶血用超声药物透入疗法，有助于促进其局部渗透和吸收，提高疗效

（6）外用 NSAIDs 一般患者耐受性良好，较少发生口服 NSAIDs 常见的全身不良反应；常见不良反应主要为用药部位出现轻度或一过性红斑、瘙痒等。

（7）单独应用外用 NSAIDs 镇痛效果不佳时，可换用其他途径（如口服）的镇痛药，或经临床医师严格评估风险后联用其他路径的镇痛药。

注：NSAIDs：非甾体抗炎药

外用 NSAIDs 可作为治疗轻至中度肌肉骨骼系统疼痛的一项可行方案，具有明确的镇痛效果、良好的安全性和可耐受性，可用于急、慢性肌肉骨骼系统疾病疼痛的治疗。外用 NSAIDs 不同剂型的药代动力学特性各不相同，局部外用后其吸收和分布也有所差异。在各类 NSAIDs 中，酮洛芬凝胶制剂兼顾了亲脂性和亲水性的平衡，有利于药物的透皮扩散、在局部组织中的吸收以及超声波能量的传播。

在保持与口服 NSAIDs 相同疗效的同时，外用 NSAIDs 的系统不良反应发生风险较低，局部皮肤反应也多为轻度或一过性。因此，外用 NSAIDs 可作为不能耐受口服 NSAIDs 或有口服 NSAIDs 禁忌的患者最佳选择之一。

附：

专家共识委员会名单（按姓氏拼音排序）

白伦浩：中国医科大学附属盛京医院

陈世益：复旦大学附属华山医院

戴国锋：山东大学附属齐鲁医院

李箭：四川大学华西医院

李国平：国家体育总局运动医学研究所

刘玉杰：中国人民解放军总医院

鲁谊：北京积水潭医院

滕学仁：青岛市立医院

邢更彦：中国人民解放军武警总医院

徐卫东：第二军医大学附属长海医院

许建中：郑州大学第一附属医院

杨柳：第三军医大学西南医院

另外，获得国家自然科学基金重点项目支持、施杞教授研究的课题"论慢性筋骨病从痹辨治"中指出，在中医骨伤科领域里，"筋"的含义相当广，它概括了除骨以外的皮、肉、筋（筋膜、筋络、筋腱）、脉等组织，相当于在现代医学中的肌肉、筋膜、韧带、肌腱、关节基础上，逐渐形成了"以气为主，以血为先，痰瘀并祛，内外兼治，筋骨并重，脏腑调摄，动静结合，身心同治"的防治法则，创立了"调和法"和"调衡法"系列防治技术和方案，提高了临床治疗效果和康复水平，建立了中医药防治慢性筋骨病转化医学模式，形成了中医药防治慢性筋骨病的学术思想体系。

施杞教授防治慢性筋骨病的学术思想

（1）形成"调和气血法"系列创新观点，提出筋骨退变新观点和防治新技术，发展了"益气化瘀补肾法"防治慢性筋骨病的学术思想、治疗法则及系列方药，形成了中医药防治慢性筋骨病新的理论体系。

以"调和气血法"为防治椎间盘退变性疾病的临床指导原则，进一步阐述了"益气化瘀补肾法"延缓脊柱、骨与关节退变性疾病的疗效机理，明显提高了临床疗效，体现了中医药防治的优势与科学价值，完善了"益气化瘀、补肾填精法"防治慢性筋骨病临床规范化方案以及辨证施治的规律。

实验证明，益气化瘀代表方剂芪麝丸具有抑制椎间盘内炎症因子表达、平衡细胞外基质合成与分解代谢，以及延缓椎间盘退变的作用。有效组分麝香酮可通过抑制 IL–1β 信号转导通路中 ERK1/2 和 JNK 信号分子的磷酸化，降低椎间盘炎症因子和降解酶表达。该系列研究证实了益气化瘀法治疗椎间盘和关节退变的有效性与作用机理，为气血理论在防治慢性筋骨病中的应用提供了理论依据。

上述研究成果于 2011 年荣获国家科技进步奖二等奖。

（2）创新了"补肾填精法"临床与基础系列研究，深刻揭示了"肾藏精"与"肾主骨"理论的科学内涵和内在规律，从基因、蛋白、细胞、组织器官和整体角度，多层次、多角度、全面系统地阐述了"肾"对"骨"的生理和病理调控作用，丰富了"肾主骨"理论的现代生物学内涵，构建了"肾骨系统"。

在中医"肾主骨"理论指导下，运用现代科学研究方法发现了"肾"与"骨"的相互作用规律，揭示了补肾中药防治慢性筋骨病的作用机制，丰富了"肾主骨"理论的现代生物学内涵，构建了"肾骨系统"，提高了"肾主骨"理论的临床指导价值，从而进一步发展"肾主骨"理论。

在中医药防治骨代谢性疾病的应用与基础研究方面，完成了温肾阳、滋肾阴颗粒治疗原发性骨质疏松症的多中心。随机、双盲、安慰剂对照临床研究方案，在 Clinical Trails 注册并发表，并完成了 6 个月的治疗和 6 个月的随访。治疗 6 个月后，温肾阳、滋肾阴颗粒治疗组总有效率91%，显著优于安慰剂对照组（26%），并能够显著提高患者的骨密度，采用"肾精状态评估系统"评价分析，证明治疗后原发性骨质疏松症患者"肾阳虚"或"肾阴虚"状态都得到明显改善。治疗 6 个月后，温肾阳颗粒提高腰椎骨密度 2.13%，随访 6 个月后还能够维持；滋肾阴颗粒提高腰椎骨密度 4.1%，随访 6 个月后还能提高到 4.7%。

证明"肾精"调控了"骨系统"的状态，不论是生理性或病理性肾精亏虚，都会导致骨的生物学功能和状态降低，发生骨质疏松、骨质疏松性骨折、骨髓抑制综合征、肾性骨病等慢性筋骨病。临床试验和动物实验结果均证明，补肾中药及其有效组分防治骨质疏松症、骨质疏松性骨折、骨髓抑制综合征、肾性骨病等慢性筋骨病，疗效显著，正是通过调控以 Wnt/β–Catenin、BMPs 信号通路为主的"肾主骨"物质基础的基因调控网络的动态平衡，实现"补肾填精"治疗骨退变性疾病。

发现与"肾骨系统"密切关联的关键信号分子是 BMP2/4/7，β–catenin，并发现了"双重调节骨代谢平衡"以及"动态调节肾骨系统"的规律。采用各种肾精亏虚型模式动物，证明了"肾精亏虚"模式动物骨组织内 BMP2/4/7，β–catenin 表达降低，导致骨代谢失平衡，证明了 BMPs、β–Catenin 等作为"肾骨系统"之间的物质基础，共同发挥着"双重调节骨代谢平衡"的作用，进一步证明了 β–Catenin 和 BMPs 共同作用促进骨形成，β–catenin 调节 OPG/RANKL通路，抑制骨吸收，实现了"动态调节肾骨系统"的作用。发现了滋肾阴、温肾阳颗粒介导关键信号分子"双重调节骨代谢平衡"以及"动态调节肾骨系统平衡"的作用机制，形成了"调和肾阴肾阳"防治原发性骨质疏松症的整体观思想，证明滋肾阴、温肾阳颗粒及其有效组分能够增加骨密度，提高生物力学性能，改善骨结构，调控 β-catenin、BMPs、Runxs、Notch 和 OPG/RNAKL 等信号通路，动态调节"肾骨系统"平衡，建立了"证病结合，分型论治，调和肾阴肾阳"防治原发性骨质疏松症的整体性技术与方法体系，不仅在中医证候学角度关注患者的整体状态，而且在病理学角度关注骨代谢变化规律，发展了"肾主骨"理论。

研究成果于 2015 年荣获国家科技进步奖二等奖。

（3）证明了"肾藏精"本质是在神经—内分泌—免疫—循环—微环境（NEIC-Me）网络和细胞信号转导通路系统调控下，各种干细胞及其微环境生物功能与信息的综合体现。

根据"肾主骨、生髓、通于脑"的功能，围绕"肾藏精""肾主骨"基本规律研究，开展了骨质疏松症、地中海贫血和老年性痴呆的"异病同治"规律研究，证明"肾精亏虚"是慢性病的主要共同病机，"肾精亏虚型慢性病"表现为共同关键蛋白 NF-κB，APP 等表达异常；补肾填精中药可纠正慢性炎症刺激为主的 NEIC-Me 网络紊乱，恢复干细胞内 Wnt/β-catenin，Notch，Jak/Stat 等共同信号通路平衡，促进干细胞增殖和定向分化，改善相应组织功能与定向修复。

系统阐释了"肾精"的现代科学内涵，揭示中医理论中的"肾藏精""补肾填精"与干细胞的状态与调控（"沉默"与"唤醒"）存在密切的相关性，形成了新的具有系统性的理论认识，产生了广泛而深远的影响。

证明慢性炎症刺激导致的"肾精亏虚"是慢性病的主要共同病机，首次提出"肾精亏虚型慢性病"包含以"肾精亏虚"为主要病因病机的一系列慢性病，利用基因表达芯片数据库关联分析，证明骨质疏松症、地中海贫血和老年性痴呆等慢性病均存在慢性炎症（IL-1β、IL-6 和 PGE2 等）。免疫因子调节 NEIC-Me 网络紊乱，共同导致各种干细胞内 BMP，Notch，AKT，Jak/Stat 等信号通路中共同关键蛋白 NF-κB，APP 等表达异常，导致干细胞功能和状态紊乱。

通过"补肾填精法"治疗上述疾病，均可以有效改善临床"肾精亏虚"表现，发挥"异病同治"的共性规律。"补肾填精"可以纠正慢性炎症、免疫因子为主的 NEIC-Me 网络紊乱，恢复干细胞内 Wnt/β-catenin，Notch，Jak/Stat 等共同信号通路平衡，促进各种干细胞增殖和定向分化，改善相应组织功能与定向修复作用。中医"补肾填精"激活内源性干细胞的独特策略，推动了相关疾病中医诊疗实践的创新和提升，也为优化、改进中医药防治"肾精亏虚型慢性疾病"提供了新的指标体系。

提出中医"肾藏精"的现代生物学基础是各种干细胞及其微环境生物功能（沉默与唤醒、增殖与分化）与信息（细胞信号转导）的综合体现，探讨了"肾精"变化与NEIC-Me，干细胞生物学功能改变的相关性，进一步研究显示，补肾填精中药可能调控干细胞相关基因的表达变化，从而影响干细胞的生物学作用，展示了从肾论治"肾精亏虚型慢性病"具有共性调节规律，在"肾藏精"理论创新方面取得了实质性进展。

"肾精亏虚"的诸因素（如久病、应激等）和干细胞关系研究已经成为重要的创新研究领域，肾精和干细胞相关性新理念的建立，促进和激发了生命科学与现代医学一系列创新研究，为满足国家重要需求做出了重要贡献。

（4）发现淋巴功能异常。淋巴管结构异常与关节炎症性、退变性疾病密切相关，淋巴结构和功能异常是参与痰瘀型慢性筋骨病病理变化的关键环节，并提出从淋巴回流功能角度理解中医痹证理论的观点。

研究"痰瘀"和淋巴系统的相关性，是探讨中医"痰瘀"理论的新思路。认为淋巴结构和功能异常是中医"痰瘀"理论的生物学基础之一，初步建立了痰瘀证临床评价和基础研究的技术平台，从"痰瘀论治"研究独活寄生汤、蠲痹汤、防己黄芪汤、牛蒡子汤及其有效组分对淋巴结构和功能的影响，寻找治疗类风湿关节炎和骨关节炎的新靶点。

建立并应用对比增强核磁共振（MRI）和实时吲哚菁绿（ICG），近红外（NIR）淋巴成像技术，发现在关节炎模型小鼠关节局部的淋巴管形成和淋巴回流与关节病变呈正相关。

发现K/BxN小鼠（一种诱导型类风湿关节炎模型）在关节炎急性期（诱导1个月以内）淋巴回流功能增强，在慢性期（诱导3个月后）淋巴回流功能则降低。之后给予TNF-Tg小鼠（一种慢性炎症性关节炎模型）腹腔注射VEGFR-3中和性抗体来抑制淋巴回流功能。结果发现，阻断VEGFR-3会加重关节炎症和局部骨与软骨缺损，之后将重组过表达VEGF-C腺病毒注射到TNF-Tg小鼠的踝关节内，3个月后，发现TNF-Tg小鼠踝关节旁淋巴回流功能增强，踝关节内滑膜炎症减少，骨和软骨损伤减少。结果表明，淋巴回流功能和淋巴管生成在慢性关节炎中起到重要的补偿作用，促进淋巴回流功能是治疗炎症性关节炎潜在的手段。此外，还发现TNF-Tg小鼠淋巴回流和淋巴波动的频率降低，伴随集合淋巴管上的淋巴管平滑肌细胞（LSMC）覆盖面积减少，淋巴管内皮细胞发生退变，LSMC 形态明显变小；炎症因子可刺激 LEC 产生 NO，损伤 LSMC，最终阻碍淋巴回流，提示淋巴管平滑肌细胞和淋巴管内皮细胞共同参与了炎症性关节炎淋巴回流障碍。

在手术诱导骨性关节炎模型中，发现骨性关节炎也伴随淋巴回流障碍，在骨性关节炎初期，关节周围毛细淋巴管分布和数量增多，而集合淋巴管无明显变化；在骨性关节炎晚期，关节周围毛细淋巴管和集合淋巴管的分布均减少，从而明确了骨性关节炎与淋巴功能的关系。

发现慢性炎症下淋巴回流功能下降，关节炎加重，这与中医痹证中"不通则痛"的观点一致。促进关节局部 VEGF-C 表达，或抑制 NO 产生，改善淋巴回流功能，可以减轻关节炎症，与中医治疗痹证中"通则不痛"的观念相符。

系统筛选了具有祛痹作用的中药复方和有效成分，发现独活寄生汤、防己黄芪汤、加味牛蒡子汤和中药有效组分阿魏酸以及三七总皂苷等可以促进淋巴回流功能和改善关节炎症，三七总皂苷可通过调控 VEGF-C（血管内皮生长因子的一种）的表达起到促进淋巴管生成的作用；阿魏酸可以抑制 TNF-α 诱导的淋巴管内皮细胞表达 iNOS，减少 NO 对 LSMCs 的损伤，改善淋巴回流功能。研究结果提示，具有祛痹作用的中药可通过促进淋巴回流功能发挥治疗类风湿关节炎的作用，提出了淋巴回流功能障碍参与中医痹证形成的关键环节的学术观点。

（5）发展了"调和气血，疏经理筋正骨"手法治疗学思想，提出了"恢复筋骨平衡"预防与治疗学观点，延伸了伤科关于手法和导引的学术理念，发展为"调和气血、动静结合、筋骨并重"防治"慢性筋骨病"的技术，体现了"治未病"的思想。

证明了"脊柱动，静力失衡"启动椎间盘、脊柱小关节退变，提出"恢复筋骨平衡"的预防和治疗学思想，为非手术疗法防治"慢性筋骨病"奠定了理论基础。证明了中药、针灸、推拿、导引等疗法恢复筋骨平衡的疗效机制：或调控动力性失衡（肌肉、韧带），或调控静力性失衡（骨关节、椎体、椎间盘），或两者兼顾。

"调衡筋骨法"有目的性。针对性训练核心肌群和骨骼肌；刺激骨膜，增加骨量，达到防治骨丢失、改善骨重塑和骨结构的目的；恢复"四肢关节""脊柱关节"等运动装置，负重装置的"自我恢复稳态""自我恢复平衡"功能状态，类似骨关节手术的"固定"作用。

形成了慢性筋骨病"治未病"防治体系。"未病先防"阶段降低慢性筋骨病患病率，达到未病先防的目的；"已病防渐"阶段创新慢性筋骨病诊疗技术方法，提供相应循证医学证据，治愈疾病，既病防变；"病愈防复"阶段进一步巩固临床疗效，降低复发率、再手术率，达到治愈后防复发的目的。

施杞教授研究团队在中医药防治"慢性筋骨病"方面取得的系列成果，实现了"临床发现—基础阐明—转化应用—理论创新"的研究范式，并纳入国家级规划教材，进一步揭示了中医药治疗慢性筋骨病的疗效机制，减轻了患者疼痛程度，提高了生活及工作质量，降低了复发率，减少了手术率及再手术率；进一步完善了慢性筋骨病基础与临床规范化方案，形成了精准队列及高级别循证医学证据，建立了慢性筋骨病重点实验室和"基地"示范区，从而发展创新了慢性筋骨病理论体系。

膝关节退行性疾病治疗方法的选择，应根据患者的个体情况和退行性改变的阶段进行选择性的治疗；总的治疗原则是 80% ~ 90% 患者受保守治疗；选择手术治疗多在退变的晚期。在膝关节退变性疾病的治疗方法中，选择关节置换手术仅占 5% ~ 10%。关于治疗方法的选择本章中已详尽说明，国际骨关节炎研究学会罗列出 110 种疗法，包括 54 种非药物疗法、37 种药物疗法、18 种手术疗法、1 种非药物和药物联合疗法，OARSI 治疗指南制定委员会对每个治疗方案推荐强度（SOR）的确定，都充分考虑到每种治疗方案的循证依据。这些都得到了国内、外专家的共识。如果再加上中医药的治疗方法就更多。但是不管是现代医学还是中国传统医药学，方法的选择要以疗效、安全性、成本效益、专家临床经验（专业经验）、患者的耐受性、接受性、依从性等综合因素为标准。

（崔树平　柳云恒）

第八章　膝关节退行性病治疗方法的效果评价

膝关节退行性疾病的治疗效果评价体系是一种综合性的评价；国际骨关节研究会制定的基本标准，基于充分考虑每种治疗方案的循证依据从安全性、成本效益、专家临床验证（专业经验）、患者的耐受性、接受性、依从性六个方面综合评价来考虑。综合中国中华医学会（2007 年版）骨关节炎诊治指南和外用非流体抗炎药治疗肌肉骨骼系统疼痛的中国专家共识，一致认为：非药物治疗（物理治疗）和非药物治疗手段是首选的方案。

表 8-1　药物治疗疗效评估

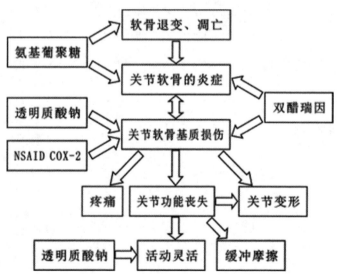

一、关节保护剂的应用（表8-2）

表 8-1-2 软骨保护剂
硫酸氨基葡萄糖（葡萄糖胺）

药物作用机理	优点	注意事项
■ 补充软骨基质减缓软骨降解 ■ 减少分解代谢酶活性（如基质金属蛋白酶） ■ 促软骨特异性 II 型胶原合成 ■ 逆转白细胞介素（IL-1）对软骨代谢的不良影响 ■ 制激蛋白聚糖生物合成抗炎止痛作用	■ 可阻止膝OA发展 ■ 不良反应少	■ 起效慢，需长期服用 ■ 治疗剂量 1500mg/日 ■ 远期疗效需进一步研究 ■ 糖尿病患者及糖耐受性差的人应慎用

常用药物：硫酸氨基葡萄糖
盐酸氨基葡萄糖
对乙酰氨基酚氨基葡萄糖

硫酸氨基葡萄糖（维骨力、留普安）
■ 刺激软骨细胞产生有正常多聚体结构的蛋白多糖维骨力可抑制损伤软骨的酶.
■ 可防止损伤细胞的超氧化物自由基的产生。

二、改善骨关节结构的药物应用

国外最新研究结果提示：连续服用硫酸氨基葡萄糖3年能使病变关节间隙维持不变，对照安慰组则明显狭窄；同时，WOMAC 指数有明显改善，治疗效果在停药后不会迅速消失，而能维持相当长的一段时间，即 3 ~ 5 年。表明氨基葡萄糖能够有效阻断关节软骨的退变和软骨下骨的坏死。

三、外用药物的应用（表8-3）

表 8-1-3 外用药

■ 辣椒碱
■ 双氯芬酸钠乳胶剂

药物作用	临床疗效	注意事项
■ 影响神经肽物质的释放、合成和储藏 ■ 镇痛，抗炎，止痒	■ 关节痛 1 周起效 ■ 可减少 NSAIDs 用量 ■ 联合康复和非手术治疗（透热疗法、针灸、经皮电刺激、电磁脉冲等）	■ 烧灼感刺痛感 ■ 只用于完整皮肤 ■ 勿与眼睛粘膜接触 ■ 不建议大面积使用和热敷

表 8-4　国外在骨关节炎的治疗中，外用剂比较

全球对于治疗骨性关节炎主要是膝关节退变性早期、中期的用药趋势明显增加，现韩国外用与口服联合用药在全球接近 80%，而中国 10% 还不到（表8-1-4）。国内彭时雨教授通过文献计量学方法，对医药治疗膝关节骨性关节炎的研究指出，目前中医治疗 OA，主要在于减轻疼痛，保持或改善关节功能，延缓关节疾病的进展，降低复发率。作者网上检测了 5968 篇论文，通过文献检察和文献信息分析，得到 9 种学术观点。

（1）以张秀芬为核心的学术团队提出导致膝骨关节炎发病的原因是膝关节内部受力不平衡。提出针刀松解法，可以通过松解局部挛缩、粘连的软组织，消除其对神经血管的压迫或牵拉，达到缓解张力性疼痛的目的，并最终恢复膝关节内部力的平衡。同时提出膝关节骨性关节炎的疼痛与骨刺无直接关系，而应当从经筋论治，按照薛立功教授《中国经筋学》提出的经筋查体方法，总结出经筋病灶点触诊规律，为针刺、艾灸、长圆针等方法循经筋规律选择有效治疗点进行治疗提供依据。

（2）以刘献祥、吴明霞为核心的学术团队提出膝关节骨性关节炎的病因病机是本虚标实，本虚为肝肾亏虚，标实为风、寒、湿、瘀痹阻经络，导致气血运行阻滞，不通则痛。在治疗上提出采用温针灸，温通经络、行气活血祛湿逐寒以消肿止痛、恢复关节的运动功能。同时对温针灸治疗膝骨关节炎的机制进行研究得出，温针灸可能是通过抑制关节滑液中 MMP-3 的活性、NO 的炎症介导、L-1 及 TNF-α 等细胞因子的软骨破坏作用来治疗膝骨关节炎。针对本虚标实的病机采用具有滋肝补肾、活血化瘀、健脾除湿功效的透骨消痛胶囊治疗，并通过研究表明，透骨消痛胶囊可改变软骨下骨重塑的速率和模式减轻

软下骨硬化，但不能阻断更不能逆转膝关节软骨下骨重塑的病理进程，只能起到减轻病理改变和延缓病情发展的作用。

（3）以赵文海为核心的学术团队认为造成膝骨关节软骨变性及软骨下骨质病变的主要原因是长期慢性劳损，加之风寒湿邪乘虚侵袭，留滞经络，气血瘀阻，日久气血瘀滞不行，阳虚寒凝，筋骨失却温煦，久而成骨痹。提出采用四步八法、中药熏洗、穴位贴敷、运动疗法等方法进行治疗，达到散寒祛风除湿、行气活血、舒筋通络、消肿止痛作用，从而改善关节软骨的营养、延缓退变、增强关节的稳定性。

（4）以杜宁为核心的团队提出膝关节骨内压升高与关节内炎症反应是膝关节骨性关节炎疼痛的主要原因，通过手法治疗可增加软骨容积、修复软骨缺损、矫正不良应力，改善膝部关节囊及韧带系统的功能。同时提出目前对膝关节的治疗主要是减轻症状，延缓关节结构改变，维持关节功能，提高生活质量，并提出"局部缺血—血管生长—伴随神经末梢生长—过度神经化—疼痛敏感"的膝关节骨性关节炎疼痛"神经模型"，认为艾灸的治疗作用可能是由于艾灸集热疗、光疗、药物刺激与特定腧穴刺激于一身，从而阻断神经末梢的传入，改善血液循环，防止过度神经生长而发挥治疗作用。

（5）以孟庆才为核心的团队提出，肝肾亏虚、瘀血阻滞为本病的内在基础，而积劳损伤、风寒湿邪侵袭是本病的外在基础。因而在治疗上提出辨病与辨症相结合的基础上，本着"急则治其标，缓则治其本"的治疗原则，急则图化解局部气运不畅、瘀血阻络之实，缓则谋固本培元强筋健骨之道。辨病采用关节镜清理术处理时，一般分为5种类型：滑膜炎性、游离体型、软骨破坏型、半月板型、复杂型。依据类型不同分别进行治疗。辨证常采用骨伤Ⅰ号方治疗。全方诸药合用，攻补兼施，标本同治，可以达到使筋骨健、邪气祛、血脉通、痹痛止的功效。同时提出中医推拿应当辨证治疗，其分别为肝肾不足、筋脉瘀滞组；脾肾两虚、湿注骨节组；肝肾亏虚、痰瘀交阻组，采用不同的推拿手法进行治疗，效果明显优于普通的推拿治疗。

（6）以樊莉为核心的团队提出本病为本虚标实，虚实夹杂之证，骨不足、阳气亏虚为本，寒瘀湿夹杂为标，以肾虚血瘀为其病机，提出补虚泻实为治则，温补肾阳散寒、活血化瘀通络为治法。根据薄智云教授的腹针疗法，选用天地针（中脘、关元）、气旁、外陵、大横、下风湿点等穴配成腹针处方进行治疗，可以促使膝部气血得以畅通，达到通络止痛的目的。并证实与常规针刺有同样的临床疗效，将常规针刺与腹针联合应用比两者任何一种单一应用作用要强。同时针对肾虚血瘀的病机，提出采用针灸取膝关节局部腧穴，艾灸肾俞、血海，达到补肾活血的作用，证实疗效优于单纯采用针刺。

（7）以熊昌源为核心的团队提出压腿锻炼、手法弹拨和中药熏敷三联法治疗膝骨关节炎。其认为膝骨性关节炎的主要病理变化除了软骨退变和滑膜炎症外，还存在着骨与关节内压力升高和静脉淤滞的原因。通过采用压腿锻炼、手法弹拨和中药熏敷三联法可以起到改善下肢微循环和血液流变性，降低骨内压，抑制关节炎症改变，延缓软骨退变，可起到消肿止痛、改善关节活动功能的作用。并对三联疗法治疗膝骨性关节炎的具体治疗机制进行了多方位的探索，包括对基因和酶的表达、抑制氧自由基对软骨细胞及基质的损害。

（8）以王琦为核心的团队提出膝骨关节炎属本虚标实症候，肝脾肾亏、气血不足为本，痰湿、瘀血、风寒湿热之邪为标，提出治疗上应当散风寒祛湿邪，又当补益肝肾气血。因而提出用独活寄生汤以祛风寒湿邪为主，辅以补肝肾、益气血，使祛邪与扶正兼顾，祛邪不伤正，扶正不留邪，达到标本兼顾的目的。同时对独活寄生汤的治病机制进行研究，得出独活寄生汤可能通过调节退变软骨组织的胶原及其蛋白多糖的表达而产生延缓膝骨性关节炎退变软骨组织的作用。

（9）以孙奎为核心的团队认为膝骨关节炎肝肾亏虚为内因，风寒湿邪侵袭及劳损为外因，瘀血及痰湿为病理产物。治疗上采用隔附子灸，起到温经散寒、疏通经络、理气止痛的作用。采用温针灸起到温通气血、扶正祛邪的作用。同时强调进行其他疗法进行治疗时配合运动疗法，让患者坐位下进行膝关节0°，90°时股四头肌的等长收缩，以增加关节的活动范围，缓解疼痛，提高病损关节周围肌腱和韧带的强度与功能，使膝关节功能稳定性改善和步行距离增加，防止关节进一步损伤。

通过采用文献计量学方法挖掘出研究膝骨关节炎的9个主要学术团队，基本反映了目前中医药治疗膝关节骨性关节炎的一般研究成果，可以为临床提供参考并予以推广。研究是基于普赖斯定律从大量的原始文献中筛选被高引频用的论文挖掘研究，因此，新兴的团队以及较少发表文献的团队难以通过该方法被发现。

因此，该研究具有一定的权威性和实用性，曾获中医药行业科研专项项目资助，在国内核心期刊首次公布，受到临床良好的评价。

（龙盵生　任崇豪）

第九章 康复训练的临床意义

　　膝关节退行性的改变是伴随人一生的疾病，无论在什么年龄段，都可进行康复训练，也称为运动疗法，其意义在于膝关节只是人体结构中重要的支架，而其固定的肌肉则是决定它的功能活动的重要条件，在膝关节周围的肌群中股四头肌起着决定性的作用。典型的慢性膝关节疼痛的原因是膝关节的退行性改变，最常见的发病群体是老年人，也是膝关节功能丧失的重要原因。美国Thonac Hendrickson 指出造成膝关节疼痛的原因，髌骨位置异常；静止或动作时稳定结构的无力所致的不稳定；肌肉失衡（屈肌群紧张）包括腘绳肌、髂胫束、腓肠肌；伸肌群无力，特别是股内斜肌；步态改变；软组织纤维化（粘连），特别是在关节囊或外侧支持带。轴线异常；股骨前倾；胫骨内扭转；踝旋前或不稳定；僵直足，故而减少振动吸收，制动，手术史等 10 余种原因，除骨关节的原因外多数都为膝周肌肉、韧带的软组织病变。因此，专家达成共识认为：术前与术后正确锻炼可加速功能康复。因而膝关节退行性疾病的预防、治疗、保健和康复，是现代医学的四大支柱。

　　膝关节退行康复医学是其中之一，康复治疗应贯穿疾病治疗的全过程，康复治疗的质量关系治疗的最终结果。骨科疾病的治疗有很大发展，从切除（resect）、修复（repair）置换（replacement）到再生医学（regeneration）的出现，每一阶段的发展，都离不开康复医学（rehabilitation）的参与和支持。5 个 "R" 字母涵盖了骨科发展的全过程。

　　骨科疾病的治疗以安全、有效、恢复患者最佳功能为最终目标，治疗范围涉及骨骼、关节、韧带、肌肉、血管、神经等多种组织。骨骼起到支撑作用，运动功能体现在关节相互活动中，血管提供其新陈代谢所需营养物质，神经支配运动及相互间的协同作用：骨科疾病的治疗是一项十分严密的系统工程。

康复医学的重要性已逐渐为骨科医生所认识,但对于它的理解尚有欠缺。其一,骨科康复不仅是治疗后的措施,而应是从病人入院开始,术前的康复、围手术期的康复、出院后的康复贯穿疾病治疗的全过程;其二,康复治疗不仅是康复医生的责任或患者自己的责任,而应是患者一入院,康复即刻启动,并列入治疗计划中。因此临床医生必须学习并掌握康复医学的理论和基本知识,直接参加并指导治疗的全过程。不少发达国家的骨科医生同时也是康复医生。

骨科医学的发展,为康复医学的发展提供了广阔的空间,而康复医学的发展及与骨科的融合,提升了骨科治疗的最终结果,使患者获益。长期慢性疼痛是由关节退化而致渗出所引起。

外部损伤常引起膝前部的疼痛,导致髌股关节的功能障碍,久坐或下楼梯时疼痛加重。慢性膝关节功能障碍。膝部常出现紧缩,说明关节不稳。不稳定是由韧带松弛、肌肉抑制或半月板撕裂所致。老年人若伴有僵直和弥漫性疼痛,提示有骨性关节炎。

许老年患者常说,他们的膝部疼痛是由于衰老而引起。事实上,如果只是膝痛,确实是由衰老而致。疼痛常是由潜在的损伤或压力蓄积引起膝部轴线和功能失衡。骨盆、踝、足的正常轴线是健康膝的关键。

据郭翔最新报告,采用 3 种不同阻力强度与类型的运动训练介入中年老人在骨密度,身体组成及低角度肌力训练,这 3 种训练对于促进中老年人骨密度以高阻力训练最为有效,在对于肌肉量的效益,整合或与阻力或 3 种运动方式三种训练形态影响的程度相近;对于等速肌力的效果,阻力训练的影响较好。一般将中老年人按年龄进行分类,40 ～ 65 岁称为中年期,65 ～ 75 岁称为老年期,中老年者伴随着老化,骨骼流失与肌肉适能下降的情况是可被预期的,而身体功能的退化对于中老年人日常生活能力也有所影响,阻力运动虽被证实可改善中老年人肌力,但是否能在短时间内刺激肌肉造成肥大现象、增强肌力会因不同训练内容和测量方式而产生不一致的结果。研究即是期望了解何种运动训练,能在短时间内有效地提升中老年人随着老化不断流失的骨质与肌力。经由本研究设计 24 周的运动训练介入观察到的现象为:就等速肌力及肌肉量而言,运动组多为维持或增加的现象,因不同运动类型之间而有不同的效益;整体而言,骨密度以高阻力的运动效果较佳,在肌肉质量部分 3 组运动类型所造成的影响相似,以对小肌群的刺激较为明显,但对于等速肌力则是中、高阻力训练的效果较佳。

经过 24 周后，控制组各部位骨密度均有流失的趋势，这与 Bolam 研究的结果：骨密度会随时间老化而下降的情况相似。Adarmi 研究认为高强度阻力训练可在短期内强化骨密度的研究结果。研究中，中强度、综合运动组虽也有部分区域骨密度些微下降的状况，但整体而言运动组多呈现增加或维持的现象，特别是高阻力组的腿部进步幅度比中阻力和综合性运动组明显，而综合运动组、中阻力组的亦进步，可见阻力运动能够通过外在阻力针对特定骨骼部位刺激，促使肌腱牵引使肌肉收缩，并给予骨骼组织张力直接地造成骨生成和骨重塑的现象，进而提高骨密度与肌肉力量。除了探讨骨密度外，骨骼对于负荷的适应亦有其位置的特殊性和剂量反应，其中腿部等部位的骨密度对高强度的反应效果较为明显。然而研究指出对较年轻的老人族群而言，在跌倒或发生意外的那瞬间，当关节受到外力而肌肉无力拉住股骨头时，容易造成股骨颈或粗隆处骨折，可见腿部肌力的保存及增加对于长者预防跌倒是有帮助的；研究部分运动组的腿部肌力能有显著提升，特别是中阻力运动虽在骨密度的改善不是甚为明显，但整体肌力都有较佳的提升，对于防跌与未来骨密度的促进还是有正面的帮助。研究的结果印证了以往的研究：高冲击性、高强度的运动，如跑步、跳跃、重度训练等对于骨质的增加最为有效，从研究的结果观察还是支持高强度的全身性阻力训练是短时间内提升健康中老年人骨密度的较佳策略，但在执行时仍需顾虑其关节安全与肌肉酸痛方面的风险。

综上所述，阻力运动是一种负重运动，其特点是为通过杠铃、哑铃、弹力或重量训练器械等特定力量，给予特定部位的骨骼与关节透过肌腱牵拉，让肌肉收缩对骨骼组织产生张力并给予骨生成作用刺激，但阻力运动属于少量地运用反作用力冲击及较多肌肉的牵引运动方式，可经由身体各部位的重量刺激，产生全身性的影响；特别是阻力训练进行时，骨骼承受负荷由于速度较慢，大部分的机械刺激可由肌肉系统承担，因此，肌肉附着于骨骼处所产生牵引的作用力，研究的实验结果中可以得到验证，甚至可以观察到高强度时的阻力运动对骨骼产生的刺激似乎高于负载体重的中等强度运动所产生的冲击性。不同类型运动对中老年人肌肉量、肌力的影响也不同。若有足够的肌肉力量与刺激，对于骨骼的促进结构有很大帮助。从事阻力运动时，骨骼能支撑运动中肌肉收缩时牵拉住骨骼的力量，必须适应肌力的增加，同时肌肉量的增加也能进而强化骨质密度；研究的结果发现控制组腿部肌肉量流失 0.7%。肌肉等张收缩时瞬间压力过大有可能使血压骤升而提高伤害发生的风险。

中老年人以渐进方式进行的运动训练介入后，以高阻力运动对短时间骨密度增进具有最佳效益；而不同运动类型或强度对于最大肌力和肌肉量方面。运动组之间具相似剂量反应，且以日常较少扮演主作用肌群的拮抗肌群进步幅度较大。

建议

中老年人为维持健康及延缓骨质的退化建议每周至少运动 2 次，每次约 75 分钟。强化骨骼可以在有专人指导下选择渐增性 80% 1RM 高阻力运动处方，若以改善肌肉功能为目的，可建议从事含中等强度阻力以上或综合性的负载体重运动型态即能达到增进肌力目的。

膝关节股四头肌是最关键的一块肌肉，其在人类的行走、奔跑、弹跳活动中占有非常重要的地位。因为股四头肌有四个头，内侧头、外侧头、中间肌和骨直肌；如股四头肌萎缩就会导致膝关节的平衡力量、髌骨稳定性等多方面的功能失衡，进一步可以导致膝关节退行性改变的加重加快。因此，膝关节康复训练的临床意义很大。具体训练方法，最常用而且可操作强，简单。

一、静蹲练习

静蹲，是我们临床工作中总结出来的一种极其适合普通人群尤其是老年人的锻炼方法，主要是锻炼股四头肌肌肉力量。

它因为采用了静止不动的锻炼方式，所以不增加关节损伤，一般不引起疼痛，所以既合理又容易坚持。另外，这种方式在哪里都可以锻炼，也不需要辅助器材和特殊场地，所以可行性非常高。静蹲不但可以治病，也是平时运动不多的朋友提高肌肉力量和能力非常好的锻炼方法。

适用病症：髌骨软化，髌股关节软骨损伤，膝关节骨关节炎（尤其是下蹲能力差的患者），髌骨上下两极的疼痛性病变，下蹲力量弱或者容易疼痛的患者，平时锻炼很少的想加强大腿肌肉力量的人，关节损伤后处于早中期恢复期的患者，等等。

具体练习方法：

1. 动作要领

背靠墙，双足分开，与肩同宽，逐渐向前伸，和身体重心之间形成一定距离，40 ~ 50cm。此时身体就已经呈现出下蹲的姿势，使小腿长轴与地面垂直。大腿和小腿之间的夹角不要小于 90°。因为蹲得太深，会明显增加髌股关节的压力，也不对大腿肌肉力量产生强烈的锻炼效果（图 9-1）。

2. 次数和时间要求

一般每次蹲到无法坚持为一次结束，休息 1 ~ 2 分钟，然后重复进行。每天重复 3 ~ 6 次最好。

3. 静蹲的角度

蹲的角度非常有讲究，因为维持姿势的肌肉有"溢出效应"。简单地说就是每部分肌肉只在一定的角度范围内起维持姿势的作用。所以，静蹲最好分不同的角度来做。例如 30°、60°、90°，3 个角度，效果会更好（图 9-1）。

蹲的时候最好在不引起明显疼痛的角度进行，否则练习不当会加重损伤。

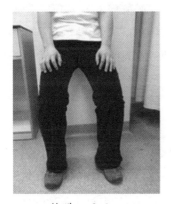 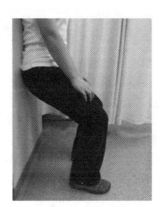

静蹲正面观　　　　　　　　　　　　静蹲侧面观

图 9-1　静蹲

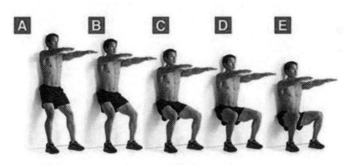

图 9-2　靠墙静蹲不同角度显示图

二、绷腿练习

绷腿也是非常实用而且容易操作的练习。也就是在膝关节伸直的时候（坐、立、躺时都可以做）主动收缩股四头肌，使其绷紧，保持 5 秒钟，然后放松 2 秒钟，如此反复。每天最好做够 2000 次。并不要求一次做完，可以分多次完成，效果相同。

三、抗阻训练

1. 直抬腿

躺在床上（一定要躺着，如果坐着练习容易受伤），在踝部绑个沙袋，重量可以根据自己的力量和感觉来定，没有固定要求。一般 1 ~ 3kg 即可。伸直位将整条腿抬起，让腿与床之间的夹角在 30° 左右为最佳。保持 5 秒钟，然后放下 2 ~ 3 秒钟，如此反复。每天做 3 ~ 4 组，每组练习有效的指标是肌肉感觉足够疲劳就可以休息 1 ~ 2 分钟；然后重复。

2. 伸膝抗阻

坐在床边或者椅子上，踝部绑沙袋。从放松的屈膝位一直用力直到伸直膝关节为止。当然，最重要的练习内侧头的有效活动范围是在接近伸直的 30° 范围之内，所以如果重点在练习内侧头，则主要练习最后 30° 即可。练习要求同直抬腿。

四、循证依据及临床意义

据方幸 2017 年最新报道，近来肌肉组织又被研究认为是分泌器官。因此，肌肉组织是骨修复细胞和生长因子的重要来源。2017 年邢飞等对人体软组织生物力学特性的研究认为，软组织生物力学的发展有利于加深临床医师对各种软组织性质及其病变机制的理解，并且与 KOA 临床实践息息相关。张金龙展开对 KOA 肌力变化研究，曾获国家自然科学基金资助，并指出肌力的改变对 KOA 的影响。

肌纤维中肌

肌丝的滑行引起肌肉的收缩，人类的骨骼肌存在三种不同的肌纤维（肌细胞）：I 型、IIa 型和 IIb 型，I 型为缓慢氧化型肌纤维（SO）。IIa 型为快速氧化——糖原分解型肌纤维（FOG）。IIb 型为快缩纤维（RG）。Fink 等在研究 KOA 后的股内侧肌标本时发现，所有 II 型肌纤维均萎缩，同时有 32% 的患者有 I 型肌纤维萎缩。作者认为 II 型肌纤维的萎缩是疼痛所致肢体制动后的表现。肌纤维的退化和再生是 KOA 进展的一个协同因素。Hsich 等认为膝关节慢性炎症性病变常表现为 II 型肌纤维的萎缩，在肌肉组织中 II 型肌纤维是快速氧化肌纤维。I 型肌纤维是缓慢氧化型肌纤维。通常膝关节损伤后短期的制动以 I 型肌纤维的萎缩为主。而长期活动受限时，常以 II 型肌纤维的萎缩为主。KOA 是一种慢性退行性疾病，病程较长，因此可导致 II 型肌纤维废用性萎缩。Tallon 等认为肌肽（N-β 丙氨酰 L 组氨酸）在老年 KOA 患者

的 Ⅱ 型肌纤维中会下降，引起细胞内理化缓冲能力的下降，并且认为引起肌肽下降的原因，可能是体力活动的减少、肌肉吸收营养的能力下降或者是去神经作用递增的结果。

KOA 患者股四头肌力的下降，已经是毋庸置疑的事实，因此在临床治疗方面，医务工作者和康复医师都期望通过各种措施提高 KOA 患者的肌力，研究均发现通过运动治疗和等速肌力训练后肌力明显提高，有利于改善关节的不稳。McNail 等认为如果患者没有其他的症状，可以鼓励患者进行主动的肌力训练。Roind 等认为适量的康复训练对 KOA 患者有益。Roind 等的研究表明 KOA 患者行骨赘清除术后，肌肉的收缩力较术前提高。但作者却认为这一结果会加剧 KOA 患者膝关节的退变。

最新出版的《新西兰穆里根手法治疗——脊柱，四肢动态关节松动术》一书中，我们曾遇过许多肌肉，骨骼的症状，若是肌肉骨骼条件适合做手法治疗的人，用动态关节松动术治疗，效果是最棒的。2009 年的芝加哥国际科学会议与 2011 年的葡萄牙国际科学会议上，我们发表了两篇 SNAC 的观念，而且非常成功。它的显著疗效和手法治疗中的巨大价值已经被超过 200 篇世界各地学术期刊及文章所证实。

解释说明："NAGS" 是 Natural Apophyseal Glides 的缩写。

国内徐守宇临床研究运动疗法对末期膝骨性关节炎患者日常生活能力（ADL）的影响时指出"即使末期 KOA，运动疗法对于患者日常生活能力改善，亦是十分有效的，值得积极提倡"。

一、运动疗法的概念及内涵

运动疗法，实际上是康复治疗领域常用的一种方法，通常又被称为治疗性运动，是以生物力学和神经发育学为理论基础，同时采用主动的运动形式和被动的运动形式，通过改善、代偿以及替代等多种方法和途径来提高人体运动组织的血液循环能力和代谢能力，并以此来促进人体的神经肌肉系统功能、肌力水平、耐力水平以及心肺功能水平和平衡功能水平的提升，同时减轻异常应力或者是施加必要的治疗应力来取得治疗成效的一种康复治疗方法。运动疗法作为一种常用的康复治疗方法，在辅助治疗膝关节韧带损伤的过程中，具有显著的成效，能够有效地促进膝关节韧带损伤的修复和膝关节功能的恢复。因此，下文就从损伤的急性期、功能活动期以及力量训练期三个阶段入手，具体分析运动疗法在我国城镇居民膝关节韧带损伤后功能康复治疗中的应用建议。

二、运动疗法在城镇居民膝关节韧带损伤功能康复治疗急性期的应用建议

膝关节韧带损伤功能康复治疗的急性期，指的主要是固定制动期，时间为 6 ~ 8 周。在这个阶段，可以进行的练习主要有如下几种：①直腿抬高练习；②牵张训练；③踝泵练习；④股四头肌等长收缩练习。

需要注意的问题则主要有如下几点：

（1）在损伤第五天可以逐渐尝试应用柔和的、自然的张力，这样能够有效地提高组织的修复速度。

（2）要注意根据韧带损伤的程度来进行有针对性的安排。膝关节韧带损伤按照损伤的程度通常可以分为Ⅰ度、Ⅱ度、Ⅲ度 3 个等级，其中，Ⅰ度损伤通常指的是程度较强的损伤，双侧关节间隙差异小于 3mm，且为浅层纤维撕裂的情况；Ⅱ度损伤的损伤程度相较于Ⅰ度损伤来说则要严重一些，通常指的是双侧关节间隙差异在 3 ~ 5mm，且为深层纤维撕裂的情况；Ⅲ度损伤指的则是损伤程度最为严重的一种，双侧内侧关节间隙差异在 5mm 以上，韧带完全破裂，关节囊韧带完全撕裂的情况。根据这三种不同程度的韧带损伤，安排急性期的练习时也应有所不同。

（3）在制订运动疗法的具体计划时，不但要注意居民膝关节韧带损伤的损伤程度，还应该根据居民的损伤特点和个体情况等进行灵活的安排与调整。

三、运动疗法在城镇居民膝关节韧带损伤功能康复治疗功能活动期的应用建议

运动疗法在城镇居民膝关节韧带损伤功能康复治疗功能活动期通常为 1 ~ 2 周，在这个阶段，为了促进城镇居民膝关节韧带损伤后的功能恢复，可以采用如下几种方法：

（1）开链运动练习，即让患者坐在凳子上，同时用双手托住自己的膝关节，将大腿缓慢地屈膝直至最大的忍痛极限之后，保持此姿势 1 分钟。并尽可能的每天重复上述动作 10 ~ 15 组。

（2）半蹲练习。患者在屈膝超过了 90° 以后可以开始进行半蹲练习，在缓慢地屈膝到最大的忍痛限度之后，保持此姿势 1 分钟，且同样尽可能地每天重复上述动作 10 ~ 15 组。

（3）闭链运动练习。闭链运动练习主要是锻炼患者的股四头肌内侧头。具体的练习方法如下：患者将患膝屈至 90°，同时脚尖踩地呈弓步用力蹬地，后脚尖则呈虚部。尽可能每天重复 50 次左右。除了上述几种练习方法之外，在功能活动期还可以进行半蹲练习。但是，在具体应用的过程中，应注意，无论是采用上述哪种方法同样都应该注意根据患者的损伤程度和患者的损伤特点以及个体情况进行有针对性的安排，以确保治疗的成效。

四、运动损伤在城镇居民膝关节韧带损伤功能康复治疗力量训练期的应用建议

运动疗法在城镇居民膝关节韧带损伤功能康复治疗力量训练期通常为 4 ~ 12 周，在这个阶段，患者的运动疗法主要可以采用如下方式。

（1）等速运动练习。在早期开展慢速或者是中速的练习能够有效地促进患者肌张力的提升和肌力的恢复。在后期根据患者的实际情况进行高速的功能适应性训练，对于患者恢复日常活动能力，逐渐接近日常活动中的运动速度则是非常有利的。

（2）协调灵敏性练习和平衡稳定性练习。具体的开展方法既可以采用让患者单腿站立完成双侧交替的快速弯腰摸物动作的方式，也可以采用 TheraBand 稳定性训练单腿站立练习的方法。是无论采用哪种方法，在这个阶段同样也是应该注意根据患者的损伤程度、损伤特点以及个体情况来进行合理的安排。

我国学者已经达成共识，随着我国老龄化加速，老年人的关节退行性病变已造成了严重的社会问题，其致残率及费用比心脑血管疾病、糖尿病的花费要高 1 ~ 2 倍。2018 年两会期间，国家中医药管理局局长王国强在回答记者问中提出养生保健、未病先防的重要性和非药物疗法的重要性与指导意义。

（张金标　龙勇）

第十章 膝关节退变性病变前瞻性研究的评估

膝关节退变性病变是人类一种终身性病变，并不是中老年人的"专利"，从全球及世界卫生组织公布的调查报告来看，"失配性疾病"正在全球蔓延。所谓失配性即人类身体的器官进化跟不上自然环境的变化。即美国哈佛大学人类进化生物学丹尼尔·利伯曼教授在其著作《人体的故事——进化健康与疾病》中指出的：越来越多的失配性疾病，就是我们的身体对这些新环境适应不良或适应不定的结果。"强调肥胖、慢性可预防疾病和失能的浪潮正在席卷全球"。

慢性可预防疾病包括某些恶性肿瘤、肥胖、Ⅱ型糖尿病、骨质疏松、心脏病、中风、肾脏疾病、某些过敏症、神经退行病变、抑郁、焦虑、失眠，以及其他疾病。还有数十亿人罹患腰背痛、足弓下陷、足底筋膜炎、近视、关节炎、便秘、胃酸反流和肠易激综合征等疾病。这些问题中有些很古老，但许多是新近出现的，或是近代在流行程度和强度上出现了爆发。从某种程度上来说，由于人们的寿命越来越长，这些疾病的出现频率也越来越高，但其中绝大多数都是从中年时开始出现的。这个流行病学上的转变不但会造成患者的痛苦，还会造成经济衰退。随着婴儿潮一代的退休，他们患上的慢性疾病将给卫生保健系统带来压力，阻碍经济增长。此外，我们从"水晶球"里看到的未来景象似乎也越来越糟，因为随着整个星球的发展，这些疾病的患病率也越来越高。

世界卫生组织大数据流行病学调查显示：儿童、青少年和中年人肥胖者越来越多，甚至成倍增长，这会给人体的关节带来致命的损伤。因而日益常见的非传染性疾病设计新疗法也成为医生瞩目的焦点。现代化社会的进步和飞速发展，农业革命和工业革命给人类带来了许多的好处，地球上的绝大多数人不仅有了足够的食物，而且还能享受到健康长寿的生活。不过，众多的文化变化改变了人类基因与环境的相互作用方式，诱发了许多健康问题。最为突出的就是所谓的"失配性疾病"：我们旧石器时代的身体不能或不足以适应某些现代行为和条件所导致的疾病。

人类与现代环境不匹配而造成"失配性疾病"。重要的失配性疾病分两种：一种是人体摄入能量太多，如Ⅱ型糖尿病；另一种是"用进废退"型疾病，如骨质疏松。

对能量的有效利用促成了人类进化的成功。原始社会中，脂肪可以保证大脑的不间断能量供应；现代社会中，能量太多成为一个严重的问题，这造成了很多疾病的暴发，如Ⅱ型糖尿病。

现代人吃的糖太多，以至于为了将血糖控制在合理范围内，现在的年轻人不得不分泌出比50年前的人多一倍的胰岛素来控制血糖。这增加了胰脏的负担，时间一久，胰脏的功能衰退，分泌不出来胰岛素，Ⅱ型糖尿病便会产生。

代表性疾病：糖尿病、脑卒中、高血压、高血脂、心脑血管疾病等。

另一种"失配性疾病"是"用进废退"型疾病，骨质疏松便属于这一类疾病。

现代人运动量普遍过少，久而久之，骨质疏松便产生了。这便是"用进废退"型的"失配性疾病"，也就是说如果不用，人体就会逐渐降低在这方面的投入适应。

骨质疏松症：因为长时间静态久坐和缺少运动的生活方式，使得骨骼和关节缺乏压力而适应性的骨密度降低。较低的骨强度使得人们更容易骨折和关节功能丧失。

"失配性疾病"的源头是不健康的社会环境与不健康的生活方式、行为和人们基因的相互作用。当下应对其严峻挑战的对策都是"失配"的，甚至舍本求末。

第一节 "对策失配"舍本求末表现

1. 把大量的资源消耗在得病、复发和进入终末期的疾病救治上。非常遗憾的是，最烧钱的医疗卫生对人类健康和寿命的贡献是最微不足道的，比重仅为8%。生物因素（包括基因和遗传）的比重为15%，环境因素为17%，而比重最大的是生活方式和行为，占到了60%。

2. "现代医学"（西医）与生俱来的先天缺陷是单纯生物医学模式，忽视甚至忽略"失配性疾病"的社会和心理因素。用单纯的生物医学模式根本不可能正确认识、诊断和治疗"失配性疾病",却十分容易产生科学主义和生物医学模式的迷信与崇拜。单纯生物医学模式面对"失配性疾病"的挑战,单打独斗,显得极为苍白无力,而且大量浪费与消耗本已有限的资源,必将导致捉襟见肘,无钱可用的"医疗危机"。单纯的生物医学模式自觉不自觉地夸大生物医学技术的效果,导致医生主导话语权,公众与患者处于被动局面。生物技术的不恰当使用、过度使用和滥用不仅消耗资源,而且严重损害公众健康与广大患者的利益,已成为医疗卫生的安全隐患。

3.大量的医疗机构与数百万医生坐堂行医,重治轻防或只治不防。没病的等得病,得病的等复发,前不防,后不管,医疗服务火烧中段,无头无尾,就像只卖汽车,不办4S店一样,医疗服务碎片化,医疗服务链断裂残缺。重治轻防、只治不防,在研发生物医学治疗技术上"深挖洞、广积粮"……一个重要的根源是医疗的趋利,"钱"惹的祸。

药品、支架、手术刀、机器人……容易看到即刻的疗效,如患了急性心肌梗死,支架进去,影像显示血管开通的患者胸痛即刻缓解;而改变生活方式,做预防是个时间久的慢功夫,不易看到立竿见影的效果。更重要的是,研发针对得病后治疗的生物技术产品——药品与支架,研发者与使用者可获得巨大的功利——名与利,有巨大的吸引力与助推力——激励!因此,什么挣钱干什么,什么级别医院都无须动员,都有动力与积极性。而做预防,包括初级预防、康复,大医院普遍认为"不挣钱",缺乏兴趣与动力。谁都知道,病是预防好,预防第一没有争议的常识,却常停留在口号上,难以落实,不能落地。

4.骨科目前提倡最多的是人工关节的置换,做得最多的是髋关节和膝关节人工关节置换,在膝关节终末期行人工关节置换后还会合并许多医源性疾病,并不是"金标准"。目前,全球对于膝关节退行性病变已从单纯的"骨关节炎"的概念和理念转移到生物分子学的概念,从软骨、细胞软骨下骨和骨质疏松以及组织工程等的研究。

第二节　基因治疗的研究

骨关节(OA)是一种具有不同病因但有相似的生物力学、形态学和临床表现的疾病,有多种致病基因。基因芯片技术是多基因病研究的有力工具,但应用于 OA 的研究只有十余年。

一、发现一批新的致病基因，如几丁质酶样 3 蛋白、几丁质酶样 3 蛋白 1、丛生蛋白等，几丁质胶原参与软骨组织，其网架可构建组织工程化软骨；丛生蛋白是一种分泌型异二聚体糖蛋白，在多种恶性肿瘤细胞中表达都有升高，是细胞死亡的标志。

二、阐明已知致病基因白介素 –1β（IL–1β）、骨形态发生蛋白的基因作用网络，如在细胞中发现转化生长因子 –β 可通过其激活性激酶 1 来下调 IL–1β 表达。

2005 年人类基因组 DNA 全序列绘制完毕。由于结构基因测序的突破，以功能基因鉴定为中心的"功能基因组学"应运而生。基因芯片是"功能基因组学"的有力研究工具。基因芯片特指用于绘制基因表达谱的基因芯片，应用于致病基因或易感基因的识别和克隆、疾病防治相关的组织和器官特异性表达的调控等。

1. OA 与基因芯片简介

OA（osteoarthritis）一词最早由 Garrod（1890）提出，1986 年美国国际骨关节会议上，专家学者做出对 OA 的定义，即包括临床表现、病理生理、生化及生物力学等改变。同年美国 OA 研讨会上做出简明定义，即 OA 是一组有不同病因但有相似的生物力学、形态学和临床表现的疾病。该病不仅引起关节软骨损害，还累及整个关节，包括软骨下骨、韧带、关节囊、滑膜和关节周围肌肉，最终发生关节软骨退变、纤维化、断裂、溃疡及整个关节面的损害。目前，流行病学研究明确 OA 的相关危险因素为年龄、性别和种族，创伤及反复的应力负荷，肥胖，关节周围肌肉无力，遗传因素，骨密度（骨质疏松与骨硬化），雌激素缺乏，营养缺乏，免疫因素，软骨机制改变，软骨细胞代谢活性改变，炎症性关节疾病等。OA 还有个别名——"软骨衰竭综合征"，形象地指出了 OA 属于多基因病，多种致病基因与易感基因在 OA 的病程进展中起着不同的作用。

基因芯片是指采用原位合成或微量点样等方法，将数万寡核苷酸或 DNA 片段探针固化于支持物表面上形成的二维微阵列，用于对待测标记的样品进行杂交、检测和分析的生物芯片。根据其制备方法不同分两种类型：一种是美国 Affymetrix 公司采用原位合成法专利生产的寡核苷酸芯片，或称寡核苷酸阵列（GeneChip oligonucleotide array）；另一种为大多数基因芯片公司和实验室所采用，即将已知的 DNA 片段或预先合成的寡核苷酸片段微量点样固定在玻片相同。2006年有一篇文章研究膝关节OA同一软骨完整区与损害区的基因表达差异，按Mankin分型设对照组，确定了35个低表达基因和79个高表达基因（与细胞增殖、胶原蛋白合成、抑制基质降解有关）。

国内发表的3篇文章均为研究膝关节OA外周血的基因表达差异，分组为正常组、OA组和OA治疗组，初筛得到有正常人与OA患者差异表达的已知功能基因41条，功能范围包括生长因子相关、凋亡相关、免疫相关、能量相关、生长发育相关、疾病相关，其中与中医治疗有关的免疫功能基因13条。如吴斌等运用基因芯片研究骨关节虚寒证的基因表达谱的研究；王朱渠等肾阳虚骨关节炎个案与13个免疫基因的初步研究，以及杨丽萍等运用基因芯片技术研究针灸肾阳虚证骨关节炎患者免疫相关基因表达的影响都取得了可喜的成果。

实验以取自组织的原代软骨细胞为主要研究对象，主要目的是研究细胞合成或分解代谢比例失调后的基因表达差异，或者是某种刺激因素产生的基因表达差异。以人软骨细胞研究一般分组方法为：①采用血清或BMP作为诱导剂，模拟软骨细胞合成代谢为主情况；②采用IL-1β作为诱导剂，模拟软骨细胞分解代谢为主情况。采用的刺激因素有硫酸软骨素、转化生长因子-β激活性激酶1（TAK1）siRNA、β2微球蛋白（B2M），检测结果显示硫酸软骨素通过上调热休克蛋白表达激活细胞分化，同时下调SSP1（SENP6 SUMO1/sentrin specific peptidase 6）、核心蛋白聚糖（decorin，DCN）来抑制细胞去分化；TAK1被TGF-β激活后下调IL-1β表达，从而降低细胞分解代谢；一定浓度的B2M可使11个基因上调幅度在2倍以上，其中以分解代谢基因居多，它们在OA患者的关节组织与滑液中高表达，因此可能与OA疾病进程有关。此外，还发现或验证了L-1β可促使基质金属蛋白酶（MMP）1、3、13表达增高，从而影响c-Jun氨基末端激酶（JNK）、胞外信号调节激酶（ERK）、p38蛋白激酶、核因子（NF）kB信号通路；而BMP可影响Smad信号通路；软骨细胞分化过程中筛选出7个候选基因转录因子聚集蛋白聚糖（aggecan）、decorin、IX型胶原、前脑啡肽原A、早期生长反应因子1（Egr1）、Egr3、基础免疫球蛋白（basigin），软骨细胞去分化过程中筛选出3个候选基因转录因子ALY（THO complex4）、蛋白激酶基因（vPK）、多配体蛋白聚糖（syndecan）2；抗增殖因子Tob1（ErbB2传感器）在OA中组织细胞的增殖起始作用。

另一新发现在动物试验中，小鼠软骨细胞中应力敏感性基因具有生物钟（CIOCK）功能。

基因芯片技术在OA中应用展望，OA基因图谱的绘制在组织与细胞两个层次展开，取材部位为膝关节髋关节，组织种类包括骨、软骨、滑膜外周血，细胞种类包括原代软骨细胞、原代滑膜细胞、软骨肉瘤细胞系。动物 OA 模型基因图谱绘制范围大致与人相仿，动物种类有犬、大鼠、兔，模型类型有膝关节 OA 与颞下关节 OA。目前已得的基因图谱远远不能满足识别 OA 致病基因或易感基因的需要。一是从 OA 的发病机制看，关节组织性能是一个重要的因素，关节承重后关节组织（骨、软骨、滑膜、韧带、肌肉）在应力分散的过程中均有作用。当这些组织的顺应性下降时，关节软骨承受的应力就会上升，反之这些组织可以很好地起到应力代偿作用。二是由于 OA 存在着多种危险因素，尤其以年龄、性别和种族对 OA 发病率的影响最为显著。余卫等参照美国流行病学调查方法，对北京市城区老年人进行膝关节 OA 流行病学调查，得出女性膝关节 X 线和临床 OA 患病率均高于美国同龄白种人；男性膝关节 X 线和临床 OA 患病率与美国同龄白种人相比有相似的结论。其与以往国外的亚裔人群研究有不同之处，因此国人基因谱图有自身的特点，有绘制的必要性。随着基因芯片技术的改进，我们一定可以阐明 OA 复杂的基因作用网络，研发出早期诊断工具，为逆转 OA 的病程进展或实现治愈打下基础。

另外，关于膝 OA 的前瞻性评估中，除基因芯片技术外影响膝骨关节炎（OA）发病及进展的生物力学因素纷繁复杂，以往流行病学研究主要依据临床症状及 X 线检查。MRI 检查可直观观察关节软骨、软骨下骨等代谢及损伤情况，为影响膝 OA 发病及进展的生物力学因素研究提供更直接证据。近年几项大规模、多中心流行病学调查研究应用 MRI 技术进一步证实，重体力劳动、超重、股四头肌肌力减退、半月板损伤、韧带损伤等是膝 OA 发病的重要影响因素，股四头肌及髋关节外展肌肌力减退、下肢力线异常等是膝 OA 进展的重要影响因素；同时还针对软骨下骨病变在膝 OA 发病中的作用、超重对膝 OA 进展的影响等展开了研究。

首先关节过载是指机体经由膝关节的载荷增加，负重和超重均可使膝关节过载。短期内负重骤增或长期高负荷一旦超过关节软骨的代偿能力，可损坏关节软骨，诱发膝 OA。Segal 等应用计算机模拟法，根据 MRI 图像计算关节软骨接触应力，发现关节软骨超负荷与膝 OA 发病密切相关。

Toivanen 等经 22 年临床观察发现，重体力劳动是膝 OA 发病的重要影响因素。膝关节高屈曲度活动也可增加膝 OA 发病率。Hovis 等在大型多中心纵向观察研究——骨关节炎行动（OAI）中应用 MRI 检查发现，有膝关节损伤史、家族史、对发膝关节疼痛症状等 OA 易感志愿者通过低强度娱乐活动（根据老年人身体活动量表 PASE 分级），可降低关节软骨 T2 弛豫值，中度和高强度运动可明显增加关节软骨 T2 弛豫值，而健康志愿者对运动强度的反应则不明显；结果提示，低强度运动有预防膝 OA 发病的作用，较高强度运动则可使 OA 易感者发病。

体重增加是目前公认的膝 OA 发病危险因素之一。Toivanen 等研究发现，体重指数（BMI）为 25 ~ 29.9kg/ ㎡的超重者和 BMI ≥ 30kg/ ㎡的肥胖者膝 OA 发病率较 BMI < 25kg/ ㎡的体重正常者明显升高。Niu 等在多中心 OA 研究（MOST）中经 30 个月观察 2623 位志愿者（5159 侧膝关节）发现，肥胖者（BMI30 ~ 35kg/ ㎡）和超胖者（BMI ≥ 35kg/ ㎡）与体重正常者（BMI < 25kg/ ㎡）相比，膝 OA 发病危险系数分别为 2.4 和 3.2（P < 0.001），且下肢力线因素不能改变这种趋势。Laberge 等经 OAI 研究发现，关节软骨损伤与体重指数密切相关，肥胖患者（BMI ≥ 30kg/ ㎡）关节软骨损伤程度是非肥胖患者的 2 倍多，且 3 年观察期内肥胖患者新发损伤更多（P=0.039）。Conroy 等横向分析健康、老龄化、身体结构研究数据（858 例膝 OA 患者），结果提示有影像学表现的膝 OA 患者 BMI 明显高于无影像学表现患者（26.8kg/ ㎡，P < 0.0001）。

2. 膝关节稳定性破坏

膝关节稳定结构分为动态稳定结构（肌肉组织）和静态稳定结构（骨、关节软骨、半月板、韧带等）。这些结构的损伤使膝关节失稳，正常运动过程中可出现关节软骨局部应力集中并超越关节软骨代偿能力，导致关节软骨损坏并诱发 OA。Toivanen 等经 22 年观察发现，膝关节损伤是 OA 发病的重要影响因素。

Segal 等经 MOST 研究发现，股四头肌肌力降低与症状性膝 OA 发病密切相关。Conroy 等经 HealthABC 研究发现，有影像学表现的膝 OA 患者 BMI 明显高于无影像学表现患者，因而大腿肌肉量也明显较高（P < 0.0001），但校正后单位横截面积肌肉所产生的最大力矩则明显降低，且无论是否有疼痛症状，单位肌肉收缩力矩均明显高于无影像学表现且无疼痛患者；有影像学表现且有疼痛患者股四头肌横截面积较之正常健康者明显降低，但单位面积收缩力矩没有明显变化。该研究提示膝 OA 患者股四头肌肌力降低主要是肌肉量减少的缘故。Pan 等经 OAI 研究发现，股四头肌外侧头、内侧头横截面积比值升高，关节软骨 T2 弛豫值将低于正常，提示股四头肌内外侧头不平衡会影响关节内应力分布，从而影响关节软骨代谢，诱发膝 OA。此外，股四头肌肌力变化还与髌股关节软骨及软骨下骨损坏密切相关。下肢是一完整的运动链，髋关节周围肌群肌力变化会影响膝关节内载荷分布，因此髋关节周围肌群逐渐受到学者们

的重视。Hinman 等经临床对比研究发现膝关节内侧间室 OA 患者髋关节屈、伸、内收外展及内外旋转肌群肌力均较正常老年人明显下降。Segal 等经 MOST 研究也发现，髋关节周围肌群肌力变化与症状性膝 OA 发病密切相关。

目前对骨结构与膝 OA 关系的研究不仅观察分析全身骨密度对膝 OA 的影响，而且还注重关节软骨下骨病变的研究。全身骨密度增加可增加关节间隙变窄的危险，全身骨密度较高者膝 OA 发病率是骨密度较低者的 2.3 ~ 2.9 倍。软骨下骨可为关节软骨缓冲部分膝关节冲击载荷，因此软骨下骨病变在膝 OA 发病过程中起着重要作用。Roemer 等经 MOST 研究发现，软骨下骨骨髓水肿与软骨下骨磨损密切相关，软骨下骨磨损又与关节软骨丢失密切相关。因此，软骨下骨骨髓水肿与局部关节软骨丢失密切相关。这些软骨下骨损伤可能是膝关节应力集中，继而出现骨重建增加所致。如果应力集中不能有效改善，经久不愈，骨重建不完全，就会出现骨骺端畸形，产生下肢力线异常，并形成恶性循环。因此，软骨下骨损伤是膝 OA 的早期表现，伴随的膝关节疼痛即可作为膝 OA 预防指标。下肢力线异常可以是发育性的，也可能是新发的。Neogi 等经 MOST 研究发现，陈旧性膝关节内翻畸形者和新发性膝关节内翻畸形者内侧间室软骨下骨磨损，而陈旧性膝关节外翻畸形者和新发性膝关节外翻畸形者外侧间室软骨下骨磨损。陈旧性软骨下骨损伤可在一定时间内自愈，可能是由于代偿重新平衡应力分布的缘故，从而避免了 OA 发病。Shama 等经 MOST 研究观察 1752 位志愿者（2958 侧膝关节）30 个月，发现膝关节内翻畸形与内侧间室 OA 发病有一定相关性。然而，以往研究多认为下肢力线异常与膝 OA 发病并不相关。这些观点的改变很重要，包括人工膝关节置换术后下肢力线也很重要。对线准确可减轻或减少术后的并发症。

膝 OA 通常伴有半月板病变。有 MOST 研究显示，肥胖患者（BMI ≥ 30kg/ ㎡）半月板病变是非肥胖患者的 4 倍，且膝关节内翻也是加重半月板损伤的重要原因。半月板损伤还与软骨下骨骨髓水肿密切相关。运动强度较大也可损伤半月板。半月板损伤常伴随关节软骨快速丢失，从而诱发 OA。

步态分析中的膝关节内翻延伸（varus thrust）和外翻延伸（valgus thrust）步态可反映膝关节韧带松弛情况，并与膝 OA 发病密切相关。有研究发现，非洲裔美国人膝关节内翻延伸小于高加索裔美国人，而外翻延伸大于高加索裔美国人，这可能是这两种人群膝 OA 发病形式不同的重要原因。

由上述研究可知，虽然膝 OA 特征是关节软骨损伤，但软骨下骨病变可能是其早期表现。如果能在尚未出现关节软骨损伤前，通过减肥、适当运动、改善肌力平衡等手段，平衡膝关节应力分布，使软骨下骨病变愈合，则会有效预防膝 OA 发病。鉴于膝 OA 发病的影响因素纷繁复杂，Zhang 等构建了用于个体化分析膝 OA 危险因素的计算机模型，这将为膝 OA 预防起到积极的推动作用。

三、影响膝 OA 进展的生物力学因素

膝 OA 发病后，关节内及其周围生物力学环境即发生明显改变。影响膝 OA 进展的生物力学因素包括肌内力量变化、下肢力线异常和体重增加等。

1. 肌肉力量变化

股四头肌在膝 OA 进展过程中的作用，历来是关注的重点。Palmier-Smith 等经 X 线及 MRI 检查发现，女性股四头肌肌力与膝 OA 严重程度有关。Sepal 等经 30 个月 MOST 研究发现，女性股四头肌肌力减退可使关节间隙进一步狭窄，从而加重膝 OA 病情。Berger 等经 OAI 研究发现，根据安大略和麦克马斯特大学骨关节炎指数（WOMAC）对 659 例膝 OA 患者进行分级，其中症状最重患者和较重患者股四头肌肌力分别降低 18% 和 9%（P < 0.001，P=0.03）。Conroy 等经 HealthABC 研究发现，股四头肌横截面积减小与膝 OA 进展相关。这些研究均提示，股四头肌在 OA 进展过程中有着举足轻重的作用。此外，关节源性肌肉抑制的长期作用，将会进一步影响股四头肌。因此，针对股四头肌的康复训练是临床治疗膝 OA 的基本方法。

一项历时 18 个月的研究发现，髋关节外展肌力有保护同侧膝关节内侧间室的作用，如髋关节外展力矩每增加 1 单位，将使膝关节内侧间室 OA 进展危险下降 50%，且经过校正各种潜在影响因素后，这种趋势仍然存在；髋关节外展肌是外展力矩最主要的动力来源，步态支撑相时髋关节外展肌力下降使得对侧骨盆过度下降，髋关节内收，重心内移（图 10-2-1），过多的载荷集中于膝关节内侧间室，可进一步加重膝 OA 病情。为此，临床上已开始进行髋关节外展肌力训练的相关研究。虽然这些研究结果均显示髋关节外展肌力训练可明显缓解膝 OA 症状，但并不能降低代表膝关节内侧间室受力集中的膝关节内收力矩值，其机制尚需进一步研究。

2. 下肢力线异常

下肢力线虽然与膝 OA 发病的关系不密切，但可明显影响膝 OA 进展，而且可能影响股四头肌肌力训练疗效。Sharma 等经 MOST 研究观察 950 位志愿者（1307 侧膝关节）30 个月，发现膝关节内翻畸形与内侧间室 OA 进展相关。

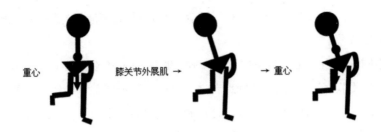

重心　　　　　膝关节外展肌 →　　　　　→ 重心

图 10-2-1　髋关节外展肌力不足导致膝关节内侧间室 OA 进展的生物力学机制示意图

注：髋关节外展肌力不足，步态支撑相时骨盆倾斜，重心内移，增加了通过膝关节内侧的载荷。

膝关节外翻畸形与外侧间室 OA 进展相关，其机制是内外翻畸形增加了通过内外侧间室的载荷，从而进一步损伤关节软骨及软骨下骨。在膝 OA 早期施行截骨矫形术，有助于及时重新平衡膝关节内外侧间隙载荷分布，在关节软骨还未产生不可逆性损伤之前逆转病情，因此疗效良好。有研究经 MRI 检查发现，截骨矫形术后 2 年，膝 OA 患者 T1 弛豫时间明显改善，提示生物力学环境改善后关节软骨有一定的修复。

3. 体重增加

体重因素是膝 OA 发病的重要影响因素，但体重对伴有内翻的膝 OA 进展的影响并不大。只有下肢力线正常或伴有外翻的膝 OA 患者进展受体重增加的影响，如力线正常（179°～181°），肥胖（BMI 30～35kg/ ㎡）和超胖（BMI ≥ 35kg/ ㎡）患者较之体重正常（BMI < 25kg/ ㎡）患者膝 OA 发病危险系数分别为 1.2 和 1.8（P=0.041）。有研究报道，在 12 个月随访期内肥胖患者新增体重不会加速膝 OA 关节间隙狭窄。

综上可知，膝 OA 进展的形式多样，目前临床上采用的衡量标准不一，使得研究结果存在很大差异。这也为临床治疗与康复治疗带来不少困惑，因此制定合适的分期、分级标准势在必行。

4. 膝 OA 症状相关危险因素

有学者在 OAI 研究中应用 MRI 检查发现，关节软骨损伤与膝 OA 疼痛明显相关。Zhang 等在 MOST 研究中应用相似方法提示，软骨损伤及滑膜改变与疼痛症状明显相关。以上研究与经组织病理学方法所观察到的结果一致，即滑膜炎和关节软骨损坏程度均与膝 OA 症状密切相关。

X 线表现也与膝 OA 疼痛等症状密切相关，其中关节间隙狭窄较骨赘更能反映患者疼痛症状。应用平均关节间隙测量法发现，关节间隙狭窄可反映患疼痛及功能状况。此外，软骨下骨骨髓水肿和关节腔积液也与膝 OA 疼痛症状密切相关。

不同危险因素可导致不同疼痛模式。Thompson 等在 OAI（统计学）研究中应用膝关节疼痛图对 2677 例患者进行分析，发现超重常导致关节周围弥漫性疼痛，老年患者则较少发生局限性疼痛，而性别不同往往导致不同区域疼痛。此研究结果可帮助临床医生追溯膝 OA 病因，从而制定针对性治疗措施。

有学者经步态分析发现，膝关节内翻延伸与膝 OA 关节疼痛相关。膝关节位置与膝 OA 关节疼痛和功能障碍也有一定相关性。Segal 等通过临床观察发现，股四头肌肌力情况并不能用于预测未来 15 个月或 30 个月发生膝关节疼痛、僵硬等情况。然而，疼痛症状等可预测未来几年膝关节功能障碍情况。

总之，MRI 技术的广泛应用为膝 OA 早期诊断提供了可能。MRI 检查可直观观察关节软骨损伤及代谢情况，为影响膝 OA 发病及进展的生物力学因素研究提供更直接证据。

第三节　生物分子医学治疗

21 世纪医学科学的发展，使人类对疾病的认知更进一步，进入细胞治疗的新时代，是生命科学的前沿。20 世纪 90 年代国外学者研究报告在富集血小板血浆（PRP）中有 4 种高浓度的血小板源生长因子的浓度是 3 ~ 8 倍，PRP 内的纤维网络对促进黏附、防止细胞流失具有一定的作用，它具有制备简单、快捷、对患者损伤小、无免疫排斥反应等优点。

富集血小板血浆（PRP）是自体外周循环血经离心后得到的血小板浓缩物，关节腔内注射 PRP 能改善膝关节骨关节炎（KOA），尤其是早期软骨退变患者临床症状，缓解关节疼痛，改善关节活动度，提高关节运动功能和生活质量，其疗效可能优于透明质酸（HA）。PRP 治疗 KOA 的作用机制可能与促进软骨基质合成、促进软骨细胞增殖与分化和刺激内源性 HA 生成有关。

骨关节炎是一种伴随疼痛和关节运动障碍且以关节软骨退变和继发性骨质增生为特征的临床常见疾病，其中膝关节骨关节炎最为常见。目前常见的治疗方法有药物口服（非甾体抗炎药、硫酸软骨素）或局部外用（外用型非甾体抗炎药）、关节腔内注射透明质酸（HA）、物理疗法和手术治疗。虽然非手术治疗在改善 KOA 临床症状方面有一定疗效，但对于延缓关节退变作用较为有限。手术治疗是治疗晚期 KOA 的有效手段，但可能出现一些严重并发症如感染、深静脉血栓形成、假体松动等。因此，寻找新的治疗方法成为 KOA 的研究热点。富集血小板血浆（PRP）是自体外周循环血经离心后得到的血小板浓缩物，含有大量生长因子和炎性调节因子，其通过一定的机制可促进组织修复并调节炎症。Sanchez 等于 2008 年首次发表了关节腔内注射 PRP 治疗 KOA 的回顾性系列研究，发现 PRP 能减轻疼痛、改善膝关节功能。这为 PRP 治疗 KOA 开创了新思路。

1. PRP 治疗各期 KOA 临床疗效初步探讨

自 Sanchez 等首次报道关节腔内注射 PRP 能有效改善 KOA 患者临床症状以来，较多学者通过病例系列分析研究、非对照系列研究和随机对照研究等不同研究方式对 PRP 治疗各期 KOA 的临床效果进行初步探讨。Kon 等报道，关节腔内注射 PRP 治疗 91 例 Kellgren-Lawrence（KL）（详见附后 X 线分级）分级为 1～4 级的 KOA 患者，6 个月后患者国际膝关节文献委员会膝关节评分（IKDC）和疼痛视觉模拟评分（VAS）有显著改善，但在 12 个月时 IKDC 评分和 VAS 评分出现下降（仍较开始治疗时有改善）。随后 Kon 等继续报道相同患者治疗 24 个月的研究结果，发现虽然 IKDC 评分和 VAS 评分仍高于基础治疗水平，但明显低于 12 个月时的评分；经进一步统计学分析发现，年轻患者和较低分级（1～3 级）患者 IKDC 评分和 VAS 评分较好；且 KOA 患者临床症状获得改善的中位数时间为 9 个月。Wang-Saegusa 等对 261 例 KL 分级为 1～4 级的 KOA 患者进行 PRP 治疗，结果显示 6 个月后患者关节疼痛、关节僵硬度、关节功能均有显著改善。Raeissadat 等、Acosta-Olivo 等研究显示，PRP 在缓解各期 KOA 患者疼痛、改善关节僵硬度和提高运动功能方面有一定疗效。以上研究初步提示 PRP 对 KOA 有较好的治疗效果，但由于此类研究设计不够严格或无对照组，对临床决策提供的证据有限，所以有学者对此进一步开展相关系列研究和随机对照研究。Filardo 等对 144 例 KL 分级为 1～4 级的 KOA 患者进行前瞻性系列研究，结果发现经 PRP 治疗 2、6、12 个月的患者 IKDC 评分、VAS 评分、Tegner 膝关节运动评分均有显著改善，其中分级较低的年轻患者疗效更佳。Rayegani 等进行随机对照研究，将 61 例 KL 分级为 1～4 级的 KOA 患者随机分成两组，一组为 PRP 与运动疗法组，另一组为运动疗法组，结果 6 个月后 PRP 与运动疗法组患者美国西部 Ontario 和 McMaster 大学骨关节炎指数评分（WOMAC 骨关节炎指数评分）和生活质量评价量表（SF-36）值较运动疗法组有较好改善，表明关节腔内注射 PRP 联合运动疗法的疗效优于单纯运动疗法。上述不同研究初步表明，PRP能改善各期KOA患者临床症状，缓解关节疼痛，改善关节活动度，提高关节运动功能和生活质量。

2. PRP治疗早期KOA临床疗效

较多研究发现，经PRP治疗的KL分级较低患者评分较好，提示PRP可能对早期KOA患者治疗效果更佳，因此不少学者通过不同研究设计方案探讨PRP对早期KOA患者疗效。Sampson等观察PRP治疗14例初中级KOA患者的效果，12个月后患者膝关节损伤和骨关节炎评分（KOOS）及VAS评分有显著改善。Halpern等则报道了PRP治疗17例KL分级为1～2级KOA患者的研究结果，同样发现12个月后患者WOMAC骨关节炎指数评分和VAS评分有显著提高。以上研究提示PRP对早期KOA患者疗效较显著，由此有学者进一步开展相关非对照系列研究。Jang等观察PRP关节腔内注射治疗65例KL分级为1～3级KOA患者的随访情况，发现6个月时VAS评分和IKDC评分有显著改善，但8、12个月时评分出现反弹，患者疼痛复发，且与患者年龄较大、膝关节退变程度显著相关；PRP治疗对1级KOA患者疗效较佳且疼痛缓解持续时间较长（平均为9.9个月），而对3级KOA患者疗效较差且疼痛缓解持续时间较短（平均为5.6个月）。Sharma等研究发现，PRP治疗6个月时早期KOA患者WOMAC骨关节炎指数评分有显著改善。虽然上述系列研究提示PRP对分级较低KOA患者的短期疗效较显著，但由于观察时间较短、实验设计不够严谨，有学者开展2个更大型的随机对照研究。Patel等进行一项较大样本量的前瞻性随机双盲临床研究，78例Ahlback分级为1～2级的KOA患者被随机分成3组，A组（52膝）接受单次PRP注射；B组（50膝）接受2次PRP注射，3周1次；C组（46膝）接受单次生理盐水注射，结果显示治疗后2～6周A组与B组WOMAC骨关节炎指数评分有显著提高且这两组之间无显著性差异，而C组WOMAC骨关节炎指数评分并无改善；表明注射1次或2次PRP均可以明显改善早期KOA患者临床症状。Gobbi等则以93例早期KOA患者（119膝）为对象进行一项临床证据为Ⅱ级的前瞻性随机临床研究，其中50膝予以2年PRP周期性注射（A组），69膝只接受1年PRP周期性注射（B组），1年PRP周期性注射3次，每次注射间隔为1个月，结果显示12个月后这两组的治疗效果较治疗前均有明显改善且效果相似，18个月后A组疗效较B组有明显改善，由此表明关节腔内注射PRP可明显减轻早期KOA患者疼痛和改善其关节运动功能，且第2年反复注射PRP可在18个月后进一步提高疗效。以上研究表明PRP对软骨退化程度较低的早期KOA患者治疗效果明显，且分级越低疗效越佳。但随着时间推移，疗效可出现下降甚至症状反弹，反复注射 PRP 能进一步保持治疗效果。

3. 关节腔内注射 PRP 与 HA 治疗 KOA 疗效对比

关节腔内注射 HA 是目前治疗 KOA 的常见方法之一，自出现关节腔内注射 PRP 的新疗法后，较多学者相继开展非对照系列研究和随机对照研究以对比关节腔内注射 PRP 与 HA 的疗效。Kon 等以 150 例 KL 分级为 1 ~ 4 级的患者进行多中心前瞻性系列研究，将其平均分为 3 组，即 PRP 注射组、高分子量 HA 注射组和低分子量 HA 注射组，6 个月后采用 IKDC 评分和 VAS 评分进行评估，结果发现 3 组患者临床症状均获得改善，其中 PRP 注射组较高分子量 HA 注射组和低分子量 HA 注射组在减轻关节疼痛与改善关节运动功能方面疗效更佳且更持久。Spakova 等以 120 例 KL 分级为 1 ~ 3 级的 KOA 患者为对象，将其平均分为 2 组并分别进行 PRP 和 HA 关节腔内注射治疗，结果 3、6 个月时 PRP 组 WOMAC 骨关节炎指数评分和疼痛等级评分均优于 HA 组。Say 等以 90 例轻中度退变 KOA 患者为研究对象，同样发现 3、6 个月时 PRP 组 KOOS 评分和 VAS 评分明显优于 HA 组，且 PRP 组治疗成本低于 HA 组。Sanchez 等以 176 例 KL 分级为 1 ~ 3 级的 KOA 患者为对象开展多中心随机双盲对照临床试验，结果发现 6 个月后 PRP 组 WOMAC 骨关节炎指数评分优于 HA 组，但无统计学差异。Cerza 等也进行随机对照研究，共纳入 120 例 KL 分级为 1 ~ 3 级的 KOA 患者，在 1、3、6 个月 PRP 组 WOMAC 骨关节炎指数评分明显优于 HA 组，其中 HA 组 WOMAC 骨关节炎指数评分在治疗后 1 ~ 6 个月趋于变差，而 PRP 组 WOMAC 骨关节炎指数评分在治疗后 1 ~ 3 个月趋于改善，随后在 6 个月时有保持稳定趋势；PRP 组各级 KOA 患者 WOMAC 骨关节炎指数评分较为相似，而 HA 组中 3 级 KOA 患者 WOMAC 骨关节炎指数评分明显差于 1、2 级 KOA 患者。Racissadat 等则进行为期 1 年的前瞻性随机对照临床研究，将 160 例 KL 分级为 1 ~ 4 级的 KOA 患者分为 2 组，一组为 PRP 组（87 例），共注射 2 次（1 个月 1 次）；另一组为 HA 组（73 例），共注射 3 次（1 周 1 次），1 年后用 WOMAC 骨关节炎指数评分和 SF–36 量表进行疗效评估，结果显示两组 WOMAC 疼痛评分均有显著改善，且 PRP 组明显优于 HA 组，仅 PRP 组 WOMAC 其他评分和 SF–36 评分得到改善。以上研究均提示 PRP 在改善 KOA 患者症状方面疗效优于 HA。然而，Filardo 等进行随机双盲对照临床试验，将 109 例 KL 分级为 1 ~ 3 级的 KOA 患者分为 2 组，一组为 HA 组（55 例），另一组为 PRP 组（54 例），结果显示在治疗后 2、6、12 个月两组患者临床症状均获得明显改善,且两组相关所有膝关节评分(IKDC、VAS、KoOS, Tegner 评分)均无统计学差异,仅 6、12 个月时在 1、2 级 KOA 患者中 PRP 组 IKDC 评分在统计学上稍优于 HA 组(分别为 P=0.07、P=0.08),认为 PRP 对 KOA 的疗效不优于 HA。随后,Filardo 等以相同研究方法再次进行大型随机对照试验,将 192 例 KL 分级为 0～3 级的 KOA 患者纳入研究,结果发现 12 个月时 PRP 组和 HA 组 IKDC 评分均有明显改善且其他所有评分亦表现出类似结果,然而在 2、6、12 个月时两组之间所有评分均无统计学差异,这再次提示 PRP 在改善临床症状方面并不优于 HA。因此,目前 PRP 对 KOA 的疗效是否优于 HA 仍存在争议,需更多大型随机对照研究进一步明确。

4. PRP 治疗 KOA 的不足

有学者研究发现 PRP 治疗 KOA 有诸多不足之处。Filardo 等观察 PRP 治疗 KOA 患者效果长达 2 年,结果发现 90 例患者 2 年后的评分明显差于 1 年后的评分。Jang 等的研究同样提示,KOA 患者经 PRP 治疗后 8、12 个月时评分出现反弹,患者疼痛复发,且年龄较大、膝关节退变程度较重患者疼痛复发更严重。以上研究提示,PRP 对 KOA 患者的短期疗效虽然可得到肯定,但远期疗效可能逐渐下降,甚至发生病情反弹情况。Braun 等研究关节腔内注射 PRP 对人体滑膜细胞的影响,发现 PRP 组出现较多滑膜细胞死亡,且促炎介质明显增加,这表明关节腔内注射 PRP 可能对滑膜细胞产生一定的不良反应。Filardo 等研究发现,PRP 治疗 KOA 过程中可出现一些不良反应,主要为 PRP 注射后膝关节局部肿胀和疼痛反应。一项汇总分析显示关节腔内注射 PRP 引起不良反应的发生率较 HA 高。以上研究提示 PRP 在治疗过程中有相关不良反应发生,其安全性需要考虑。

5. PRP 治疗 KOA 的作用机制

PRP 治疗 KOA 的作用机制尚未完全明确,主要是与促进软骨基质合成、促进软骨细胞增殖与分化和刺激内源性 HA 生成有关。

(1)促进软骨基质合成。Saito 等研究日本白兔 OA 模型发现,PRP 持续释放的生长因子可刺激软骨基质中糖胺聚糖合成代谢。而 Mifune 等研究 36 只裸大鼠 OA 模型发现,PRP 与肌肉源性干细胞(MDSC)联合注射可促进 II 型胶原蛋白合成并抑制软骨细胞凋亡。Almasry 等研究 PRP 对 45 只大鼠 OA 模型的作用,结果发现 PRP 可提高滑膜组织中血小板衍化生长因子和血管内皮生长因子的免疫组化表达,从而对软骨基质合成有一定的积极作用。上述研究初步表明,PRP 可通过促进合成软骨基质来利于关节软骨修复。

（2）促进软骨细胞增殖与分化。有研究发现，PRP 中含有的生长因子等能增加软骨细胞增殖和分化。Kwon 等研究 21 只新西兰白兔 OA 模型，发现关节腔内注射 PRP 可刺激软骨细胞增殖与基质合成代谢，且 PRP 促进中度 OA 软骨再生能力优于轻度 OA。上述实验表明，PRP 可促进软骨细胞增殖与分化，从而对软骨修复和重建产生积极作用。

（3）刺激内源性 HA 生成。Sundman 等为对比 PRP 与 HA 对 OA 患者膝关节滑膜细胞及软骨的作用，实验研究了经 PRP 与 HA 治疗的 OA 患者滑膜和软骨组织，发现 PRP 对滑膜细胞及软骨中炎症介质的浓度与基因表达起到与 HA 类似的抑制效果；PRP 能刺激内源性 HA 的产生，减少软骨分解代谢作用。而 Liu 等则对比 PRP 与 HA 对 30 只家兔 OA 模型的疗效，发现 PRP 对软骨的促进修复作用和缓解炎症作用优于 HA。以上两个实验提示，PRP 可能通过刺激内源性 HA 生成起到一定的抗炎和促进组织修复作用。

综上所述，采用 PRP 关节腔内注射治疗 KOA 可改善临床症状，缓解关节疼痛，提高关节活动功能和生活质量，尤其在早期 KOA 患者中疗效更佳，其良好的临床效果有望使 PRP 成为治疗 KOA 的新一代药物。但 PRP 治疗 KOA 仍存在诸多问题需要解决。首先，由于上述临床研究的疗效差异可能与 PRP 组分浓度、剂量、疗程、注射技术、关节病变程度等相关，因此 PRP 对 KOA 的治疗效果需通过相关规范治疗标准进一步确认。

附：

X 线对膝骨性关节炎的分级（K/L 分级）：

0 级：正常

Ⅰ级：关节间隙可疑变窄，可能有骨赘。

Ⅱ级：有明显骨赘形成，关节间隙轻度变窄。

Ⅲ级：中等量骨赘，关节间隙变窄较明显，软骨下骨质轻度硬化改变范围软小。

Ⅳ级：大量骨赘形成，可波及软骨面，关节间隙明显变窄，硬化改变极为明显，关节肥大及明显畸形。

国内刘宏等报道 86 例全膝关节置换术联合自体 PRP 凝胶治疗的临床效果：能有效地降低术中失血，加快创面修复和关节功能恢复。PRP 组在 TKA 术中向膝关节周围喷 PRP 和凝血酶结果 PRP 组术后到流量及总失血量低于对照组（P < 0.05），切口炎症反应率及甲级愈合率均优于对照组。另外苏柯等2015年报道,关节内联合骨松质骨内注射PRP治疗骨关节炎的临床观察(40例)结果显示：用PRP关节内注射或关节内联合松质骨骨内注射PRP治疗KOA均能减轻疼痛和改善关节功能,关节内联合松质骨内注射PRP效果更持久,长期效果优于单纯关节内注射PRP。2013年陈金伟曾报道过关节腔内注射间充质干细胞治疗骨关节炎的研究,指出OA患者,关节软骨的退变和凋亡的修复仍然是实验研究与临床研究中最富有挑战性的问题之一。间充质干细胞（MSC）具有强大的自我更新增殖能力和分化潜能,不同组织来源的MSC分化和增殖能力不相同。关节腔内直接注射MSC因操作简单、侵入性少,已广泛应用于OA的治疗研究。

近年来,采用间充质干细胞（MSC）治疗OA成为研究热点,应用前景广阔。作为QA治疗的理想种子细胞,MSC拥有强大的自我更新增殖能力及分化潜能,可替代病态细胞;可通过旁分泌和自分泌合成多种生物活性分子,如胰岛素样生长因子（TGF）–I、转化生长因子（TGF）–β、血管内皮生长因子（VBGF）等,激活细胞和血管再生途径,对软骨起到营养作用;用具归巢作用,在体内微环境作用下主动迁移至软骨缺血或受损部位进行修复重建;具有免疫抑制和抗炎作用,即表达主要组织相容性复合体（MHC）–I,而逃避宿主的免疫清除,并通过抑制T淋巴细胞活性和抑制自然杀伤细胞分化实现抗炎作用。

第四节　3D打印技术在骨科的应用

3D打印（3DP）即快速成型技术的一种,它是一种以数字模型及文件为基础,运用粉末状金属或塑料和生物材料等可黏合材料,通过逐层打印的方式来构造物体的技术。应用范围非常广泛,如工业设计、建筑工程、汽车工业、航空航天、医疗产业等都能应用。

3DPrinting（3DP）中文为三维打印,1986年由美国科学家查克·赫尔（Chuck Hall）发明。

3D打印技术出现在20世纪90年代中期。2016年中科院重庆绿色智能技术研究院3D打印技术研究中心对外宣布,国内首台空间在轨3D打印机研制成功,它可以帮助宇航员在失重环境下自制所需的零件,大幅度提高空间站实验的灵活性,减少空间站备品备件的种类与数量的运输成本,降低空间站对地面外给的依赖性。在医学领域，3D 打印技术应用更广泛。2014 年成功打印出"半头人"的缺损头盖骨的钛网支撑恢复了病人的容貌；英国医生和科学家为一名出生即没有左手掌的英国女孩海莉·弗雷泽设计并打印了一只手掌且成功安装；2015 年日本筑波大学宣布用 3D 打印技术制作出了肝脏立体模型；2016 年北京大学研究团队用 3D 打印技术打印人体脊柱骨成功植入体内。

3D 打印心脏救活 2 周大先心病婴儿

2014 年，纽约长老会医院的埃米尔·巴查（Dr. Emile Bacha）讲述了他使用 3D 技术打印的心脏救活一名 2 周大婴儿的故事。这名婴儿患有先天性心脏缺陷，这种缺陷会在心脏内部制造"大量的洞"。在过去，这种类型的手术需要停止心脏跳动，将其打开并进行观察，然后在很短的时间内决定接下来应该做什么。

但有了 3D 打印技术之后，巴查医生就可以在手术之前制作出心脏的模型，从而使他的团队可以对其进行检查，然后确定在手术当中到底应该做什么。这名婴儿原本需要进行 3 ~ 4 次手术，现在一次就够了，手术使这原本被认为寿命有限的婴儿可以过上正常的生活。

巴查医生说，他使用了婴儿的 MRI 数据和 3D 打印技术制作了这个心脏模型。整个制作过程共花费了数千美元，不过他预计制作价格会在未来降低。

3D 打印技术能够让医生提前练习，从而减少患者在手术台上的时间。3D 模型有助于减少手术步骤，使手术变得更为安全。

2015 年，在迈阿密儿童医院，一位患有"完全型肺静脉畸形引流"（TAPVC）的 4 岁女孩 Adanelie Gonzalez，由于呼吸困难而免疫系统脆弱，如果不实施矫正手术仅能存活数周甚至数日。

心血管外科医生借助 3D 心脏模型的帮助，通过对小女孩心脏的完全复制，成功地制订出复杂的矫正手术方案。最终根据方案，成功地为小女孩实施了永久手术，现在小女孩的血液恢复正常流动，身体在治疗中逐渐恢复正常。

3D 血管打印机

2015 年，我国 863 计划 3D 打印血管项目取得重大突破，世界首创的 3D 生物血管打印机由四川蓝光英诺生物科技股份有限公司成功研制问世。

该款血管打印机性能先进，仅仅 2 分钟便打出 10 厘米长的血管。不同于市面上现有的 3D 生物打印机，3D 生物血管打印机可以打印出血管独有的中空结构、多层不同种类细胞，这是世界首创。

3D 打印制药

2015 年，首款由 Aprecia 制药公司采用 3D 打印技术制备的 SPRITAN（左乙拉西坦，levetiracetam）速溶片（又名开普兰抗癫痫药）得到美国食品药品监督管理局（FDA）上市批准，并于 2016 年正式售卖。这意味着 3D 打印技术继打印人体器官后进一步向制药领域迈进，对未来实现精准性制药、针对性制药有重大的意义。

3D 打印技术越来越多地应用骨科临床，在制造个性化生物制品如假肢、骨骼、血管、软骨等领域有着独特的优势。近些年来，制造业先进技术的迅速发展加上组织工程技术的突破。3D 技术通过计算机辅助设计读取医学影像数据，经处理后转化为三维（立体）结构的图像，再连接打印机，打印出来并黏合成型，在制造个性化物品如与患者匹配的假肢、骨骼、牙齿、血管等领域有着不可替代的优势。三维喷绘打印（3DP）技术通过喷射黏合剂，将粉末材料黏合，最终黏合成一个整体，3DP 材料包括尼龙粉末、ABS 粉末、金属粉末、陶瓷粉末及干细胞溶液等。

材料学和打印工艺的发展加快了 3D 打印技术在医学领域应用的步伐。Wauthle 等首次应用激光选区熔化（SLM）技术制造多孔纯钽内植物。这种多孔结构与金属钽的结合使得内植物的力学特性与人类骨骼相近，适于骨生长。新材料的出现拓展了 3D 打印技术在临床中的应用范围。

3D 模型用于术前准备可减少手术时间，但术前打印时间和规划时间也应考虑在内，这依赖于技术本身的改善。目前 3D 打印耗时长，难以应用于急诊手术。3D 打印技术为骨组织修复提供了新思路。利用 3D 打印技术制备骨组织支架，能保证支架个性化及力学强度，可通过计算机精细调节支架孔隙大小。Kang 等利用生物 3D 打印机打印出骨肌肉、耳等组织，随后将这些组织移植到小鼠体内，结果 2 个月后耳的外形得到保持的同时，形成了软骨组织 5 个月后骨组织周围血管形成。然而，该技术应用尚有许多困难如材料、细胞类型、生长因子如何进行选择等需要进一步研究。

3D 打印技术作为一种跨学科的技术，需要多方合作，并制定合理规划和相关法规，以帮助这一技术在临床工作中发挥更大的作用。

（龙荫生　马卓娅）

第十一章　膝关节退行性病变的微创治疗

在膝关节退变性病变的不同阶段，微创技术已普遍应用，如膝关节交叉韧带的重建、半月板损伤的修复以及软骨缺损的修复、关节内游离体的清理术，等等。

自1983年英国泌尿外科医生Wickham首次提出使用"微创外科"（minimally invasive surgery，MIS）概念以来，微创技术以及微创理论在骨科领域与临床应用得到了很快的发展。

微创外科学是20世纪90年代一门新兴的专业技术，它的产生和发展得到了学者们及患者的肯定。微创的观点是指通过对人体微小损伤，以最小的侵袭和最少的生理干扰达到最佳外科疗效的新型外科技术。它不仅创伤小，重要的是有更佳的内环境稳定状态、更轻的全身反应、更短的愈合时间、更少的瘢痕愈合和患者更好的心理效应。随着生物—心理—社会医学模式观念的形成，对组织愈合机制的进一步认识，以及日新月异的高科技诊疗设备的出现，传统的骨科手术正向着微创或无创的方向迅速发展。20世纪60年代膝关节镜是骨科最早使用的微创技术。它极大地提高了关节疾病的确诊率，并且完成了很多常规手术难以完成的关节内病变的手术，已经从初创时单纯的膝关节扩展到髋、踝、肩、肘、腕甚至指间关节，关节镜发展的技术日趋成熟。在创伤骨科，关节镜可使关节内骨折的复位更接近解剖复位，而且切口更小，对骨折端的血供破坏更少，使患者康复更快。

另外，腔镜技术在脊柱外科得到广泛应用，术中配合C臂X线机的准确定位，可顺利完成髓核摘除、神经根管扩大等手术，可最大限度地保存脊柱后柱的生物力学结构，使患者康复更快。自1993年胸腔镜首次用于治疗脊柱疾病以来，此项技术可以协助骨科医生轻松地完成胸椎前路椎间盘病变、椎骨肿瘤的治疗、结核病灶的彻底清除减压和脊柱重建，与创伤较大的开胸手术相比，其微创性在脊柱手术中占有明显的优势。

经皮微创技术也在骨科领域得以快速发展，术中在 C 臂 X 线机或 CT 引导下，配合新型的组织切割设备（激光气化、射频高温刀和聚焦超声刀等）和组织填充材料（如骨水泥）可使压缩的椎体恢复原有高度，使脊柱保持良好的生物力学性能。

计算机辅助骨科手术（CAOS）综合了当今医学领域的多种先进设备，如 CT、MRI、DET、DSA、US 以及医学机器人（MR）等，能对人体骨骼、肌肉的解剖结构进行显示，帮助骨科医生进行精确的术前和术中定位，规划手术途径，在术中可实时监测、追踪、显示手术器械、病灶及其周围组织、内固定物及人工假体的相关位置，极大地提高了手术定位精度、假体放置及术中器械操作的成功率。目前该技术已广泛应用于各种假体关节的微创手术临床应用，骨科医生的双手必将逐渐从传统的"一把刀"中解脱出来，朝着利用先进的微创工具和可控机器人的方向发展，微创技术必将创新发展且更上一层楼。

第一节　微创全膝关节置换术

随着微创技术的发展，微创全膝关节置换术（MIS-TKA）越来越被骨科界所重现，正确理解 MIS-TKA 手术的概念，对手术成功与否及术后能否达到预期效果至关重要。

自 1974 年 Insall 等进行第 1 例全膝关节置换术（TKA）至今已有 40 多年，系统的患者随访资料也已积累近 30 年。长期随访结果表明，TKA 治疗晚期膝关节病变不论在疼痛解除上，或在膝关节功能恢复上都显示出令人满意的效果，并且随着置换技术和假体的不断改进与成熟，假体置换成功率也非常高。传统的 TKA 采用约 20cm 切口并伴有广泛的肌肉软组织暴露，髌骨向内或向外翻转，这对伸膝装置和髌上囊产生干扰及损伤软组织，使得患者术后早期疼痛剧烈，康复时间延长，于是，人们开始通过微创技术来寻求解决这些问题的方法。

1990 年，Repicci 等最早应用微创技术行单髁膝关节置换术，在以后的临床总结中发现，与传统大切口相比，微创方法不论是在成功率还是在术后患者恢复上都明显优于传统切口，于是把微创技术应用于 TKA 就成了顺理成章的想法。近几年，国外关节外科医师都相继开展微创全膝关节置换术的临床实践，并取得了一些早期结果。

一、技术特点

MAS-TKA 有别于传统的 TKA，在操作技术上有下列要求和特点。

1. 手术切口缩小

在 MIS-TKA 中，皮肤切口通常缩小至 6 ~ 14cm。但切口缩小是随手术医生经验的增加而逐步缩小的，必要时应毫不犹豫地延长切口，绝不能因为盲目追求小切口而影响手术质量。

2. 通过伸、屈膝帮助手术显露

MIS-TKA 术中往往通过膝关节的逐步伸、屈来依次显露手术部位，而不是通过一个大切口一次性地暴露膝关节。Bonutti 等研究指出，膝关节在 0° ~ 90° 的屈曲过程中，原先的切口长度增加将近 30%。

3. 科学使用手术拉钩

手术拉钩技术，即所谓的"移动窗口"技术。这项技术就是分步依次暴露手术区域，在暴露一侧时放松对侧的拉钩，比如在暴露膝关节外侧部分时应放松内侧的拉钩，反之亦然。这样既可以较好地暴露手术操作区域，又不至于造成软组织的损伤。

4. 股内侧肌的保护

股内则肌的保护是 MIS-TKA 的重点之一。通常使用经股内侧肌和股内侧肌下切口，可较大程度地保护股内侧肌的功能，减少手术对肌肉的损伤，加快患者术后功能恢复。Dalury 等施行 24 例双侧 TKA 后指出，一侧使用经股内侧肌切口患者较对侧经髌旁切口患者的术后膝关节功能恢复明显加快，术后疼痛也较轻。股内侧肌下切口理论上是保护股内侧肌最理想的手术入路，即所谓的"股四头肌不受损"（quadriccps sparing，QS）入路。但受传统 TKA 手术器械尺寸的影响，手术暴露和各种操作往往较困难，故在选用上有一定的局限性。随着专门为微创手术设计的配套器械的不断出现和改进，这一入路将愈来愈受到重视。

5. 髌上髌下关节囊的松解

松解关节囊的关键是能轻松地向外侧牵开髌骨。

6. 不翻转髌骨

传统的 TKA 后，患者的伸膝功能往往恢复较慢。Mahoney 等对应用翻转髌骨技术患者术后测定股四头肌功能发现术后 3 个月能独立从 40cm 高的椅子上站立起来而不需要任何支撑的患者只占 40%，术后 6 个月也只占 64%；与其相比，MIS-TKA 患者术后 3 周半时就有 90% 能从同样的椅子上站起来而不需要任何支撑物。最近的一项研究发现，造成术后股四头肌功能差的原因是术中对髌骨的过度牵拉及翻转。Bonuti 等研究发现，屈膝时牵拉髌骨可增加伸膝装置 8% 的额外压力，如果在屈膝时翻转髌骨，则将增加超过 16% 的额外压力；如果翻转髌骨持续超过 1 小时，则将对股四头肌造成永久性的损伤。

7. 特定的截骨顺序

为了能在有限的切口中顺利完成截骨操作，需要有别于传统技术的操作顺序。如果要作髌骨置换，需先行髌骨面截骨，再将髌骨向外侧牵开（可增加手术操作空间），然后行股骨远端截骨，截骨后胫骨平台面能较好地显露，此时就比较容易作胫骨近端截骨。胫骨截骨完成后，就可以有比较大的空间完成股骨侧的其余截骨。

8. 避免关节脱位

MIS-TKA 技术的另一项重点是在原位进行胫骨和股骨截骨，避免膝关节脱位。因为一旦先行膝关节脱位而后再截骨，将对关节囊造成损伤，从而增加术后疼痛及康复时间。按照上述顺序截骨，可以不必行关节脱位。

9. 缩小配套器械的尺寸

MIS-TKA 的发展与配套器械的改进密切相关。传统的配套器械比较笨重，需要较大的切口及翻转髌骨来放置截骨模板，经改良缩小后的器械尺寸大约只有原先的一半，同时将有些截骨模板的手柄设计成带偏距的，这样能最大限度地满足微创手术的要求。

10. 截骨后分次取出截骨片

当依照模板开始截骨后，由于切口较小，可能无法一次完成截骨，有时需要按照原先的截骨平面在拆除模板后分次完成截骨。

11. 小腿悬垂技术

这项技术借鉴于膝关节镜手术。患者小腿悬空，利用重力加大膝关节间隙，可增加术中的暴露空间。该技术的选用取决于手术者的习惯。

二、常用手术入路

1. 髌旁内侧入路

此入路采用膝前正中切口（图 11-1-1），长 10 ~ 14cm，自髌骨上极近端 2 ~ 4cm 至胫骨结节内侧，依次切开皮肤、皮下组织和深筋膜，在深筋膜深层向两侧分离显露伸膝装置，这一步可以使皮肤及皮下组织的移动度增加，以方便以后的手术区暴露。关节囊的切开始于髌骨上方 2 ~ 4cm，股四头肌肌腱内侧 1/3，沿髌骨内侧缘至髌韧带止点内侧。这样足以将髌骨向外侧牵开以暴露手术区域。

髌旁内侧入路的特点是比较简单，基本上是传统切口的缩短，手术区暴露相对较清楚。当手术遇到困难时，沿原切口延长较方便，切口离重要血管神经较远。但这种手术入路仍在一定程度上干扰了伸膝装置，损伤了股四头肌和髌上囊，术后的疼痛较其他微创入路明显。

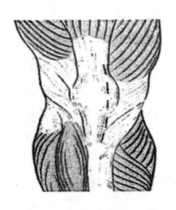

图 11-1-1　髌旁内侧入路

2. 股内侧肌下入路

该入路采用膝关节正中皮肤切口（图 11-1-2），长 10 ~ 14cm，沿皮肤切口切开深筋膜显露伸膝装置，在髌骨内侧缘中点处向下切开关节囊直至胫骨结节上楼。下肢内旋，向上轻轻提拉股内侧肌肌腹，沿髌骨内缘中点向内侧切开 2 ~ 3cm，然后用手指沿股内侧肌内缘肌间隙钝性分离。松解髌上囊周围的滑膜，使髌骨可以轻松地向外侧拉开。

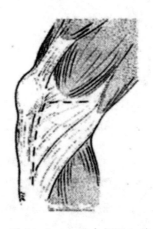

图 11-1-2　股内侧肌入路

股内侧肌下切口被认为是最符合生理解剖的一种入路，它也是唯一一条不干扰伸膝装置的手术入路。髌骨的血供及髌股关节的稳定性都得到了很好保护，术中出血较少。内侧深层的倒"L"形切开使切口关闭时张力减小。行此切口的患者术后疼痛较轻。由于不触及髌上囊，术后粘连较少，伸膝力量恢复很快，可以明显减少患者卧床时间，从而减少并发症的产生。但股内侧肌下入路的手术区域显露往往有不可预测性，受患者的髌骨位置、股骨长短、股四头肌止点位置和股四头肌强度等诸多因素的影响，又因为该切口周围重要的血管神经较多，对切口的延长有一定限制，所以在行此切口时对患者的选择较为严格，过度肥胖、股骨过短、肌肉过于强壮、骨关节肥大性改变及骨质疏松患者往往不宜行此手术入路。Tria 经研究总结认为，膝关节活动度大于125°、内翻畸形小于10°、外翻畸形小于15°、屈曲挛缩小于10°者，体重小于180磅者，股内侧肌止点位于髌骨上极区域或其近端者，比较适合采用此入路。

3. 经股内侧肌入路

该入路采用膝前正中皮肤切口（图 11-1-3），长 10 ~ 14cm，切开深筋膜并在其下适当分离后，在膝关节屈曲状态下自髌骨内上极向下切开髌旁支持带及关节囊直至胫骨结节上方，向内上方斜行全层分开股内侧肌肌腹 2 ~ 3cm。行髌上囊滑膜松解，使髌骨能充分外移显露手术区。

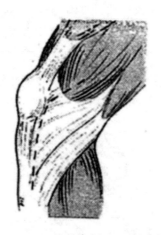

图 11-1-3　经股内侧肌入路

经股内侧肌切口与股内侧肌下切口一样，可以减少术中出血及术后疼痛，较少地干扰伸膝装置，术后恢复加快。与髌旁内侧切口相比，经股内侧肌切口对手术视野暴露有一定难度，但比股内侧肌下切口相对容易，因此在患者的选择上仍有一定的限制，如过度肥胖、屈膝小于90°、股四头肌强壮患者一般不适于用此入路。此外有文献报道，行股内侧肌入路之后短期内肌电图显示股内侧肌肌力减弱，但长期结果还不得而知。

三、初步结果

目前，MIS-TKA 尚处在发展的初期阶段，长期临床效果尚待进一步随访，但一些早期随访和对照研究显示，微创手术结果不亚于传统入路的手术结果。

Peter 等报道对 166 位（216 例）患者施行 MIS-TKA，手术由同一位外科医生完成，结果显示 97%（210 例）患者随访 2 ~ 4 年时膝关节评分达到优良程度；有 6 例行麻醉下手法松解，5 例行翻修术（2 例深部感染、2 例胫骨侧持续疼痛、1 例后交叉韧带损伤）。其短期临床效果不亚于文献报道的标准 TKA，在膝关节功能评分上甚至优于标准 TKA。

Haas 等比较研究 40 例 MIS-TKA 和 40 例采用传统髌旁内侧切口病例的早期效果，发现微创手术组患者膝关节活动度恢复明显快于传统手术组患者（P < 0.001），6 周、12 周时微创手术组患者屈膝活动度分别为 114° 和 122°，传统手术组患者分别是 95° 和 110°；术后 1 年微创手术组患者屈膝活动度平均为 125°，明显优于传统手术组患者的 116°（P < 0.001）。Laskin 等在相关研究中也证实了同样的结果。

目前认为，MIS-TKA 的发展将遵循两种思路进行：①在原有的手术入路上进行改进，在尽可能缩小切口和减小创伤的情况下，应用传统的或经改进的手术器械植入假体。现在大多数 MSTKA 都是这个概念下的手术，在结合 "移动窗口" 等技术后，已取得了一定的成果。②应用改进的手术器械，再配合计算机导航技术，避免定位器所要占用的空间，从而减小手术创伤，加快术后恢复。计算机导航技术对于保证植入假体的对线及旋转的精确度是非常有用的。第 1 例在计算机导航技术辅助下进行的 MIS-TKA 是 2002 年 7 月通过一个 9cm 的皮肤切口进行的，结果令人满意。但目前对这方面尚缺乏完整的临床评估。

此外，对现有假体设计的改进也是 MIS-TKA 发展所必需的，因为现在绝大部分假体在设计上都是适应从前后方向置入假体，这比较适合传统的手术入路。对于内侧或外侧的微创入路，假体植入有一定的困难，所以假体设计上的改进将对 MIS-TKA 的发展起到至关重要的作用。

MIS-TKA 并不是对 TKA 的一次革命，而是在传统 TKA 手术成功的基础上的进一步改进。目前普遍的标准是把切口定在小于 14cm。但应当明确的是，MIS-TKA 并不是单纯地缩小切口尺寸，更不能以牺牲长期效果为代价来盲目追求小切口。MIS-TKA 应当包括：①小切口，尽可能地减少软组织的损伤；②避免伸膝装置及髌上囊受到干扰，即所谓的"股四头肌不受损"；③尽可能地外移或内移髌骨，避免翻转髌骨。因此，微创的概念不仅仅是小切口，如不符合上述 3 个条件，就不应纳入 MIS-TKA 手术范畴。这几点对实现微创手术的最终目的，即减轻术后疼痛及早期恢复膝关节功能起到了决定性的作用。正因为如此，MIS-TKA 的发展前景将是非常广阔的。

第二节　关节镜下清理与钻孔减压术

陈为坚 2011 年报道 136 病人（155 膝）回顾性观察进行膝关节镜下清理术（A 组）、钻孔减压术（B 组）、膝关节镜下清理结合钻孔减压术（C 组）和保守治疗组（D 组）四种方法治疗的疗效。术后随访 3 个月 ~ 1 年，采用形象类比评分（visu alanlogye seale，VAS）评价手术前后的活动痛和休息痛的程度，采用 HSS 关节评分对行走功能进行比较。3 个月内，A 组和 C 组的活动性疼痛改善均明显优于 D 组（P < 0.05）；B 组和 C 组的休息疼痛改善均明显优于 D 组（P < 0.05）；A、B、C 三组的行走功能改善均明显优于 D 组（P < 0.05）。6 个月内，C 组的活动性疼痛改善明显优于 D 组（P < 0.05）；B 组和 C 组的休息疼痛改善均明显优于 D 组（P < 0.05）；而 C 组的行走功能改善明显优于 D 组（P < 0.05）。1 年以上随访，各组休息痛、活动痛和行走功能无明显差别（P > 0.05）。膝关节镜下清理术和钻孔减压术是治疗膝关节骨性关节炎较为理想的方法，应用钻孔减压术在治疗休息痛方面有比较明显的疗效，而关节镜下清理术在治疗活动性疼痛方面有优势，结合此两种手术，可取得比较明显的治疗效果，但长期随访中显示此两种手术并不能完全阻止骨性关节炎的进展。

一、诊断标准

以美国风湿学会提出的膝关节 OA 的诊断标准作为诊断依据。所有患者均摄负重下双膝正侧位和髌骨轴位 X 线片。纳入标准为：关节活动范围屈曲大于 90°，伸直受展小于 20° 的患者；X 线分期为初期：有骨硬化和骨炎，无关节间隙狭窄；小于 5° 的内翻或外翻畸形，Q 角小于 20°；肌力、肌张力正常；未经任何关节外科手术治疗。排除以下患者：X 线分期为中晚期；骨性改变严重者（包括关节间隙狭窄或消失；胫骨负重面磨损或缺失；严重的内翻或外翻畸形和 Q 角改变）；髌股关节病变为主要表现者；膝关节不稳定者；糖尿病、高血压、心脏病、严重骨质疏松的患者；年龄大于 70 岁者。

二、关节镜下清理术

采用腰硬联合麻醉，常规应用止血带。采用美国 Wolf 关节镜系统，首先按顺序行关节检查全面了解关节腔情况，后进行游离体摘除、半月板成形、滑膜部分切除、髁间窝成形、部分骨赘切除。大量生理盐水持续灌注关节腔，一般 4000ml 左右。手术时间 60 ~ 90min，术毕弹力绷带加压包扎。手术后 1 ~ 3d 关节腔如有积血可行抽吸术。第 2 天后行股四头肌锻炼，3 天后可自行下地活动。1 周后拆线。2 周后开始应用玻璃玻钠注射液治疗，方法同保守治疗。

三、膝关节钻孔术

采用腰硬联合麻醉，单纯行钻孔术者也可以采用局部浸润麻醉。麻醉后，取 4mm 钻头，于胫骨前外侧平腓骨小头水平以及髌骨中点外侧各取一个小切口，分别用 4mm 和 2mm 钻头于不同方向钻孔。从膝关节股骨内收肌结节下方和胫骨粗隆内侧方分别用尖刀做 0.5cm 皮肤小切口，变换角度向后向上向下钻孔，钻至有黄色油状骨髓流出，钻孔时注意勿钻穿对侧骨皮质，以免伤及对侧神经与血管。术后伤口不缝合，多层包扎。手术时间 10 ~ 15min。2 天后疼痛好转，即可下地行走。2 周后开始应用玻璃酸钠注射液治疗，方法同保守治疗。

四、讨论

随着我国人口逐渐老龄化，膝关节 OA 患病率呈上升趋势。膝关节 OA 的病因很多，包括遗传因素、超负荷劳动、环境因素、年龄、性别、生活习惯等。膝关节 OA 的主要成因是关节软骨退变、破损，关节周围的骨、韧带等支持结构也相应发生退变。退变后的组织坏死并脱落于关节腔内，加重关节腔的炎症反应，引起膝关节肿胀、疼痛、骨擦感、活动障碍等一系列临床症状。其中最为常见的症状是疼痛和活动障碍，引起膝关节疼痛和活动受限的病因很多，目前认为膝关节病软骨松动、剥脱，产生游离体和关节骨赘形成；继而引起膝关节滑膜增厚嵌顿，关节疼痛、交锁、功能受限。而关节近端软骨下骨内压力增高、膝关节内静脉瘀滞导致的骨微循环瘀滞是造成休息时疼痛的主要原因。

大部分膝关节 OA 的患者仍以保守治疗为主。其中透明质酸钠膝关节腔注射是最为主要的保守治疗方法。透明质酸钠（商品名玻璃酸钠）是一种酸性黏多糖，在关节内由滑膜的 B 细胞分泌，是关节滑液以及软骨基质的重要成分，起着润滑关节、保护软骨、维持软骨弹性的作用。

本课题作者选用单纯关节腔注射治疗的患者作为安慰组，与关节清理组和钻孔减压组分别进行对比，从而显示出手术组的疗效。以往的关节清理术需要常规切开关节腔，手术暴露范围大、伤口愈合时间长、对关节结构和功能影响很大。关节镜手术开创了当代关节外科的新时代，将膝关节清理术的损伤减轻到最小限度。关节镜清理术可以清除炎性关节液、游离的骨碎屑、撕裂的半月板、增生的滑膜，使关节腔内炎症消退，疼痛得以缓解或消失。尽管目前有学者认为关节清理虽然不能从根本上改变膝关节 OA 的病理过程、阻止关节退变的发展。但多数学者仍认为经针对性关节清理可改善行走功能，减轻行走时疼痛。本实验中，6 个月内，镜下清理组和镜下清理结合钻孔组的疗效均优于安慰组；而钻孔组相对于安慰组无统计学差异。说明关节镜下清理术在缓解行走疼痛方面有较好的疗效，但差异随时间延长减小。

膝关节主要由松质骨构成，髓腔内充满静脉窦，膝关节 OA 患者松质骨内静脉回流障碍，使骨内压力过高，产生膝关节疼痛症状。因此减轻关节骨内压力可缓解疼痛。涂忠民等应用关节镜有限清理结合钻孔减压术治疗膝大骨节病，在短期疗效中显示钻孔减压术在治疗休息痛方面有比较明显的疗效，认为行钻孔术后，髌骨、股骨、胫骨骨内压明显降低，膝关节内外血流动力学平衡得到改善，膝关节骨髓微循环逐步向正常转变。唐毓金等观察钻孔减压术后兔骨内压和骨髓血液流变学变化，从动物实验证明了钻孔减压术可明显降低骨内压，稀释骨髓内血液，降低血液黏度。另外，随着时间的推移，新生的毛细血管长入，循环通路和侧支循环重新建立，关节两侧的松质骨微循环进一步改善，止痛效果全面持久。实验中，钻孔组和镜下清理结合钻孔组在 3 ~ 6 个月内可明显缓解休息痛，但随时间疗效减退。

实验结果显示此两种治疗方法在短期内可提高患者行走功能，尤其是 6 个月随访中，发现结合两种方法治疗组的疗效优于单纯采用一种方法组，说明两种方法互相结合能起到互相辅助、互相补充、互相协同的作用。但 1 年以上随访显示，与保守治疗组无明显差别，可能系手术本身不能改变软骨面的退变，而关节面的破损随时间推移继续加重引起。表明此两种方法可延缓骨性关节炎的进展，但无法中止骨关节炎的自然发展过程。

第三节　射频汽化联合关节镜治疗半月板病变

一、射频汽化采用冷融化的技术，组织表面工作温度一般为 40 ~ 70℃，且对靶组织表面起作用，深层影响少，邻近组织热传导极少。因此，很少造成邻近组织的副损伤。特别对于半月板切除、成形及关节软骨修整非常有效，具有其他方法无法比拟的优点。射频汽化在关节镜手术中起到多方面的作用，可通过冷融化处理修整损伤软骨面，使修整损伤软骨面更加容易操作，修整后处理表面较为平整，不像机械切割、刨削那样术后凹凸不平。另外，操作过程中对损伤软骨周围及深层正常软骨影响较少。组织学研究表明软骨创面经冷凝处理后，其深层软骨组织细胞仍然存活，胶原组织保持正常。射频汽化仪气化棒有各种不同规格、型号及角度可按损伤部位选用，且利于操作。气化棒可较随意伸入半月板的各个部位，尤其是不易切除的前、后角，使半月板切除更加容易。对于关节间隙窄或一些手动器械不易伸入或深入后不易操作的部位更显示出其优越性。

二、关节镜下射频汽化对膝关节及半月板病变的治疗

射频汽化可采取的治疗方式多、治疗域广，可根据不同病变特征，利用不同能量，选择半月板切割、固化软骨、平整关节面、皱缩韧带等功能，加上具有止血、汽化特点，可发挥满意功效。可进行：（1）半月板的切除及成形，对于无法缝合的半月板、盘状半月板切除后可用等离子将表面处理光滑平整，以消除台阶形成斜坡，从而有利于软骨面与成形半月板相匹配，减少术后并发症；（2）软骨面平整养化，对于软骨损伤上翘、骨性关节炎软骨损伤剥离，以等离子刀进行低温融切、热固缩；（3）治疗膝关节滑膜炎，对于各种滑膜炎引起的滑膜充血、水肿、增生等可用等离子刀消融后，电凝止血，减少患者术后膝关节肿胀和血肿形成；（4）治疗滑膜皱襞，用等离子刀消融滑膜皱襞，创伤小、疗效好；（5）消融增生的滑膜组织，色素沉着绒毛结节性滑膜炎患者于关节面有绒毛状结节性增生，应选择 5～6 级能量级予以刨削；（6）处理松弛的前交叉韧带及半月板，选择 3 级能量组使松弛的交叉韧带及半月板表面皱缩，恢复交叉韧带及半月板的紧张度；（7）膝关节粘连松解，以切割逐渐切断粘连带，再汽化电凝止血，可有效减少血肿形成，有利于术后关节功能的恢复。

1. 治疗方法

手术由同一医师操作，所有患者均行硬膜麻醉、取平卧位，于患肢大腿根部应用气囊止血带，常规消毒铺中后，采用常规三点式手术入路，先行关节镜检查，了解病变性质、部位和范围，使疾病得到确诊，以此为依据，选择不同型号、类型的射频汽化仪，调节输出能量并进行关节内组织切割、清除、修

245

整、紧缩等手术处理。经以上处理后，在 3000ml 等渗冲洗液中加入 16 万单位庆大霉素快速冲洗，将破裂的软骨或增生组织、碎屑和其他游离体冲出关节腔，不放置引流，切口缝合 1 针，患肢弹力绷带加压包扎 72h。

2. 术后康复训练

术后关节腔内注射透明质酸钠，加压包扎，3 天后去除。术后大日即可行康复训练。（1）股四头肌收缩，术后次日嘱患者做股四头肌收缩，每次收缩 20 下，3 次 / 天，持续 2 周；（2）直腿抬高，手术后 3～5 天，在仰卧、俯卧情况下，由被动抬高到主动抬高；前 3 天每次抬高 20 下，3 次 / 天，以后每 3 天每次递增 10 下，直至递增至每次 50 下为止；（3）膝关节屈伸，术后次日膝关节由被动到主动屈伸 10°～15°，每次 20 下，3 次 / 天，每 3 天递增 10°～15°，直至屈伸 120°；（4）膝关节负重，术后 3 天始，足尖贴地行走（约占体重的 25%），每周逐渐增加负重程度，直至 6 周能完全踩地行走。

进行韧带修复及重建的患者，术后 1 周可进行上述肌力练习，1 周后可挂拐完全负重，患肢需佩戴支具固定以保持膝关节稳定，术后 2～4 周在支具固定持双拐行走的同时可进行主动屈膝训练，理想状态下达 120°，完全负重行走，自由伸屈膝关节达正常范围，并进行半蹲训练（重心在患肢），2 个月可恢复正常生活，3 个月后继续术侧膝关节正常活动，进行全蹲训练，4～6 个月继续抗阻力肌力训练。交叉韧带有损伤术后要求患者佩戴卡盘式支具 1 年。

3. 注意事项

（1）选择适度的射频能量

虽然射频治疗仅是一种冷融技术，但能量过高会引起半月板、韧带等组织损伤。因此，应针对不同疾病的病变性质选用不同级别的射频能量。在清除与修整半月板及半月软骨时应选用 1～2 级射频能量，清除增生滑膜时应选用 3～4 级射频能量，行半月板、韧带、增生组织切割时应选用 5～6 级射频能量。在处理病损组织时，应达到处理目的，而不应使软骨、韧带等组织颜色变黄。

（2）选择合适的适应证

本组资料中有 34 例无效，其中 6 例为陈旧性半月板损伤，22 例为骨关节炎造成病变范围大、半月板磨损较重，4 例为色素沉着结节性滑膜炎，2 例为有下肢动脉硬化迹象（血压高、脉压差大、股动脉及足背动脉搏动弱等）的慢性滑膜炎。本组资料表明，该手术方法适应各种原因造成的膝关节及半月板轻、中度损伤，以及其附属韧带和软骨的病变且供血良好的病例。应注意：（1）慢性骨关节炎引起关节严重退变，软骨下骨塌陷明显甚至有半脱位。间隙严重狭窄，关节力线不正，有明显的内、外翻畸形，严重关节活动功能障碍以及高龄合并严重骨质或下肢肌力减退患者，关节镜手术效果欠佳。（2）PVNS关节镜探查显示为滑膜增生较轻或局灶性的患者可行滑膜清理术，疗效满意。但滑膜增生严重、有广泛骨质侵蚀的患者，关节镜下全滑膜清理术其病灶组织清除往往不理想。

（3）术后康复治疗

膝关节损伤在组织学的纤维化出现较早，有研究表明，若不进行功能锻炼，4天左右就可出现关节活动受限，关节固定2周就会导致结缔组织纤维融合，使关节丧失功能。因此，早期康复训练对维持肌肉组织的力量和膝关节功能恢复尤为重要。关节镜手术术后锻炼大致相同，以恢复肌肉力量及膝关节功能为主。锻炼方法以半月板损伤为代表，膝关节滑膜炎及骨关节炎等的术后锻炼可参照进行。在指导功能锻炼的同时，应密切观察患肢的肿胀情况，若出现血液循环障碍时，应暂停锻炼，进行对症处理，好转后再进行训练。训练量及持续时间因人而异，循序渐进，避免训练量过大导致关节水肿和积液。

射频汽化仪在半月板切除、交叉韧带重建、关节软骨损伤处理、术中止血等方面有着以往其他技术难以比拟的优势，临床应用前景会更加广泛。

第四节　射频汽化软骨成形术

关节镜下射频汽化软骨成形术治疗老年膝关节骨性关节炎的应用相比单纯关节镜下应用常规剪切、刨削等器械对老年膝骨性关节炎的治疗具有创伤小、出血少、功能恢复快、并发症少等优点，可缩短疗程，降低医疗费用。

射频汽化采用冷融化的技术，组织表面工作温度一般为40～70℃，且对靶组织表面起作用，深层影响少，邻近组织热传导极少。特别对于半月板切除、成形及关节软骨修整非常有效而且具有其他方法无法比拟的优点。射频汽化在关节镜手术中起到多方面的作用。可通过冷融化处理修整损伤软骨面，修整后处理面较为平整，不像机械切割、刨削那样术后凹凸不平。使修整软骨面更加容易操作。另外，操作过程中对损伤软骨周围及深层正常软骨影响较少。组织学研究表明软骨创面经冷凝处理后，其深层软骨组织细胞仍然存活，胶原组织保持正常。

研究结果表明：射频汽化处理组术后VAS评分、膝关节活动度、Lysholm

评分以及对手术的满意程度优于对照组，差异具有统计学意义（P < 0.05）。这主要是由于射频汽化工作温度低，能量局限，对周围健康组织的副损伤小；在切除炎性滑膜时，不但切除准确而且切后创面无出血，周围健康组织几乎不受影响。机械刨削切除不是很彻底，且无止血功能，术后关节内出血情况、术后症状消失时间、术后关节功能恢复情况明显差于射频汽化治疗组。通过关节镜下应用射频汽化完成清理术，可以消融掉坏死甚至剥脱的关节软骨，并能有效地控制深度使深层的软骨不受损伤；通过调整强度，更彻底有效地清除病变滑膜可使膝关节解剖结构的平衡性得以恢复，使不对称的关节间隙恢复至正常状态，进而达到恢复关节功能的目的。

临床使用中发现，使用射频汽化进行软骨成形，不但速度要明显快于机械刨削，而且修整后的表面和边缘要平整得多。研究表明，对于 Outbridge 分级在 3 级以下的病例，采用射频汽化技术组的临床效果要明显优于机械刨削组，除了以上原因外，射频汽化技术去除的健康软骨组织量少，对周围健康软骨组织的损伤小也是重要的原因。Outbridge 分级在 3 级以下的膝关节骨关节炎病例病变较轻，主要以软骨退变为主。所以，射频汽化治疗比较合适，应为首选的治疗方法。我们发现，射频汽化技术尤其适用于以局部滑膜炎为主的肿胀、疼痛的膝关节骨性关节炎患者，术后不适症状大多能消失，且不需要很长的术后恢复期，患者的满意度最高。

经有效随访，应用射频汽化软骨成形术组疗效更满意。

1. 手术方法

选择连续硬膜外麻醉，取仰卧位止血带控制下施术，按常规膝前两点入路置镜及器械。术中依据探查所见，清理增生肥大的滑膜、撕裂漂浮的韧带，刨削剥脱软化的软骨及增生骨赘，软骨下钻孔减压。但以应用离子刀对所有病变组织进行切割、消融、清理和热灼止血为主，采用美国杰西公司生产的 Arthro Care2000 等离子仪根据情况采用不同等级能量，汽化纤维化和游离的软骨碎片时，能量一般为 1 ~ 2 级；消融修整不平整的软骨表面，能量一般为 3 ~ 5 级；对于 4 级病变，则采用磨削关节成形术。术中所见其他病变也一并处理，包括：退变半月板成形术、炎性滑膜切除术、骨赘切除术、外侧支持带切开松解术、退变交叉韧带部分纤维清理术等并辅以常规器械。所有病例于关闭切口后关节内注入施沛特 1 ~ 2 支，以预防关节粘连，3 天后开始功能练习。

2. 循证依据

骨性关节炎的治疗方法众多，目前缺乏彻底治愈的方法。当经药物等正规内科治疗无效时即为难治性 OA，医生往往会推荐关节镜下清理术。关节镜是治疗骨性关节炎的重要手段之一，目前运用广泛。据统计美国超过 650000 例次 / 年，随着关节镜技术在国内的推广和提高，关节镜下关节清理术因微创、恢复快和并发症少等优点越来越被广泛接受。

骨关节炎最早的发病机制为关节软骨的退变，这种退变表现为关节软骨的分层纤维化和碎裂，并形成软骨缺损。这种缺损如果未达软骨下骨，自身修复的能力很小。一般来说，这样的病变会进行性发展，在临床上产生炎症性的或机械性的刺激症状。软骨成形术是治疗这种软骨退变的主要方法。软骨成形术的方法很多，传统的关节镜手术，机械刨削、打磨及电能烧灼行软骨面修整时精度较低，而且操作过程中还会对软骨周围或深层正常软骨造成机械操作损伤或热灼伤，术后软骨会留下裂纹和碎屑，且表面不光滑，而且为了尽可能地使磨削后的表面平整有可能去除的软骨要多，进一步减少正常软骨的含量。Daniel 等发现，机械刨削处理后的软骨表面有不同程度的纤维化，软骨细胞核有轻度到中度的致密化改变，并且有中度的细胞浆嗜伊红性物质浓缩。组织学研究表明，软骨创面经冷凝处理后，其深层软骨组织细胞仍然存活，胶原组织保持正常。

第五节　髌股骨关节炎的微创治疗

髌股骨关节炎是膝关节退行性病变中最常见的一种早期病变，是引起膝痛的主要原因，也是导致股四头肌萎缩的主要原因之一。

髌股骨性关节炎是中老年人常见的疾病。McAlindon 等在英国一项社区调查中发现 55 岁以上共 240 例无症状的膝关节中，19% 的男性和 34% 的女性有单纯髌股骨关节炎的放射学改变。林剑浩等调查中国内蒙古农村 50 岁以上中老年人髌股关节炎的发病率为 6.3%。英国组 ≥ 42 岁膝关节疼痛病例共 206 膝，9.2% 为单纯髌股骨关节炎。60 岁以上 18.5% 的男性患者和 17.1% 的女性患者被发现有单纯髌股骨关节炎。它可以单独发生，但在多数情况下同时存在胫股骨关节炎。保守治疗无效的髌股骨关节炎可采用胫骨结节截骨前移术、髌股关节置换术、全膝关节表面置换术。但这些手术存在创伤较大、关节置换术不适合年轻患者或花费较高等缺点。关节镜监视下钩刀或射频气化仪松解外侧支持带是常采用的手术方法，但存在操作复杂、操作时间较长的缺点。多采用髌外侧支持带经皮松解结合关节镜下关节清理术治疗髌股骨关节炎，可取得理想的效果。

1. 手术方法

患者在硬膜外麻醉下，取仰卧位。患侧股骨上段扎止血带，经前外侧关节镜入路进行关节镜下膝关节探查，根据术中所见予以刨削增生的滑膜，切除滑膜皱襞，取出关节内游离体和剥脱的软骨。根据半月板损伤情况予以半月板部分切除、大部分切除或全部切除。经前外侧关节镜入路，以一把脑膜剪刀在髌骨外侧支持带和皮下组织之间做一个隧道，然后将脑膜剪刀的一个刃置于关节腔内，另一刃置于皮下隧道内，顺髌骨外缘剪开外侧支持带和股外侧肌斜头。术后松开止血带之前患膝予以纱布垫和弹性绷带加压包扎。

2. 术后康复及随访

患者从麻醉中恢复后就开始进行直腿抬高练习，最初每天 100 次，以后逐渐增加次数。屈膝锻炼尽早开始，术后 1 周末应达到 90°，10 天后拆除缝线，开始内推髌骨训练。术后第 1 天可以在可耐受的限度内进行负重行走。术后 6 个月、1 年进行门诊复查。

3. 疗效评定标准

采用 Lyshoim 膝关节评分标准，最高分 100 分，优 85 分以上，良 76～85 分，中 60～75 分，差 59 分以下。对患者下蹲时膝前痛采用疼痛视觉模拟评分（VAS）法（0～10 分，0 分无痛，10 分剧痛）描述。

4. 循证依据

Iwano 等总结髌股骨关节炎临床表现为：（1）髌骨研磨痛；（2）髌骨研磨时摩擦音；（3）膝关节运动时弹响；（4）髌缘压痛；（5）髌骨压痛；（6）髌骨活动受限;（7）Clarke 试验阳性。髌股骨关节炎主要影响髌股外侧关节间隙，轴位像表现为关节间隙变窄，髌骨和滑车外侧缘骨赘，外侧关节面硬化及可能的囊肿形成。髌股骨关节炎的膝关节外侧支持带大多挛缩明显，髌骨向内侧的活动度变小，屈膝时引起外侧髌股骨间隙压力过高。Ficat 等认为过高外侧压力是髌股骨关节炎的最常见原因。髌骨周围软组织张力失衡和滑车发育异常是髌骨对线不良最常见的原因。髌股骨关节炎多发生于髌骨对线不良被忽视或有效治疗失败。因此松解外侧支持带是治疗髌股骨关节炎的必要选择。

虽然在美国外侧支持带松解治疗髌股关节炎是最常用的手术方式，但是其指征在各个医院不同，对于退变程度不同的效果存在争议。一些作者报道评分低的病例有更好的疗效，其他作者报道评分高的病例有更好的疗效。Kadir

BA 等的研究结果是 2、3、4 级病例疗效无明显差别。

单纯髌股骨关节炎成功地被 Yercan 及 T.Wetzels 通过外侧支持带松解和髌骨外侧关节面切除治疗。Chi-chuanWu 采用外侧支持带松解结合髌软骨钻孔治疗因为各种原因不能行 TKA 的髌骨对线不良的髌股骨关节炎的老年病例。取髌骨外上方长 3cm 切口，离髌骨外缘 5mm。外侧支持带以组织剪剪开。其优点是微侵袭，并发症少，成功率可接受（78% 改良 Kyja 评分 ≥ 32）。Kadir BA 等采用关节镜下射频松解外侧支持带，术中逐层切开滑膜和外侧支持带。髌骨外缘能被向内推离外侧髁至少 1cm 松解才充分。最后放置引流管和 Jones 绷带。术后 1 周曲膝限制在 90°，之后尽可能增大屈曲度。术后 2 周允许完全负重。研究主要结果是术后 3、6、12 月 VAS 和 WOMAC 评分（疼痛减轻和功能提高）明显好于术前。Aderinto 及 Cobb 对 50 位髌股骨关节炎患者进行外侧支持带松解，这些患者中有一些同时具有胫股骨关节炎，平均随访 31 个月（12 ~ 48 个月）。53 膝中的 4 膝因为症状发展而行全膝置换术，41% 疗效不满意。

本研究中，术后 1 年 Lysholm 评分优良率 68.75%，术后 6 个月和术后 1 年 Lysholm 评分与 VAS 评分与术前相比皆具有显著性提高。通过术后 6 个月和术后 1 年的 ysholmi 评分与 VAS 评分比较说明术后 1 年内膝关节功能一直在康复。

Kolowich 等把髌骨纵向分为四等份。膝关节屈曲 20° ~ 30° 时髌骨内侧移位不超过 1/4 等份说明髌骨外侧支持带过紧。本研究中所有病膝屈曲 20° ~ 30° 时髌骨内侧移位皆不超过 1/4 等份。研究中发现：髌骨内移活动度越小，松解术后疗效越明显。

通过自前外侧关节镜入路经皮松解外侧支持带，因为切口小，术后功能锻炼时疼痛轻微，且发生切口不愈合的概率很小。股外侧肌最远侧部分的纤维相对独立成为股外侧肌斜头。股外侧肌斜头起于外侧肌间隔，更易牵拉髌骨造成髌骨向外侧脱位。术中松解时仅切断股外侧肌斜头，不切断整个股外侧肌腱，术后股四头肌肌力恢复较快，随访中无伸膝无力发生。因为未结扎或电凝膝上外侧动脉，本术式存在发生关节内血肿的风险。但结合术后棉垫和弹力绷带加压包扎可有效预防关节内血肿的发生。术后并不常规放置引流管，仅对于滑膜增生较明显者采取滑膜广泛切除时放置引流管。

J.Vega 等采用关节镜下射频电刀对髌骨去神经化治疗 10 例 10 膝髌股骨关节疼痛，平均年龄 33 岁。术后 6 月所有患者膝关节功能恢复正常。本研究中予髌骨周围滑膜清理亦具有髌骨去神经化作用，可减轻髌股骨关节疼痛。

综上所述，自前外侧关节镜入路经皮松解髌外侧支持带结合关节镜下关节清理术治疗髌股骨关节炎具有如下优点：（1）手术操作简单，操作时间短，创伤小；（2）结合关节镜下探查可明确髌骨轨迹异常情况、软骨损害程度和部位，还可以处理关节内存在的病变；（3）松解充分，疗效可靠，并发症少。

第六节　髌骨内静脉造影及减压钻孔术

髌骨关节病是由于髌骨关节面长期磨损，骨内压增高所引起的关节软骨软化、骨质增生等一系列退行性变性，其特点是髌软骨原纤维变性，鳞片状碎裂，剥脱，最后导致软骨糜烂，暴露骨质。诊断依据：①病史询问；②临床症状；③髌骨研磨试验；④单腿下蹲试验。

一般说来，主诉髌骨后疼痛，髌骨研磨试验及单腿下蹲试验阳性者，即可作为髌股关节病诊断的主要依据。但这并不完善，还需要一些特殊检查加以佐证。Ficat 等提出用造影剂和空气注入膝关节腔行双重关节造影，空气可显示髌股关节面的轮廓，造影剂则可显示髌股关节软骨面不规则的裂隙。据报告该造影所发现的征象在关节切开术中得到证实，其诊断阳性率可达 90%。但这种检查创伤较大，非膝关节手术患者不宜做。

Waishrod 等曾对 8 个髌股关节病患者、14 个髌骨软化症患者及 4 个正常人的髌骨行髌骨内静脉造影，结果发现：正常髌骨在造影剂注入 5 秒钟时可显示一髌骨内静脉网，60 秒钟后造影剂消失。在髌股关节病患者和髌骨软骨软化症患者，造影剂注入 5 秒钟后可见髌骨内扩张的静脉网和骨外静脉，60 秒钟后造影剂残留，并仍可见显影的骨外静脉。Waisbrod 认为不管髌股关节病或是髌骨软骨软化症的程度如何，此检查都有相似之处。

该检查可作为又一辅助诊断方法应用。

Bjorkstrom（1980）测量髌骨软化症的患者骨内压力 5.86kPa（44mmHg），而正常对照组则为 2.53kPa（19mmHg）。我们认为髌骨内造影剂排空延迟，主要是由于髌骨内高压，骨髓内小动脉、血管窦、小静脉扩张，造血组织水肿，毛细血管增生，骨内静脉瘀滞，静脉回流受阻所致。

造影及钻孔减压方法

术前做必要的实验室检查以排除甲亢、心功能不全、肝肾功能严重损害等全身性疾病。

造影前3天，每日3次服用10%碘化钾10ml，术前观察是否出现心慌、恶心、呕吐、皮肤荨麻疹甚至休克等碘过敏反应，碘剂反应阴性者方可进行造影。

按膝关节手术常规备皮、消毒、铺巾，禁用止血带。0.5%布比卡因局麻。在1250X线机监视下，用16号骨穿针自髌骨外缘穿过皮质至髓腔，深约2.5cm。用15ml兽用加压注射器抽吸60%泛影葡胺4ml，将穿刺针针芯拔出后，接注射器，用力在5秒钟内将药推完，注意不能外溢。推完后立即拍片，然后分别于30秒、60秒、90秒、120分钟、30分钟、60分钟、120分钟、180分钟拍片，如果造影剂仍未排空，一直跟踪照片到造影剂排空为止。造影剂排空完毕后，在原穿刺孔附近附加钻1~2个孔，深达松质骨内，作为一种简单的治疗措施。

临床诊断为髌股关节病患者的造影结果显示：髌骨内注药5秒后，针尖周围有大量造影剂潴留，髌骨内网状静脉通路增粗，未见骨外回流影，注药后60秒仍有大量造影剂潴留于髌骨，此时有些患者可见骨外引流影。

骨钻孔减压及骨髓穿刺减压治疗顽固性跟痛症取得了满意效果。Hejgaard等对40例重度髌股疼痛综合征患者行髌骨纵形截骨术，术后髌骨内压力明显降低，除3例外疼痛均缓解，这3例术前测量髌骨内压力正常。Day对一组原发性膝关节骨性关节炎胫骨高位截骨术患者，行术前、术后胫骨骨内静脉造影发现，截骨术后骨髓内血窦扭曲、造影剂排空延迟等静脉瘀滞状态明显趋向正常，术后所有患者的休息痛消失。患者钻孔减压后平均随访2年8个月，休息痛组优良率为83.4%，活动后膝痛组优良率为51.8%，由此可见髌骨钻孔减压是一种治疗髌股关节病的简单有效方法。髌骨内静脉造影及钻孔减压的优点：①检查创伤小，患者很少痛苦。②操作简单易于开展。③对髌股关节病有辅助诊断意义，从而指导治疗。④由于造影后在髌骨上钻1~2个孔可减轻疼痛症状，也是一种有效的治疗方法。

循证依据

国内李海鹏报告了568例膝关节镜检查软骨损伤的回顾性分析，总计存在923处软骨损伤，发病率高达65%，其中以股骨内和髌骨关节面损伤最为常见，分别为233、230处，占软骨报伤总数的26%、25%。40岁以上和40岁以下患者的软骨损伤发病率存在明显差异，分别为88%、36.5%（P<0.01）。软骨损伤患者中有56.5%年龄处于40~60岁，是关节镜检查软骨损伤的主要人群，其中男44例，女168例，此年龄段女性明显多于男性。膝关节软骨损伤是一种十分普遍的现象，需要引起骨科医师的高度重视，对存在临床症状的

患者早期进行关节镜检查并治疗可延缓病情进展，使患者获益。

软骨损伤的程度采用改良的 Outer Kridge 评分系统进行登记，0 级，正常关节软骨；Ⅰ级，软骨变软或局部肿胀；Ⅱ级，软骨表面纤维化较轻，软骨缺损厚度 < 50%；Ⅲ级，软骨表面纤维化较重，龟裂明显，软骨缺损厚度 > 50%，尚未暴露软骨下骨；Ⅳ级，软骨完全缺损，软骨下骨外露。统计数据汇总后采用 Microsoft Excel 和 SPSS 软件进行分析。

Cae、Karin Hjelle 分别对膝关节镜检查患者的软骨损伤情况进行过统计，结果发现软骨损伤发生率分别为 63%、61%。本次回顾分析显示 568 例膝关节镜检查患者，软骨损伤发生率高达 68%，略高于 Curl、Karin Hjelle 的统计情况。

面对数量众多的软骨损伤患者，积极采取手术治疗是十分必要的，因为软骨损伤如果不采取治疗措施，其长期预后是不可预测的。

目前关节软骨损伤的治疗方法主要有全膝关节置换术、软骨细胞移植、自体或异体骨软骨移植、关节镜下清理软骨成形以及关节镜微创手术。不同的治疗方法其适应证是不一样的，全膝关节置换术仅适合于关节软骨损伤严重的老年患者，对于年轻患者不主张采用，因为全膝关节置换术虽然可彻底缓解软骨损伤所带来的临床症状，但是人工假体是存在使用寿命限制的，年轻患者进行全膝关节置换后难免需要进行翻修手术。Landon GC 分析了 50000 例关节软骨损伤患者，发现 20% 有骨质暴露，但大部分患者的年龄均不适合采用全膝关节置换术进行治疗。本次回顾性分析显示有 56.5% 的软骨损伤患者年龄在 40 ~ 60 岁，且 60% 的患者仅仅存在 1 ~ 2 处的软骨损伤。因此对上述患者采取全膝关节置换术治疗不合适。

自体骨软骨细胞移植首先通过关节镜获取健康的软骨组织，然后在实验室将软骨细胞进行分离培养 4 ~ 5 周，然后通过手术将培养的软骨细胞注入损伤区，是软骨损伤治疗领域的一种新方法。但是该方法技术要求较高，存在细胞培养费用高，需要两次手术的缺点；新生组织的功能和持久性及其是否延迟了关节退变也需要进一步研究，向临床广泛推广尚需要一定时间。

自体骨软骨移植最早由 Matsusueet、Bobic 报道。在关节镜下采用环锯在股骨髁边缘非负重区或滑车沟边缘取出柱状自体骨软骨栓然后移植到关节负重面软骨缺损区。这种方法的不足之处是供区有限，较大面积损伤的治疗受到限制；移植的骨软骨嵌入不牢会导致脱落；骨软骨栓骨折；供区周边由于接触应力增大可继发退变。

异体骨软骨移植最早由加州圣地亚哥大学在 1983 年采用，可采用与损伤区完全匹配的骨软骨进行移植，且具有相似的生物学特性。适合于较大面积的股骨内外髁负重区软骨全层损伤，但是异体组织的移植存在供体有限、传播疾病和免疫排斥等不足。

关节镜下清理软骨成形、微骨折最早由 Steadean Rodien 于 1985 年应用于临床，系采用微骨折椎间在损伤区钻孔，使骨髓细胞、软骨源性和骨源性细胞渗透到损伤区形成纤维软骨。目前学者一般认为微骨折术对于股骨髁和胫骨平台负重区全层软骨缺损或髌骨和股骨滑车接触面全层软骨缺损的治疗具有操作方法简单、疗效满意的优点，这一点已经有大量文献报道。Steadman 等报道采用微骨折治疗 72 例 45 岁以下孤立性全层软骨损伤患者，平均随访 11 年，80% 功能明显改善。Passler 在 1992—1998 年应用微骨折技术治疗 351 例患者，162 例在术后平均 4.4 年（3 ~ 6 年）进行了随访，其中 78% 症状明显改善。微骨折术通过在损伤的软骨区域形成纤维软骨使关节软骨面恢复到功能水平，延缓了病情的进展。Steadman 认为这种方法对于软骨损伤面积的大小没有特别限制，即使较大面积的软骨损伤采取微骨折术也可获得满意疗效。关节镜下微骨折术是治疗膝关节全层软骨损伤的一种安全有效方法，不管是急性或慢性软骨报伤，均可获得满意疗效，可明显改善患者的功能和减轻疼痛症状，因此是治疗膝关节全层软骨损伤的首选方案。本次回顾性分析显示多数患者软骨损伤的程度为Ⅲ度、Ⅳ度，分别占 32%、44%。很明显采用简单关节镜检查结合微骨折治疗不失为一种合适的选择，可恢复患者正常的生活，延缓病情进展，并可同期处理伴随的半月板损伤，使患者从中获益。

外侧支持带松解术

膝关节的外侧机构可以分为三层。最浅层是关节外侧支持带，由浅层的斜行纤维部分和深层的横向纤维部分组成，为髌骨提供了强大支撑。中层由外侧副韧带、豆状纤维韧带和弓状韧带组成。外侧副韧带起于股骨的外上髁，止于腓骨头的外侧表面。弓状韧带是一个朝多个方向走行的纤维复合体，大多数走行一致的纤维形成了从腓骨头向近侧散开的三角形面，强大的外侧支在近端附着于股骨上，而较弱的中间支跨过腘肌，两支在关节囊后部融合。腘腓韧带在抵抗向后平移、内翻和外旋时有重要作用。最深层的外侧层也是关节囊，它在前面较薄且弱，由后方的弓状韧带复合组织加固。

临床上采用经皮松解外侧支持带结合关节镜下关节清理术治疗股骨关节炎，具有操作简单、创伤小、松解充分、疗效可靠等优点。

Merican 等研究报道髌骨外侧解剖结构更为复杂，浅层主要为深筋膜，深层由关节囊构成，起主要支持作用的中间层则包含结合在一起的髂胫束和股四头肌腱膜；髂胫束是一个复杂的结构，附着于 Gerdy 结节，浅层纤维途经髌腱并与之相结合，同时在浅筋膜层有横行纤维附着于股四头肌髌骨附着点至外侧髌骨。Kwak 等研究发现髂胫束的张力可使髌骨向外侧移位，降低了髌骨外向稳定性；关节囊的深层有韧带样的组织，连接于髌骨和股骨的外侧缘，这些关节囊局部增厚的组织经外侧向远端附着于半月板和胫骨的前缘，由此与内侧结构相映衬。Arendt 等认为，当出现髌骨外侧倾斜时通常应考虑外侧松解，以防止髌骨外侧软组织挛缩而阻止髌骨回归滑车凹中心。Christoforakis 等经活体外研究发现，正常膝关节经外侧松解后可能更容易发生髌骨外脱位。也有文献报道外侧松解后髌骨内向不稳的现象，如 Teitge 等报道对外侧支持带松解失败患者行外侧支持带重建术。

手术方法

常规行关节镜下清理术，硬膜外麻醉，采用标准的膝关节前内、外入路，关节镜、探针、刨刀及等离子交替进行膝关节的探查，了解：①是否合并半月板损伤；②髌股关节的对合情况及软骨的退变程度，根据 Outerbridge 分级方法，评价软骨的退变程度；③胫股关节的软骨情况。术中清理炎性滑膜，修整软骨面，清除软骨碎屑，若合并半月板损伤可一并处理。沿髌骨外缘，用叉刀和或等离子刀将外侧支持带予以切开，范围自胫股的关节线至近端的股外斜肌，上端松解股外斜肌筋膜，但范围仅限于斜头，不要损伤直头。下端松解脂肪垫内的纤维束带，深至皮下脂肪组织。术中注意膝外上动脉的保护，松解时，尽量贴近髌骨，远离外上动脉，术中应用等离子刀将切割端予以止血。松解后，若髌骨还有外移，可将内侧支持带紧缩。松解彻底的标准为：①可以提起髌骨的外侧边缘，使髌骨横轴至少超过水平线 70°；②在屈膝 30° 位，髌骨可以内侧滑动超过 2 个象限。

术后处理及康复

为了预防术后的并发症，术后应采取以下措施：①弹力绷带均匀包扎小腿，减少术后肿胀；②膝关节冰敷 48 小时，减少关节出血；③静脉泵锻炼预防下肢静脉炎或血栓；④ CPM 锻炼膝关节功能，2 周内可至 120°；⑤下肢肌力锻炼，直腿抬高锻炼股四头肌；⑥术后第 1 ~ 2 天，股四头肌的等长收缩及内推髌骨活动，3 天即可下地负重，行走距离逐日延长，6 周内避免剧烈活动；⑦出院后继续股四头肌肌力锻炼 3 个月。

单纯外侧支持带松解术仅限于外侧支持带挛缩的患者，这部分患者外侧支持带明显增厚，髌骨内移小于髌骨的 2 个象限。当外侧支持带松解后，髌股关节对合仍欠佳时，可行内侧支持带或股内侧肌斜头的紧缩。对于其他原因所致的膝前疼痛，外侧支持带松解后虽然髌股关节间的载荷有所降低，但它仍高于正常，病情在继续加重。因此，对膝内翻和膝外翻所致的疼痛，应首先矫正下肢力线，从而降低髌股关节间的载荷。对于胫骨旋转、Q 角增大引起的膝前疼痛，行胫骨结节内移，多能取得满意的疗效。行胫骨结节内移时，由于胫骨上端呈三角形，因此，胫骨结节实际是向内后移位，髌股关节间的应力是增加的，所以，胫骨结节要行垫高手术。高位髌骨或低位髌骨引起的疼痛，要矫正髌骨的位置，尤其要注意高位髌骨患者，股内侧肌斜头薄弱并且在髌骨上的止点偏高，因此，不仅要矫形低位髌骨，而且要行股内侧肌斜头的紧缩手术。

膝关节软骨的退变情况

Outerbridge Ⅰ ~ Ⅱ级的患者，随时间推移优良率是提高的，但对于Ⅲ级、Ⅳ级的膝关节优良率分别下降了 10.5% 和 23.5%，软骨退变越严重，预后越差。虽然经过外侧支持带行松解手术和软骨的修整手术，髌骨关节间的压力降低和摩擦力降低，但软骨面是不平整的，退变的速度虽然较松解前有所降低，但是仍然快于正常的关节，软骨在继续磨损、剥脱，刺激周围的组织产生炎性反应。这部分患者容易发生术后膝关节积液，所以要严格手术的适应证，对于软骨退变严重的患者，慎行关节镜下手术，关节置换应为首选。临床长期随访发现软骨的退变程度影响手术疗效，对于软骨Ⅲ级退变的患者，术后 80% 可获得 5年的症状缓解；对于软骨Ⅳ级退变的患者，手术满意度差，随时间延长，膝前疼痛的症状逐渐复发并加重。

松解不彻底

目前主要对静力结构外侧支持带进行松解，很少松解股外侧肌斜头，因此，术中可能发现髌股关节内外侧间隙对称，被动屈伸膝关节时，髌股关节也对合良好。但当患者负重下屈伸膝关节时，是否可以获得满意的髌股关节对位，还尚未见报道。发现优良率随时间下降，没有松解股外侧肌斜头是否是原因之一，还有待探讨。

年龄因素

年龄影响预后，年轻患者的优良率非常高，随年龄增长，优良率逐渐降低，这可能和以下因素有关：①年轻患者就诊较早，病变程度轻，关节内软骨退变轻。而老年患者，往往经历较长时间的非手术治疗，软骨的退变程度重，预后较差。②年轻患者软骨的修复能力强，软骨损伤后，局部有纤维软骨增生，修复损伤区，而随年龄增长，修复能力逐渐降低，甚至丧失，预后欠佳。

临床上采用经皮松解外侧支持带结合关节镜下关节清理术治疗髌骨关节炎具有操作简单、创伤小、松解充分、疗效可靠的优点。

（龙荫生　张留栓）

附1：膝关节骨关节炎临床路径
（2017年县级医院适用版）

一、膝关节骨关节炎临床路径标准住院流程

（一）适用对象。

第一诊断为膝骨关节炎（K/L Ⅲ－Ⅳ级，严重疼痛伴功能障碍）（ICD－10：M17.901）

行全膝关节置换术（ICD－9：81.54007）。

（二）诊断依据。

根据《临床诊疗常规—骨科学分册》（中华医学会编著，人民卫生出版社）。

1. 病史：慢性病程，膝关节疼痛或活动受限逐渐加重；可有外伤史。

2. 体格检查：患膝疼痛、活动受限，可伴有屈曲挛缩畸形或内、外翻畸形。

3. 辅助检查：X线检查符合膝骨关节炎。

（三）选择治疗方案的依据。

根据《临床诊疗常规—骨科学分册》（中华医学会编著，人民卫生出版社）。

1. 膝骨关节炎严重影响生活质量及活动水平。

2. 膝骨关节炎病变终末期，通常年龄60岁以上，病情严重者年龄范围可适当放宽。

3. 全身状况允许手术。

（四）标准住院日为≤18天。

（五）进入路径标准。

1. 第一诊断必须符合ICD-10：M17.901膝骨关节炎疾病编码。

2. 膝骨关节炎终末期，关节间隙明显狭窄甚至消失。

3. 当患者合并其他疾病，但住院期间不需要特殊处理也不影响第一诊断的临床路径流程实施时，可以进入路径。

4. 病变影响患者生活质量，患者有改善患膝疼痛及活动度的要求。

（六）术前准备（术前评估）2 ~ 3 天。

1. 必需的检查项目：

（1）术前完成功能量表（KSS 评分）；

（2）血常规、血型（ABO 血型 +Rh 因子）、尿常规、大便常规 + 潜血；

（3）肝功能、肾功能、凝血功能检查、传染性疾病筛查（乙肝、丙肝、梅毒、艾滋病）；

（4）胸部 X 线平片、心电图；

（5）手术部位 X 线检查：患膝负重正侧位、髌骨轴位、下肢全长片；

（6）腰椎正侧位片。

2. 根据患者病情可选择的检查项目：血沉、CRP、血气分析、肺功能检查、超声心动图、双下肢血管彩色超声、颈动脉超声等。

3. 根据具体情况，预防下肢深静脉血栓形成（参照《中国骨科大手术后静脉血栓栓塞症预防指南》）。

（七）预防性抗菌药物选择与使用时机。

1. 按照《抗菌药物临床应用指导原则》（卫医发〔2004〕285 号）执行，并根据患者的病情决定抗菌药物的选择与使用时间。建议使用第二代头孢菌素，头孢呋辛；如患者青霉素过敏可考虑使用克林霉素。

2. 术前 30 分钟预防性用抗菌药物；手术超过 3 小时加用 1 次抗菌药物；术中出血量大于 1500ml 时加用一次。

3. 术后 24 小时内停止使用预防性抗菌药物，可根据患者切口、体温等情况适当延长使用时间。

（八）手术日为入院第 3 ~ 4 天。

1. 麻醉方式：椎管内麻醉或全身麻醉。

2. 手术方式：全膝关节置换术。

3. 手术内植物：人工全膝关节假体、骨水泥，特殊情况下可能需要使用螺钉。

4. 引流管：通常关节腔内留置一根引流管，如确定术后出血不多可不留置。

5. 术中用药：麻醉用药、抗菌药，止血药物氨甲环酸（开皮前 1g 静脉小壶 + 缝合关节腔后 1g 注入关节腔内）。

6. 术中自体血回输：视术中具体情况，预计术中出血量较多（比如术中不打止血带）时可考虑使用。

（九）术后住院恢复 4 ~ 18 天。

1. 必须复查的项目：手术部位 X 线检查。

2. 必要时复查的项目：下肢静脉彩超、血常规、生化、电解质等。

3. 术后用药：

（1）抗菌药物使用：按照《抗菌药物临床应用指导原则》（卫医发〔2004〕285 号）执行，并根据患者的病情决定抗菌药物的选择与使用时间。建议使用第二代头孢菌素，头孢呋辛；如患者青霉素过敏可考虑使用克林霉素。

（2）术后镇痛：参照《骨科常见疼痛的处理专家建议》（《中华骨科杂志》.2008 年 1 月 .28 卷 .1 期）；

（3）预防静脉血栓栓塞症处理：参照《中国骨科大手术后静脉血栓栓塞症预防指南》；

（4）其他药物：消肿等。

4. 功能锻炼。

（十）出院标准。

1. 体温正常，血常规无明显异常。

2. 伤口无感染征象（或可在门诊处理的伤口情况）。

3. 术后 X 线片证实假体位置满意。

4. 没有需要住院处理的并发症和 / 或合并症。

5. 患者膝关节可主动伸直，主动屈曲 90° 以上。

（十一）变异及原因分析。

1. 并发症：术中或术后骨折、术后关节脱位、大量出血需输血、深静脉血栓形成或肺栓塞、肺部及泌尿系感染、伤口并发症或假体周围感染等造成住院时间延长和医疗费用增加。

2. 合并症：如骨质疏松、糖尿病、心脑血管疾病等，需同时治疗而导致住院时间延长和医疗费用增加。

3. 内植物选择：根据患者骨质条件及韧带条件选择表面置换假体（后稳定假体或后交叉韧带保留假体）、髁限制型假体、铰链式假体。此外，还可根据患者年龄等情况，选择普通聚乙烯垫片或超高交联聚乙烯垫片或抗氧化聚乙烯垫片等，可能导致住院费用存在差异。

附2：膝关节骨关节炎临床路径表单

适用对象：第一诊断为膝关节骨关节炎（ICD－10：M17.901）

行全髋关节置换术（ICD－9：81.54007）

患者姓名：_____　性别：_____　年龄：_____　住院号：_____　门诊号：_____

住院日期：___年___月___日　出院日期：___年___月___日　标准住院日≤18天

时间	住院第1天	住院第2天	住院第2～3天（术前日）
主要诊疗工作	□ 询问病史及体格检查 □ 上级医师查房 □ 初步的诊断和治疗方案 □ 完成住院志、首次病程、上级医师查房等病历书写 □ 开检查检验单 □ 必要时请相关科室会诊 □ 功能量表评分	□ 上级医师查房与手术前评估 □ 确定诊断和手术方案 □ 完成上级医师查房记录 □ 完善术前检查项目 □ 收集检查检验结果并评估病情 □ 相关科室会诊	□ 上级医师查房，明确手术方案，完成上级医师查房记录 □ 向患者及/或家属交代围手术期注意事项并签署手术知情同意书、输血同意书、委托书、自费用品协议书 □ 麻醉医师查房并与患者及/或家属交代麻醉注意事项并签署麻醉知情同意书 □ 完成各项术前准备
重点医嘱	长期医嘱： □ 骨科护理常规 □ 三级护理/二级护理 □ 饮食 临时医嘱： □ 血常规、尿常规、大便常规+潜血 □ 血型、凝血功能、肝肾功能 □ 传染性疾病筛查 □ 胸部X线平片、心电图 □ 膝关节负重正侧位+髌骨轴位+下肢全长X光片，腰椎正侧位X光片 □ 根据病情选择：下肢血管超声、肺功能、超声心动图、血气分析（根据病情需要）	长期医嘱： □ 骨科常规护理 □ 三级护理/二级护理 □ 饮食 □ 患者既往内科基础疾病用药 □ 患者既往内科基础疾病用药 临时医嘱： □ 根据会诊可是要求安排检查、化验和用药	长期医嘱：同前 临时医嘱： □ 术前医嘱 □ 明日在椎管内或全麻下行人工全膝关节置换术 □ 术前禁食水 □ 配血 □ 其他特殊医嘱 □ 术前用抗菌药物皮试（根据病情需要） □ 术前备导尿包（根据病情需要）

时间	住院第 1 天	住院第 2 天	住院第 2 ~ 3 天（术前日）
主要护理工作	□ 入院介绍（病房环境、设施等） □ 入院护理评估 □ 观察患肢情况及护理	□ 观察患者病情变化 □ 防止皮肤压疮护理 □ 心理和生活护理	□ 做好备皮等术前准备 □ 提醒患者术前禁食水 □ 术前宣教（术前及术后注意事项）
病情变异记录	□ 无□ 有，原因： 1. 2.	□ 无□ 有，原因： 1. 2.	□ 无□ 有，原因： 1. 2.
护士签名			
医师签名			

时间	住院第 3 ~ 4 天（手术日）	住院第 4 ~ 5 天（术后第 1 日）	住院第 5 ~ 6 天（术后第 2 日）
主要诊疗工作	□ 手术 □ 向患者及/或家属交代手术过程概况及术后注意事项 □ 术者完成手术记录 □ 完成术后病程 □ 上级医师查房 □ 麻醉医师查房 □ 观察有无术后并发症并做处理	□ 上级医师查房 □ 完成常规病程记录 □ 观察伤口、引流量、体温、生命体征等并作出相应处理 □ 拍摄患膝正侧位 X 线片（平车转运） □ 指导/辅助患者床上康复锻炼	□ 上级医师查房 □ 完成病程记录 □ 指导/辅助患者床上功能锻炼 □ 指导/辅助患者坐床边（根据康复进度） □ 指导/辅助患者下地活动（根据康复进度）
重点医嘱	长期医嘱： □ 骨科术后护理常规 □ 一级护理 □ 饮食 □ 患肢垫高 □ 留置引流管并记引流量 □ 抗菌药物 □ 抗凝 □ 下肢静脉泵/抗血栓弹力袜 □ 其他特殊医嘱	长期医嘱： □ 骨科术后护理常规 □ 一级护理 □ 饮食 □ 患肢垫高 □ 抗菌药物：如体温正常，伤口情况良好，无明显红肿时可以于术后 24h 停止抗菌药物治疗 □ 抗凝 □ 下肢静脉泵/抗血栓弹力袜 □ 其他特殊医嘱	出院医嘱： □ 骨科术后护理常规 □ 一级护理 □ 饮食 □ 患肢垫高 □ 抗凝 □ 下肢静脉泵/抗血栓弹力袜 □ 其他特殊医嘱

时间	住院第 3 ~ 4 天（手术日）	住院第 4 ~ 5 天（术后第 1 日）	住院第 5 ~ 6 天（术后第 2 日）
重点医嘱	临时医嘱： □ 今日在椎管内或全麻下行全膝关节置换术 □ 心电监护、吸氧（根据病情需要） □ 补液 □ 胃黏膜保护剂（酌情） □ 止吐、镇痛等对症处理（视情况） □ 急查血常规（根据病情需要） □ 输血（根据病情需要）	临时医嘱： □ 复查血常规（必要时） □ 输血及 / 或补晶体、胶体液（根据病情需要） □ 换药，拔除引流、并行膝关节正侧位 X 光片检查（或根据具体病情适当延长留置时间） □ 镇痛等对症处理	临时医嘱： □ 复查血常规（必要时） □ 输血及 / 或补晶体、胶体液（必要时） □ 镇痛等对症处理
主要护理工作	□ 观察患者病情变化并及时报告医师 □ 术后心理与生活护理 □ 指导患者术后功能锻炼	□ 观察患者病情并做好引流量等相关记录 □ 术后心理与生活护理 □ 指导患者术后功能锻炼	□ 观察患者病情变化 □ 术后心理与生活护理 □ 指导患者术后功能锻炼
病情变异记录	□无 □有，原因： 1. 2.	□无 □有，原因： 1. 2.	□无 □有，原因： 1. 2.
护士签名			
医师签名			

时间	住院第 6 ~ 7 天（术后第 3 日）	住院第 7 ~ 8 天（术后第 4 日）	住院第 8 ~ 18 天（术后第 5 ~ 14 日）
主要诊疗工作	□ 上级医师查房 □ 住院医师完成病程记录 □ 伤口换药（必要时） □ 指导 / 辅助患者床上功能锻炼 □ 指导 / 辅助患者坐床边 □ 进行 CPM 辅助膝关节活动度锻炼（视膝关节肿胀及伤口等情况而定）	□ 上级医师查房 □ 住院医师完成病程记录 □ 伤口换药（必要时） □ 进行 CPM 辅助膝关节活动度锻炼（视膝关节肿胀及伤口等情况而定）	□ 上级医师查房，进行手术及伤口评估，确定有无手术并发症和切口愈合不良情况，明确是否出院 □ 术后 14 天，如伤口愈合良好，予以拆线 □ 完成出院志、病案首页、出院诊断证明书等病例 □ 向患者交代出院后的康复锻炼及注意事项，如复诊的时间、地点，发生紧急情况时的处理等

时间	住院第 6 ~ 7 天 （术后第 3 日）	住院第 7 ~ 8 天 （术后第 4 日）	住院第 8 ~ 18 天 （术后第 5 ~ 14 日）
重点医嘱	长期医嘱： □ 骨科术后护理常规 □ 二级护理 □ 饮食 □ 患肢抬高 □ 抗凝 □ 下肢静脉泵 / 抗血栓弹力袜 □ 其他特殊医嘱 临时医嘱： □ 复查血尿常规、生化、电解质（必要时） □ 补液（必要时） □ 换药（必要时） □ 镇痛等对症处理	长期医嘱： □ 骨科术后护理常规 □ 二级护理 □ 饮食 □ 抗凝 □ 其他特殊医嘱 临时医嘱： □ 复查血常规、生化（必要时） □ 补液（必要时） □ 换药（必要时） □ 镇痛等对症处理	出院医嘱： □ 出院带药 □ 1 个月后门诊或康复科复查 □ 不适随诊
主要护理工作	□ 观察患者病情变化 □ 术后心理与生活护理 □ 指导患者功能锻炼	□ 观察患者病情变化 □ 指导患者术后功能锻炼 □ 术后心理和生活护理	□ 指导患者办理出院手续 □ 出院宣教
病情变异记录	□无 □有，原因： 1. 2.	□无 □有，原因： 1. 2.	□无 □有，原因： 1. 2.
护士签名			
医师签名			

附 3：膝关节骨关节病关节镜下病灶清理临床路径（2016 年版）

一、膝关节骨关节病关节镜下病灶清理临床路径标准住院流程

（一）适用对象。

第一诊断为膝关节骨关节病

行膝关节镜下关节镜检，病灶清理术，或含以下诊断和式式：

80.86003	膝关节病损切除术
80.86005	膝关节镜下病损切除术

（二）诊断依据。

1.病史：膝关节疼痛，保守治疗无效。

2.体检：股四头肌常萎缩，关节间隙压痛，压髌试验阳性，过伸过屈痛等。

3.辅助检查：X片或核磁共振可以确定关节退变、骨赘形成的部位及程度。

（三）治疗方案的选择及依据。

1.诊断明确的膝关节骨关节病，症状明显，保守治疗后持续不缓解，影响正常生活和运动。

2.无手术禁忌证。

（四）标准住院日为 2 ~ 4 天。

（五）进入路径标准。

1.第一诊断必须符合膝关节骨关节病。

2.当患者同时具有其他疾病诊断时，但在住院期间不需要特殊处理也不影响第一诊断的临床路径流程实施时，可以进入路径。

（六）术前准备 0 ~ 2 天。

1.必须的检查项目：

（1）血常规、尿常规；

（2）肝肾功能、电解质、血糖（可在门诊完成）；

（3）凝血功能；

（4）感染性疾病筛查（乙肝、丙肝、艾滋病、梅毒等，可在门诊完成）；

（5）膝关节正侧位 X 线片；

（6）膝关节 MRI；

（7）胸片、心电图。

2.根据患者病情可选择：

（1）超声心动图、血气分析和肺功能（高龄或既往有心、肺部病史者）；

（2）有相关疾病者必要时请相关科室会诊。

（七）选择用药。

1.抗菌药物：按照《抗菌药物临床应用指导原则》（卫医发〔2015〕43号）执行。

（八）手术日为入院第 0 ~ 2 天。

1. 麻醉方式：神经阻滞麻醉、椎管内麻醉或全麻。

2. 手术方式：膝关节镜下病灶清理术。

3. 手术内植物：无。

4. 输血：无。

（九）术后住院恢复 1 ~ 2 天。

1. 必须复查的检查项目：无。

2. 必要时查血常规、血沉、CRP、凝血Ⅱ号，电解质。

3. 术后处理：

（1）抗菌药物：按照《抗菌药物临床应用指导原则》（卫医发〔2015〕43号）执行；

（2）术后镇痛：参照《骨科常见疼痛的处理专家建议》；

（3）术后康复：根据手术状况按相应康复计划康复。

（十）出院标准。

1. 体温正常，足趾活动正常。

2. 伤口无感染征象（或可在门诊处理的伤口情况），关节无感染征象。

3. 没有需要住院处理的并发症和／或合并症。

（十一）变异及原因分析。

1. 围手术期并发症：深静脉血栓形成、伤口感染、关节感染、神经血管损伤等，造成住院日延长和费用增加。

2. 内科合并症：老年患者常合并内科疾病，如脑血管或心血管病、糖尿病、血栓等，手术可能导致基础疾病加重而需要进一步治疗，从而延长治疗时间，并增加住院费用。

3. 植入材料的选择：无。

二、膝关节骨关节病关节镜下病灶清理临床路径表单

适用对象：第一诊断为膝关节骨关节病

　　　　　　行膝关节镜检，病灶清理术

患者姓名：_____ 性别：_____ 年龄：_____ 门诊号：_____ 住院号：_____

住院日期：___年___月___日　出院日期：___年___月___日　标准住院日：2 ~ 4天

时间	住院第 1 天	住院第 1~2 天（术前日）	住院第 1~2 天（手术日）
主要诊疗工作	□ 完成"住院志"询问病史、体格检查、初步诊断 □ 完成"首次病程记录" □ 完成"住院病历" □ 上级医师查房、术前评估、确定诊断、手术日期 □ 完成上级医师查房记录 □ 开医嘱：常规化验、检查单	□ 上级医师查房 □ 继续完成检查及必要的会诊 □ 医师查房、手术前评估 □ 完成"术前小结"和上级医师查房记录 □ 签署"手术知情同意书"向患者及家属交代术前注意事项 □ 手术准备 □ 麻醉科医师访视病人进行评估并签署"麻醉同意书"	□ 手术：关节镜检，病灶清理 □ 完成手术记录和术后当天的病程记录 □ 交代术中情况及注意事项 □ 上级医师查房完成手术日病程记录和上级医师查房记录 □ 麻科大夫术后随访 □ 交班前医师查看术后病人情况并记录交班
重点医嘱	长期医嘱： □ 运动医学护理常规 □ 二级护理 □ 饮食 临时医嘱： □ 血、尿常规检查；凝血功能；感染性疾病筛查；肝肾功能＋电解质＋血糖；胸片、心电图 □ 膝关节正侧位 X 线片 □ 膝关节 MRI（视情况而定） □ 根据病情：血管超声、肺功能、超声心动、血气分析	长期医嘱： □ 同前 □ 既往内科基础疾病用药 临时医嘱： □ 根据会诊要求开检查化验单 □ 术前医嘱：明日在何麻醉下行膝关节镜病灶清理术 □ 术前禁食水 □ 术前抗生素皮试（必要时） □ 术区备皮 □ 其他特殊医嘱	长期医嘱： □ 运动医学护理常规 □ 二级护理 □ 饮食 □ 患肢抬高、制动 □ 抗生素 □ 其他特殊医嘱 临时医嘱： □ 今日在何麻醉下行膝关节镜下病灶清理术 □ 耗材计费 □ 补液（必要时） □ 伤口换药（必要时）
主要护理工作	□ 入院介绍 □ 完成护理评估并记录 □ 处理医嘱、并执行 □ 健康宣教 □ 指导病人到相关科室进行检查心电图、胸片等 □ 按时巡视病房 □ 认真完成交接班	□ 常规护理 □ 术前心理护理（紧张、焦虑） □ 术前备皮、沐浴、更衣 □ 术前物品准备 □ 完成护理记录 □ 完成责任制护理记录 □ 认真完成交接班 □ 按时巡视病房	□ 观察病人病情变化：生命体征足背动脉搏动患肢皮肤温度、感觉如有异常通知医生 □ 向病人交待术后注意事项 □ 术后生活及心理护理 □ 处理执行医嘱 □ 完成责任制护理 □ 按时巡视病房认真完成交接班
病情变异记录	□ 无 □ 有，原因： 1. 2.	□ 无 □ 有，原因： 1. 2.	□ 无 □ 有，原因： 1. 2.

时间	住院第 1 天	住院第 1 ~ 2 天（术前日）	住院第 1 ~ 2 天（手术日）
护士签名			
医师签名			

时间	住院第 2 ~ 3 天 （术后第 1 日）	住院第 3 ~ 4 天 （术后第 2 日）	
主要诊疗工作	□ 上级医师查房：进行患肢情况、感染、并发症的评估 □ 完成"日常病程记录"上级医师查房记录及确定病人可以出院：完成"出院总结"完成"病历首页"的填写 □ 向患者交代出院注意事项、复查时间及拆线时间	□ 主管医师查房 □ 完成"日常病程记录"上级医师查房记录检查"出院总结""病历首页"的书写是否完善 □ 通知出院 □ 向患者及家属交代出院注意项、复查时间及拆线时间和康复程序	
重点医嘱	长期医嘱： □ 运动医学术后护理常规 □ 二级护理 □ 饮食 □ 静脉抗菌素下午停（必要时） 临时医嘱： □ 伤口换药 □ 出院带药 □ 明日出院		
主要护理工作	□ 处理执行医嘱 □ 术后心理、生活护理 □ 康复医生指导训练 □ 完成病情观察护理记录 □ 出院指导 □ 协助病人持拐下地行走 □ 认真完成交接班 □ 协助医生伤口换药	□ 协助家属办理出院手续 □ 出院单位处理	
病情变异记录	□ 无 □ 有，原因： 1. 2.	□ 无 □ 有，原因： 1. 2.	
护士签名			
医师签名			

第十二章　膝关节退行性病变最新疗法

第一节　非药物疗法

根据国际骨关节炎研究会推荐，指南中指出包括 12 种非药物治疗方法，中国中华医学会骨科分会指出：OA 的治疗目的是减轻或消除疼痛，矫正畸形，改善或恢复关节功能，改善生活质量。OA 的总体治疗原则是非药物与药物治疗相结合，必要时手术治疗，治疗应个体化。结合患者自身情况，如年龄、性别、体重、自身危险因素、病变部位及程度等选择合适的治疗方案。

非药物治疗是药物治疗及手术治疗等的基础。对于初次就诊且症状不重的 OA 患者，非药物治疗是首选的治疗方式，目的是减轻疼痛、改善功能，使患者能够很好地认识疾病的性质和预后。

一、患者教育

自我行为疗法（减少不合理的运动，适量活动，避免不良姿势，避免长时间跑、跳、蹲，减少或避免爬楼梯），减肥，有氧锻炼（如游泳、骑自行车等），关节功能训练（如膝关节在非负重位下屈伸活动，以保持关节最大活动度），肌力训练（如髋关节 OA 患者应注意外展肌群的训练）等。

二、物理治疗

主要增加局部血液循环、减轻炎症反应，包括热疗、水疗、超声波、针灸、按摩、牵引、经皮神经电刺激（TENS）、冲击波等。

三、行动支持

主要减少受累关节负重。可采用手杖、拐杖、助行器等。

四、改变负重力线

根据 OA 所伴发的膝关节内翻或外翻有畸形情况，采用相应的矫形支具或矫形鞋，以平衡各关节面的负荷。

患者教育应以减肥为主，肥胖、超重是膝骨性关节退变最重要的危险因素。据董江峰报道，膝关节软骨是一种复杂的组织，它具有确定的超微结构的纤维排列，它在生物学上是活性的，流变学上是复杂的，关节软骨细胞的分布及基质构成、力学信号传导细胞生物合成行为之间相互关系（图 12-1-1）。

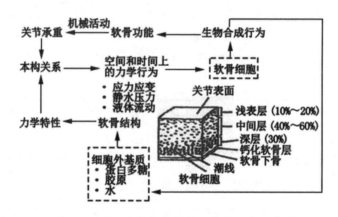

图 12-1-1　关节软骨分布、构成及生化关系

关节软骨所受压力是由动态压力与静态压力交替完成的。压力可以引起软骨系列生理变化，如关节软骨组织内应力与应变的变化，流体静压、间隙液流、流能、渗透压及组织与细胞变形间的变化等。对软骨组织实施静态压力可引起软骨基质不同成分的代谢变化。研究发现持续稳定的压力可刺激小鼠胚胎肢芽细胞表达Ⅱ型胶原和聚合素，而对基质其他成分的代谢影响却不明显；Kim 等研究发现，对软骨组织作用 50% 的静压，12 小时后软骨基质内的聚集蛋白聚糖（aggrecan）、连接蛋白的合成代谢量比刚施压时降低了 25% ~ 40%，而对透明质酸钠的合成代谢却没有影响；也有研究表明静态压缩不仅抑制关节软骨基质合成，而且抑制Ⅱ型胶原基因表达，但不影响蛋白聚糖核蛋白 mRNA 的长期表达，而且随着静态压力的提高，糖胺多糖（GAG）的合成量却逐渐降低，这个现象在未成熟及成人的软骨不同部位都得到了验证。

Plumb 等在持续性低压力对老年人基质合成代谢影响的研究中发现，持续性 1mPa 压力作用于软骨细胞时基质代谢水平明显降低，但施加持续性 5mPa

压力时却不改变软骨基质中 GAG 的合成代谢水平，当压力增加到 30mPa 时则使之合成代谢水平降低近 37%。Lammi 等认为这种 GAG 合成水平明显降低是由于软骨细胞受到过强的压力而引起高尔基体皱缩并导致合成功能受阻而引起的，而且在持续性高压力状态下，合成的聚合素凝胶电泳也显示 GAG 分子量变大，这种变大与 GAG 链的平均长度增大相一致；这种持续性高压力对 GAG 和聚合素的合成代谢的影响在转录、翻译与翻译后的修饰水平上也均有所表现，压力对 GAG 合成的影响还显示出较强的频率相关效应，如有研究发现 0.017Hz 时 GAG 合成代谢减少 17%，频率增加到 0.5Hz 时 GAG 合成代谢增加 11%，然而只是在一定的频率范围内才存在这种压力效应的线性相关性。

从循证医学的依据来看，这些权威的研究一致认为肥胖长期使膝关节软骨磨损加重，软骨的退行性改变。故在 KOA 的非药物治疗中减肥是关键。这种观点在全球已达成共识。

第二节　药物疗法

一、药物治疗的原则

①用药前进行风险评估，关注潜在内科疾病风险；②根据患者个体情况，剂量个体化；③尽量使用最低有效剂量，避免过量用药及同类药物重复或叠加使用；④用药 3 个月，根据病情选择检查血常规、大便常规、大便潜血及肝肾功能。

二、用药方法

1. OA 患者一般选用对乙酰氨基酚，每日最大剂量不超过 4000mg；2. 对乙酰氨基酚治疗效果不佳的 OA 患者，在权衡患者胃肠道、肝、肾、心血管疾病风险后，可根据具体情况使用 NSAIDs。口服 NSAIDs 的疗效与不良反应在个体患者中不完全相同，应参阅药物说明书并评估 NSAIDs 的危险因素后选择性用药。如果患者胃肠道不良反应的危险性较高，可选用非选择性 NSAIDs 加用 H 受体拮抗剂、质子泵抑制剂或米索前列醇等胃黏膜保护剂，或选择性 COX-2 抑制剂；3. 其他镇痛药物。NSAIDs 治疗无效或不耐受的 OA 患者，可使用曲马多、阿片类镇痛剂，或对乙酰氨基酚与阿片类的复方制剂。

三、关节软骨保护剂的应用

关节腔注射：1. 透明质酸钠，如口服药物治疗效果不显著可联合关节腔注射透明质酸钠类黏弹性补充剂，注射前应抽吸关节液；2. 糖皮质激素，对 NSAIDs 药物治疗 4 ~ 6 周无效的严重 OA 患者或不能耐受 NSAIDs 药物治疗、持续疼痛、炎症明显患者，可行关节腔内注射糖皮质激素。但若长期使用，可加剧关节软骨损害，加重症状。因此，不主张随意选用关节腔内注射糖皮质素，更反对多次反复使用，一般每年最多不超过 4 次。

改善病情类药物及软骨保护剂包括双醋瑞因、氨基葡萄糖、鳄梨大豆末皂化物（avocado soybean unsaponifiables，ASU）、多西环素等。此类药物在一定程度上可延缓病程、改善患者症状。双醋瑞因具有结构调节作用。

近年来褪黑素已经成为国内外学者研究的重点。同时，褪黑素对 OA 软骨损伤的影响已经逐渐被认识。褪黑素是松果体分泌的一种吲哚类激素，它的影响非常广泛，目前研究已证实它的作用包括：作为光周期的信号进行昼夜睡眠的调节、季节性节奏的调控、抗肿瘤、提高免疫力、抗骨质疏松、抗氧化、抗炎症、增强抗氧化酶活性等。褪黑素通过其抗炎、抗氧化、抗衰老为软骨再生与缺损修复提供健康环境。OA 是一种与年龄有关的软骨退变性疾病。随年龄的增长退变加重。如果退变的速度超过修复的速度，就会导致软骨的破坏和关节功能的丧失。研究发现关节内的氧化损伤和炎症的存在，促进了 OA 病理的发展。因此如何抑制氧化性损伤和炎症，将成为治疗 OA 的关键。褪黑素因具有自由基清除剂和抗氧化剂的功能进而可以延缓衰老。

Rodriguez 等通过提取衰老和抗衰老老鼠血浆中的炎症因子，如白介素 –1、肿瘤坏死因子、抗炎因子、白介素 –4、白介素 –5、氧化因子、一氧化氮等观察褪黑素与炎症、氧化反应的关系时发现：褪黑素不仅能降低炎症因子和氧化因子水平，而且还能降低抗炎症因子水平。同时，结果显示褪黑素具有的抗衰老特性与其抗炎症、抗氧化有关。

1. 褪黑素通过诱导骨髓间充质干细胞（BMSCs）来促进软骨再生。

Tan 等通过放射性免疫、高效液相色谱 – 电化学检测法、电子轰击质谱法和免疫细胞化学都检测到褪黑素在骨髓中高浓度表达，即使切除大鼠松果体 8 个月后，大鼠骨髓中的褪黑素含量仍然维持在高水平，因此断定不仅松果体（主要来源）分泌褪黑素，骨髓也分泌褪黑素，并且很可能是通过骨髓细胞自身合成的方式进行的。李海波等在抽取骨髓后，分离骨髓间充质干细胞进行体外培养到 P3 代后，通过流式细胞仪进行表型鉴定，并提取细胞的总 RNA，采用逆转录 PCR 和免疫组化方法分别检测褪黑素受体 mRNA 和蛋白的表达。结果显示：体外培养的细胞表型符合 BMSCs 表面标志。证实体外培养的人 BMSCs 确实有褪黑素受体表达，进而确定人 BMSCs 是褪黑素的靶细胞。而 BMSCs 最主要的功能就是分化成软骨细胞，促进软骨的修复和再生，因为骨髓中可分泌褪黑素，而从骨髓中分离出来的 BMSCs 又是褪黑素的靶细胞，因此可以推断褪黑素能诱导 BMSCs 进而生成软骨细胞。另外，在褪黑素处理下的 BMSCs 能够诱导肝细胞生长因子（HGF）和成纤维细胞生长因子（FGF）高表达。有研究表明：HCF 能够促进软骨细胞 II 型胶原的 mRNA 表达和提高碱性磷酸酶活性。Hunziker 等在对大鼠关节软骨破损模型进行 1 ~ 48 周连续观察时发现：FGF 能够诱导软骨细胞生长，并刺激间充质干细胞游走至破损关节软骨处，使沉积在关节软骨破损处的纤维组织重新构建成纤维基质，进而修复缺损的软骨面。因此，褪黑素通过直接或间接的方式促进 BMSCS 表达，进而透导软骨的再生。

2. 褪黑素通过刺激生长激素分泌来促进软骨生长

Ekenstedt 等证实 OA 疾病中，即使在没有骨损伤的条件下，长期缺乏生长激素也会引起严重的关节软骨损伤。Smith 等发现联合应用生长激素和胰岛素样生长因子 -1 可刺激软骨细胞外基质合成。而软骨细胞外基质的作用是使软骨具有弹性和张力强度，减少压力对软骨细胞的破坏及延缓关节软骨的退变过程。近年来，有较多证据显示：不管是在人体还是在老鼠体内，褪黑素均能够促进生长激素的分泌。因此褪黑素通过诱导生长激素的分泌来促进软骨细胞及细胞外基质生长。

孙光权等已经成功检测出人软骨细胞中存在褪黑素受体，并认为软骨细胞是褪黑素直接作用的靶细胞，推断褪黑素是通过软骨细胞中的褪黑素受体直接作用于软骨组织，进而调控软骨细胞的增殖与凋亡及软骨内成骨活跃程度。国外学者 Pei 等已经证实软骨标记物如 II 型胶原、软骨形成转录因子、软骨聚集蛋白聚糖等 mRNA 和蛋白水平均在褪黑素的治疗下高表达，另外，在褪黑素处理下的软骨细胞中发现软骨转化生长因子 -β1 增量表达。他们认为在血清培养基中，褪黑素能够促进关节软骨中软骨基质的合成，并很可能是通过转化生长因子 -β1 信号传导通路进行的。易先宏等应用褪黑素观察 OA 动物模型关节软骨后发现：同样注射褪黑素，关节腔注射要明显好于腹腔注射，其使 OA 大鼠软骨形态有了明显改善，血清和关节液中的超氧化物歧化酶（具有清除氧自由基及活性氧的作用）显著增高。从而认为，褪黑素关节腔注射能够有效地防治 OA。

以上研究均支持褪黑素参与了软骨分化和软骨再生，同时褪黑素的抗氧化性和抗炎性可以保护软骨，避免其受损伤，还可为软骨的修复和再生提供健康的环境。并且软骨细胞是褪黑素直接作用的靶细胞，在褪黑素的作用下，软骨标记物高表达，软骨合成因子增多，软骨缺损明显改善，则进一步证实了褪黑素对关节软骨的治疗作用。是膝 OA 软骨损伤治疗的保护剂。

近年来，针对 OA 治疗药物研究的不断进展，已从单纯消炎、止痛的思路转向软骨退变的预防、保护和治疗方面。其中四环素类抗生素（tetuacylines，TCas）是由链丝菌产生或再经半合成制成的一类广谱抗生素，主要通过抑制细菌蛋白质合成而发挥其抑菌作用，近年来，因耐药菌株增多，且可引起骨质色素沉积等不良反应，其抗生作用几乎已被其他抗生素所取代，随着对其药理作用研究的深入，发现其还有许多非抗生素作用，如抗炎、免疫抑制、清除氧自由基等，这些作用在骨关节炎的治疗中有着重要意义。在这种思路指导下，研究人员通过对其构效关系的研究发展了一系列化学改进型四环素（chemically modified tetracyclines，CMTs），舍弃其抗生素作用，特意地保留或增强了其非抗生素作用。天然四环素族主要有金霉素（chlortetracycline）、四环素（tetracycline）以及地美环素（demeclocycline，去甲霉素，去甲金霉素）等；CMTs 主要有多西环素（doxycycline，Doxy，多西霉素，强力霉素）、美他环素（metacycline，甲稀土霉素）及米诺环素（minocycline，米诺霉素、美满霉素）等。

①对基质金属蛋白酶的抑制作用

基质金属蛋白酶（matrix metalloproteinase, MMP）在生理 pH 条件下，需要金属 Ca^{2+}、Zn^{2+} 参与才能发挥基质降解活性，按肽链结构和底物特异性，可分为胶原酶、明胶酶、基质分解素等。四环素抑制基质金属蛋白酶活性，与其对金属离子的整合能力有关。

四环素抑制胶原酶活性的作用不依赖于其抗菌效应，化学修饰四环素即被人工去除有效抗菌基团后的四环素（去掉四环素分子中 A 环 C4 位的二甲胺基团），对蜡样杆菌（用于检测四环素药效的标准菌）和核梭形杆菌、牙龈拟杆菌等牙周病原菌均失去抗菌活性，但仍能抑制源于皮肤、牙龈等多种组织和细胞的胶原酶的活性。

②抗炎症反应

四环素类抗生素能从不同途径有效抑制炎症。Martin 等首先发现四环素具有抑制中性粒细胞迁移而对抗炎症反应的功能，同时也有研究证实四环素能阻止中性粒细胞的趋化作用；抑制中性粒细胞的吞噬作用；抑制反应性氧化中间产物和磷脂酶 A2 的生成，减少白三烯和前列腺素的合成。但是，四环素对抗炎症反应的具体机制尚不清楚。四环素常相对集中在炎症细胞内，尤其是胞核内，也常在细胞内 Ca^+ 定位的位点处集中心，因此有人推断四环素抑制中性粒细胞的功能是通过整合二价钙离子而完成的。另外，四环素对抗炎症反应的机制可能也与影响细胞渗透脆性或氧化代谢有关。四环素倾向于分布在表皮细胞和脂肪组织，由于关节滑液周围的支架组织中有大量的脂肪细胞，故可能加强四环素对滑液中炎症反应的抑制作用。

③抑制骨吸收、促进骨形成

四环素可增强成骨细胞活性，加强骨基质成分的合成和分泌。Kaneko 证实四环素类抗生素对成骨细胞正常结构和功能的保护作用，可使成骨细胞周围的 $Ca2^-ATP$ 酶和碱性磷酸酶（AKP）活性升高，改善了糖尿病状况下成骨细胞的生存环境。

四环素可促进骨蛋白的合成和分泌。I 型胶原是骨基质的主要有机成分，直接参与骨的矿化过程。四环素类抗生素可通过抑制胶原酶活性而使骨胶原降解减少，同时也可以直接促进骨蛋白的合成和分泌，促进骨形成。

四环素除通过影响成骨细胞和成纤维细胞活性以及胶原酶活性影响骨胶原代谢外，还可通过对成骨细胞的作用间接影响破骨细胞的结构和功能。

④促进成纤维细胞附着和扩展

体外细胞培养实验结果表明，四环素可增强人成纤维细胞的附着能力，而且对细胞的附着和扩展的影响与用药量密切相关。

此外四环素可阻滞蛋白的合成，较高浓度的四环素（$50 \sim 100 \mu g \cdot ml$）也可抑制 DNA 合成。四环素是有效的超氧化物清除剂，并可预防脂质的氧化作用。

TCs 口服易吸收，分布广，对组织的穿透力强，易进入关节，可长期使用；非抗菌素作用更强的 CMTs（改进型四环素）在 OA 的防治方面将发挥重要作用。

目前治疗骨性关节炎的药物有非特异性药物和特异性药物两种，非特异性药物包括口服非阿片类止痛药（对乙酰氨基酚、中枢镇痛药）、非甾类消炎镇痛药（NSAIDs）和关节腔内注射糖皮质激素等，这类药物主要是抗炎、止痛，即症状改善药，但不能缓解病情，若使用不当甚至会加重病情。特异性药物也称慢作用药，可阻止或减慢 OA 的病理过程，抑制引起组织损伤和关节软骨退行性变的相关因子。

研究表明双醋瑞因与 NSAIDs 相比较，两者治疗效果无明显差异，但停药后双醋瑞因的疗效更持久，双醋瑞因在缓解关节疼痛方面具有与 NSADs 同样的疗效，特别适于具有潜在胃肠道出血及严重心血管疾病的 OA 患者。

研究认为双醋瑞因可以缓解关节疼痛，缓解关节僵硬、利于关节功能恢复，这也与国外研究结果相似。在药物不良反应方面，与安慰剂相比，双醋瑞因主要导致腹泻和尿常规指标改变。有研究表明在细菌性痢疾及肠应激综合征患者体内 IL-1β 表达增加，IL-1β 可触发感染诱发的免疫应答反应。双醋瑞因导致腹泻可能与其抑制 IL-1β 的表达、不能触发感染免疫应答反应有关。有研究表明对于治疗超过 6 个月的患者，双醋瑞因缓解疼痛的效果一般，一般认为双醋瑞因治疗 4 ~ 6 周后发挥显著疗效，并维持于整个治疗期，经过 6 个月的治疗后，其疗效至少可维持到停药后 2 个月，但对于其治疗期尚需要进一步研究。对于治疗剂量的选择研究，Pelletier 等研究双醋瑞因 150.50mg/d 对治疗效果的影响，结果表明 50mg/d 组与安慰剂组相比较，在 4 个月时疗效无明显差异；双醋瑞因 150mg/d 组 OA 指数与安慰剂组比较对于关节僵硬的缓解无差异性。研究其用药剂量为 100mg/d，治疗效果良好。

所纳入的所有研究均制定了详细的纳入排除标准，患者的年龄、OA 的影像学分级标准、双醋瑞因治疗剂量等基线资料具有可比性，由于纳入研究数据的限制，研究尚存在几个问题，从病例纳入上看，各研究间患者 OA 的具体分型存在差异，可能会影响本研究的论证强度。各研究间的随访时间也不完全相同，但对于观察指标的合并影响不大。

双醋瑞因治疗 OA 既有优点也有缺点。大量的动物实验和临床研究都表明其是有效的、安全的，并且作用效果持久，但是也不能忽略长期服用时的药物不良反应。药物的不同剂量对于研究的影响较大，100mg/d 时临床效果最好，双醋瑞因作用在不同的关节，其效果也显示出差异，对膝 OA 的效果优于髋 OA。

关节病治疗的理想药物是：既能快速缓解疼痛，又能有利于关节病变的修复，也没有严重不良反应，并具有良好的费用效益比。而醋氯芬酸可能就是具有这种潜质的新型抗炎镇痛药之一。

抗关节炎新药——醋氯芬酸

醋氯芬酸最早由西班牙 Prodesfarma 合成，于 1992 年首次上市。面市不到 10 年时间，已在西班牙、葡萄牙、德国、英国、法国、芬兰和比利时等 20 余个国家上市使用，并在 1998 年被收入欧洲药典和英国药典，表明该药的安全性和有效性已得到广泛肯定。

醋氯芬酸是——种苯乙酸类非类固醇类抗炎镇痛药，为双氯芬酸的衍生物。英文名为 Aceclofenac（INN），化学名为 2-[（2，6- 二氯苯基）氨基] 苯乙酰氧基乙酸，分子式为 $C_{16}H_{13}C_{12}NO_4$，分子量为 354.19。由西安海欣制药有限公司出品的醋氯芬酸商品名为美诺芬，在新药类别中属二类化学药品。

美诺芬具有消炎、镇痛、解热等作用。常用剂量为每日 2 次，每次 100mg。用于缓解类风湿关节炎、骨关节炎和强直性脊柱炎等引起的炎症与疼痛，对于扭伤、拉伤及其他软组织损伤、手术后疼痛及肿胀也非常有效。

美诺芬对于急性炎症、关节炎和疼痛的作用优于或相当于其他 NSAID。但就有关其治疗依从性、不良事件发生率、患者对治疗的满意度及费用效益比等方面而言，美诺芬优势非常明显。

美诺芬有不同于一般 NSAID 的作用机制，抗炎特性和临床效果更为显著。NSAID 是环氧合酶（COX）的抑制剂，通过抑制前列腺素的生成而发挥抗炎作用。NSALD 的有益作用与其抑制 COX-2 有关，而对胃肠道和肾脏毒性与抑制 COX-1 有关。美诺芬为 COX-2 的中度选择性抑制剂，因此，比其他 NSAID 具有更强的治疗作用和较小的副作用，治疗作用强。

Aslandes 报告了一项纳入 23407 例患者的欧洲观察性人群研究的结果。这项研究是在日常诊疗环境下进行的，可确切反映平常医师和患者有关用药的实际情况，结果显示，无论是医生还是因急性疼痛、慢性疼痛、服用美诺芬的患者认为症状改善者达 84%，患者对治疗感到满意者达 90%，在随访期间，绝大部分患者（94%）都遵从医师推荐的剂量，表明患者对美诺芬治疗的高度依从性。

安全性比较

美诺芬是减轻胃肠道副作用的新品种，无论是短期还是长期反复使用，在胃肠道和其他系统发生的不良反应都远远小于其他 NSAID。大量临床研究表明，美诺芬致胃肠道溃疡形成的作用约分别为萘普生、双氯芬酸钠及吲哚美辛的 1/2、1/4 和 1/7。大样本临床荟萃研究表明，美诺芬的不良反应发生率显著低于其他 NSAID，包括双氯芬酸、吲哚美辛、酮洛芬、萘普生、吡诺昔康及替诺昔康。认为，美诺芬的胃肠道和其他不良反应危险在常用的 NSAID 中最低，耐受性最佳。

最近 Melero 报告了 13 种 NSAID 长期治疗的上消化道出血发生率，连续随访 4 年。结果表明，各种 NSAID 的发生率不同，但用美诺芬者发生率最低，每 1000 人中只有 1.7 例，其他药物中最高者达 25.8 例。Dooley 报告，在一项纳入 10142 例患者与双氯芬酸延释剂进行比较的研究中、一项纳入 3574 例患者与双氯芬酸、萘普生、吡罗昔康、吲哚美辛、替诺昔康或酮洛芬进行比较的荟萃研究中副作用都较轻。

美诺芬的特殊作用——促软骨再生

这是美诺芬区别于其他 NSAID 最具特征性的优点，美诺芬是唯一有促进关节软骨修复作用的 NSAID。Blot 采用中、重度骨关节炎患者的股骨中间髁进行研究，比较了美诺芬、双氯芬酸和美洛昔康对蛋白多糖、透明质酸分子的代谢影响。结果显示，双氯芬酸对蛋白多糖和透明质酸的代谢平衡不产生影响，但美诺芬以剂量依赖方式增加蛋白多糖和透明质酸的合成，并显示减少蛋白多糖和透明质酸在软骨组织块中的净丢失。该结果表明，美诺芬在治疗浓度下能对骨关节炎的蛋白多糖和透明质酸的总体代谢起有利作用。用其治疗不会妨碍关节组织的生物力学特性，并可能延缓骨关节炎的关节功能衰竭。

与其他 NSAID 比较

有效性比较

Ward 一项对美诺芬与双氯芬酸治疗骨关节炎进行比较的研究显示，无论是客观证据（评价膝关节屈曲改善程度）还是主观证据（患者对疼痛强度的评价），美诺芬都比双氯芬酸更有效；在有初始关节畸形的患者中，对于膝关节屈曲改善的所需时间，用美诺芬治疗者均好于其他药物（吡罗昔康除外）。

骨关节炎和类风湿关节炎为最常见的致残因素。65 岁人群半数以上患有关节疾病。骨关节病的发病呈年轻化趋势。随着我国老龄化社会的即将来临，肌肉骨骼疾病将日趋成为一个严峻的社会问题。大量人群将长期服用抗炎镇痛药。如何开发出疗效好、不良反应小、有良好费用效益比的治疗药物，已经成为医药科研人员的一项紧迫任务。制订我国 21 世纪防治骨与关节病的研究计划。美诺芬已成为国家"九五"医药科技计划的推荐产品，国内由中美合资西安海欣制药有限公司首家开发成功。一项纳入 142776 例患者与其他 10 种 NSAID 进行比较的研究显示，美诺芬的总耐受性和胃肠道耐受性都要优于其他药物，不良反应轻微并且可逆，主要限于胃肠道，因不良事件而停药者远远低于其他药物。

虽然美诺芬不良反应发生率和不良事件严重程度远远低于与轻于其他 NSAID，但同样要注意使用适应证和禁忌证的问题。禁忌证有胃溃疡或十二指肠溃疡、胃出血、妊娠及对 NSAID 过敏。主要不良反应包括消化不良、恶心、腹泻和腹痛，罕见的不良反应（发生率小于 0.1%）有疲倦、头痛、头晕和皮疹。

费用效益比分析

使用 NSAID 的不良反应非常普遍。处理 NSAID 造成的不良事件所需要的费用高于药物治疗本身的费用。Peris 在欧洲国家中进行了一项治疗费用的荟萃研究，选择常见关节病（骨关节炎、类风湿性关节炎和强直性脊柱炎）进行研究，对美诺芬与其他最常用 NSAID（双氯芬酸、萘普生，吡罗昔康、酮洛芬、替诺昔康和吲哚美辛）进行比较，研究指标为卫生保健总费用，包括 NSAID 治疗费用（药费和诊费）和医源性费用（治疗无效的替代治疗费用和不良事件相关的费用）。结果表明，治疗依从率达 91.6%，有效率达 85.1%，无不良事件率达 53.59%，均好于其他药物（吡罗昔康除外），虽然美诺芬的每日费用可能高于某一种其他药物，但其总费用与其他药物相近，与美诺芬相关的医源性费用显著低于其他药物。

总之，治疗骨关节病的最终目的是为患者提供有效且耐受性良好的药物，将症状减至最轻，提高生活质量。综上结果，美诺芬确实是一种起效快、疗效显密、耐受性好、不良事件率低和具有良好费用效益比的新一代治疗药物，并将在关节炎治疗中日益成为替代其他药物的备选 NSAID。

第三节　抗骨质疏松治疗在膝关节退变中的作用

骨质疏松与骨关节炎是骨科临床最常见的多发病。2007 年王坤正报告的老年人人群骨关节炎的流行病学显示：40 岁以上男女 1000 人的调查，结果骨关节炎的总患病率为 27.8%，其中双膝发病占 9.5%，60 岁以上占 38.4%，70 岁以上为 46.6%，女性膝关节骨关节炎的患病率是男性的 2.6 倍，女性绝经后膝骨关节炎总患病率成倍升高，与女性体内雌激素有关。目前存在三种观点，① OA 与 OP 正相关，OP 是 OA 的病因之一；② OA 与 OP 负相关，OP 不是 OA 的病因；③ OA 与 OP 不相关。随着研究的深入，目前越来越多观点都倾向于认为 OP 是 OA 的病因之一，由于软骨下骨发生骨质疏松、关节面塌陷导致关节软骨受力不均从而继发软骨损害和骨赘增生。因此，临床上大都主张伴发 OP 的 OA 患者在治疗 OA 的同时也应同时治疗 OP。

BMD 和骨微结构测量是评价骨质疏松最常用的指标。我们注意到在采用 BMD 作为评价指标时，大部分的研究是在 OP 患者或 OP 动物模型上观察其关节软骨的变化与 OA 患者关节软骨变化的异同。而在采用骨微结构测量作为评价指标时，很多研究却是在 OA 患者或 OA 动物模型上观察其软骨下骨的变化与 OP 患者软骨下骨变化的异同。这两种过程近似于相反的方法同时应用、互相补充，却可以为研究 OA 与 OP 之间的关系提供更为广阔的空间。

分子生物学和遗传学的发展为我们研究 OA 与 OP 的关系提供了又一个方向，而且深入基因领域或许能最终解决 OA 与 OP 之间的关系问题。

孟瑶报道了骨的微结构与骨强度关系的研究，指出骨强度能够全面地评价骨的性质，逐渐成为临床诊断的趋势。骨强度依赖于骨矿含量、骨内部结构、骨小梁和皮质骨厚度，以及构成材料内在特性等的变化。应力作用下对骨细胞微结构、胶原、羟磷灰石的性质及构成、骨小梁和骨皮质的改变对于骨强度的维持至关重要。骨密度仍是评估骨质疏松症的主要手段，但不全面，结合骨的微结构与测定受力下的变化，全面地评估骨质量，对骨折的预防及治疗有一定的价值。目前已经采用三维立体成像技术、有限元分析（FEA）骨的内部微细结构，几何学、骨密度等综合测量骨强度的分析，提高了对骨折的敏感性和特异性。决定在骨活动的骨细胞结构和行为方面的研究也取得了一定进展。

国内李海东通过对雌激素在骨关节炎及骨质疏松中的作用研究显示，在骨关节炎的发病过程中，雌激素主要通过与雌激素受体、Ⅱ型胶原、细胞因子及活性氧分子等的相互作用，影响其发生和发展。而在 OP 致病过程中，雌激素除了作用于骨组织和骨细胞中的雌激素受体、细胞因子、活性氧分子外，还可通过影响性激素结合蛋白、雌激素受体的相关受体，导致其发病。

一、雌激素 – 雌激素受体（estrogen receptors，ERs）

目前已经证实包括人在内的许多动物的关节软骨细胞和生长板软骨细胞上都存在雌激素受体 ERα、ERβ。这充分说明关节软骨是雌激素的靶组织。ERα、ERβ 基因去除后的小鼠模型证实两种受体对生殖的成熟有不同的作用，说明两种 ERs 可能具有不同的功能。它们在氨基酸序列和空间结构上的差别可能是两者功能不同的原因，但在最近的报道中发现，两种受体基因都去除的 6 个月小鼠明显增加关节软骨骨赘的形成并且外侧的软骨下骨板变薄。但在只去除任何一个受体基因的小鼠，关节软骨并无明显变化，提示两种受体可能存在一定的代偿功能。ERs 属于类固醇受体家族，被配体激活后，可作为转录因子起作用。雌激素与 ERs 结合后，形成的配体 – 受体复合物能和目的基因启动子中的雌激素反应元件（estrogen response element，ERE）结合从而激活或抑制转录基因。Tu 等研究发现 ERα 能通过 AP–1 位点，显著增强基质金属蛋

白酶 -13 启动子的活性，这种增强活性能被雌激素所抑制，并呈剂量反应关系。这一发现提示当雌激素水平下降时，将解除对 ERα 这一抑制作用，导致基质金属蛋白酶 -13 表达增强，关节细胞外基质降解加速，最终引起 OA 的发生。

有学者认为 ERα 基因多态性与膝关节放射学骨关节炎有关，尤其是与骨赘关系密切。也有学者认为在正常和骨关节炎软骨中两种受体的基因表达水平没有显著差异，但第八外显子 G/A Rtgl 多态性的等位基因频率（594 位密码）有显著差异，考虑 ERα 基因变异可能与骨关节炎有关。相关的 ERα 基因多态性研究也显示遗传因素可能影响软骨对雌激素的敏感性，PpXx 表型和全身性骨关节炎密切相关。

综上所述，OA 与 OP 是绝经后妇女两种常见疾病。雌激素缺乏既是 OA 发病的关键因素，又是 OP 重要的致病因素，同样是雌激素的缺乏，却发展为两种截然不同的疾病。推测雌激素在 OA 及 OP 的发病过程中可能起着某种关联作用。雌激素受体、细胞因子及 ROS 是两者致病过程中雌激素作用的交叉点，随着对这些方面的深入研究，不仅能明确 OA 与 OP 两种疾病之间的关联作用，而且能更好指导其治疗。这在临床治疗中、重度膝 OA 的过程中，对骨质疏松同时治疗的新思路提供了可靠的循证依据。

二、抗骨质疏松治疗的原则

1. 减少骨吸收

雌激素及选择性雌激素受体调节剂（SERM）：绝经前后妇女卵巢功能减退，内分泌失调，最终导致雌激素分泌不足，这是造成骨质疏松及心理和器官功能失调的重要原因。激素替代疗法（HRT）曾是缓解病症的首选方法，既可以抑制骨转换，又可以减少破骨细胞数量和抑制其活性。雌激素可促进降钙素分泌，抑制骨吸收；增强肝 25-（OH）D3 和肾 1α-（OH）D3 活性，提高 1.25-（OH）2D3 水平，促进肠钙吸收；降低甲状旁腺激素（PTH）对血钙的反应，抑制 PTH 分泌，减少骨吸收。雌激素还可降低 PGE2，抑制 IL-1、IL-6 和 TNF 的释放。

2. 降钙素（caicitonin，CT）

在哺乳动物由甲状腺滤泡旁 C 细胞分泌，是由 32 个氨基酸构成的多肽：目前能够人工合成的有 4 种，即鲑鱼降钙素（sCT）、鳗鱼降钙素（eCT）、人降钙素（bCT）和猪降钙素（pCT），前两种更为常用：CT 注射剂和鼻喷剂是迄今与阿仑膦酸钠、利塞膦酸钠和 Rlx 被美国 FDA 批准的四种抗骨吸收治疗骨质疏松症药物。

CT 的生理作用可归纳为：（1）高钙血症时，CT 分泌增加，抑制骨钙释放入血液和细胞外液，但血钙仍继续进入骨内，导致血钙降低。（2）直接与其在破骨细胞的受体结合，刺激产生 cAMP，再激活蛋白激酶。短期内抑制破骨细胞活性，长期则抑制破骨细胞增殖，减少其数量，从而抑制骨吸收，降低骨转换。（3）抑制肾脏近曲小管对钙、磷的重吸收，使尿钙、磷排泄增加，血钙磷降低，同时增加钠、镁和氧的排泄。（4）止痛。CT 作用于破骨细胞皱褶缘，增加破骨细胞的膜电位而使其孤立，抑制其活性，减少其数目。sCT（密盖息，miacalcic）已被广泛应用于以骨吸收增加及骨量丢失为特点的原发及继发性骨质疏松症。sCT 能防止骨丢失和增加 BMD：肌内注射 sCT 每日或隔日50IU 或 100IU，或给予鼻喷剂（sCNS）200IU/d，可明显减轻疼痛、改善活动及功能，提高健康相关生命质量（HRQOL）；但长期使用 CT 可出现药物反抗称为"逃逸现象"，少数患者可出现面部或躯体皮肤潮红及恶心、呕吐等胃肠道不适反应。鼻喷剂较注射剂不良反应减少。

在过去 10 年中，SERM（雌激素受体调节剂）得到发展。这类化合物通过与雌激素受体结合，在一些组织表现为激动剂，而在另一些组织表现为拮抗剂。SERM 能防治脊椎骨折，增加脊椎和髋部 BMD，SERM 可明显降低心血管病或乳腺癌的发生率，但可增加静脉血栓的形成。常用的 SERM 有三苯乙烯类的他莫昔芬（tamoxifen，Tam）和苯并噻吩类的雷洛昔芬（raloxifene，Rlx）等，Rlx 不仅能预防早期绝经后骨丢失，也能减少老年绝经后骨丢失，也能减少老年绝经后妇女的脊椎骨折。根据 MORE（multiple outcome raloxifene evaluation）试验，受试者来自 25 个国家 7705 名绝经后妇女（BMD 减少 2.5SD，有或无脊椎骨折）给予 Rlx60mg/d 或 120mg/d 治疗 3 年，均能减慢骨转换，保持 BMD，降低 35% ~ 50% 脊椎压缩骨折的发生率，其疗效至第 4 年仍能保持，给予 120mg/d 者更明显。但髋部骨折发生率与安慰剂组无明显区别，其 BMD 增加值亦不如二膦酸盐（BP）明显。Rlx 对脂代谢也有良好作用，能降低总胆固醇和低密度脂蛋白胆固醇水平，Rlx 还能显著降低冠心病妇女心血管病的发生率，对子宫内膜无刺激作用。4 年临床研究显示，Rlx 与安慰剂相比可使新发的侵袭性乳腺癌风险下降 72%。

每日注射一次 CT 可抑制骨转换 24 小时，其对 BMD 或骨吸收生化指标变化不如二膦酸钠明显。但骨折危险率及 95% 可信区间并无区别，在应用抗骨吸收制剂时，只要 BMD 不下降，其对防止骨折就有效。尽管骨矿含量与骨强度一般呈线形相关，对骨折发生有较大影响，但并非均如此：骨微结构明显改善者其 BMD 并不一定增加或增加不大，说明 BMD 增加对骨折危险性降低并不绝对重要，所以在评估抗骨吸收制剂时，应同时考虑骨量与骨质量，有时需要更多考虑骨质量状况。

CT 已长期应用于临床，能降低 BMD，有高度安全性，能明显增加骨生物力学性能。给药更方便，特别适合老年 BMD 已低下而 BP 又难以耐受者。

3. 二膦酸盐

二膦酸盐(bisphosphoales, BP)是将焦膦酸盐结构中的 P-O-P 基团用 P-C-P 基团取代，以改变理化性质，增加其对消化酶的稳定性。BP 对破骨细胞的作用可归纳为：（1）抑制破骨细胞前体细胞的分化、募集和破骨细胞形成；（2）BP 受破骨细胞吞噬后可致破骨细胞凋亡；（3）附着于骨表面，影响破骨细胞活性；（4）干扰破骨细胞从基质接收骨吸收信号：BP 并非直接作用于破骨细胞，而是通过成骨细胞介导抑制破骨细胞活性从而抑制骨吸收。

绝经后妇女经 BP（二膦酸盐）治疗后，骨单位的激活频率明显下降，大大减少了骨重建空间，进而使骨量增加，治疗后约 2 年，原有的骨重建空间因成骨作用而完全被填满，骨量的增加也随之减慢甚至停止。

BP 自第一代羟乙基膦酸盐问世以来，已相继推出多种 BP 化合物，P-C-P 基团是产生药物活性的基本条件，其作用强度取决于 C 原子上侧链的类型，如 R1 和 R2 由 C1 取代，可获得氯屈膦酸盐，其抗骨吸收强度是羟乙基膦酸盐的 10 倍；如 R1 由含氮的侧链取代，作用强度更大，帕米膦酸盐和阿仑膦酸盐的作用强度分别比羟乙基膦酸盐大 100 倍和 1000 倍；如甲基上 1 个 H 原子被吡啶取代为利塞膦酸盐，强度为羟乙基膦酸盐的 5000 倍，如铡链的 N 原子上的 2 个 H 原子分别被甲基和戊基取代，则为依班膦酸盐，强度可为羟乙基膦酸盐的 10000 倍；后两代 BP 在促进类骨质矿化减少胃肠副作用上不断有所提高。

BP（二膦酸盐）已应用于临床多年，极为安全，无明显毒性，但可引起一些副作用，如胃肠道炎症、肌肉疼痛、体温升高、头痛及虹膜炎等。由于此药能特异性结合于活化骨重建部位，所以不会引起肝、肾、心、肺及中枢神经系统异常。

1. 阿仑膦酸盐

阿仑膦酸盐是最常用的强有力的骨吸收抑制剂，可促进钙平衡和增加骨矿含量。抗骨吸收治疗的目的在于减少每个周期的骨吸收量，其增加的 BMD

能大大减少骨折风险，对临床超过 17000 例经 7 年观察的病例进行循证医学分析，阿仑膦酸盐能增加骨量，降低骨质疏松性骨折风险。迄今阿仑膦酸盐临床已有 300 万以上患者应用。2000 年，Black 等报告 2027 例至少有 1 个或 1 个以上椎体发生骨折的妇女用阿仑膦酸盐治疗 3 年，前 2 年给予 5mg/d，后 1 年给予 10mg/d，与安慰剂组相比，新的椎体骨折发生率减少 47%，2 个和 2 个以上椎体骨折发生率减少 90%，有症状的椎体骨折减少 55%，髋部骨折减少 51%，有症状的骨折总数降低 28%，阿仑膦酸盐治疗还可减少多骨折发生率，所有骨折发生率降低 48%，症状性椎体骨折发生率降低 87%，健康护理减少 25%，妇女总体医疗费用 1 年下降 172 美元 / 人。

阿仑膦酸盐一般应清晨空腹口服，维持直立位至少半小时，此期间如饮用牛奶、咖啡或服用其他药物，均会影响药效，服用阿仑膦酸盐会产生食管及胃肠道症状。但按标准方法给药（10mg/d），大部分患者能耐受。应用氨一二膦酸盐虽可见上消化道症状，但发生率很低，真正发生严重食管并发症者不到 1/10000。在单一骨重建单位，骨吸收约持续 2 周。由于阿仑膦酸盐在骨表面的半衰期为数周，所以每周给药 1 次与每日给药对抑制骨吸收的效果相同，即取得的骨量及强度相同。2000 年 Bone 等对一组 1200 例脊柱和髋部 BMD 低和（或）脊柱或髋部有骨质疏松性骨折患者给予阿仑膦酸盐 70mg 每周 1 次或 35mg 每周 2 次；另一组 700 例，BMD 正常，既往无骨质疏松性骨折史，每周给予 35mg 作为预防措施，两组均为 RCTs 试验。结果显示，每周给药 1 次可持续抑制骨吸收，药物在骨表面排出时间超过单一重建部位吸收期的平均时间，故阿仑膦酸盐停药后，其疗效仍能维持较长时间。

2. 利塞膦酸盐（risedronate）

利塞膦酸盐为新型氨一二膦酸盐。当其黏附于活性骨吸收区钙、磷表面时，同时被破骨细胞和骨细胞吸收，在细胞内改变甲羟戊酸途径。这些生化改变不仅可降低破骨细胞胞质功能、细胞骨架重组、细胞膜皱襞及小泡样交通，同时还可减少破骨细胞寿命。氨一二膦酸盐改变骨吸收通过两种机制：一是从理化上受破骨细胞酶影响，骨吸收稳定于 pH 值降低的钙、磷吸收表面；二是改变破骨细胞功能及寿命；利塞膦酸盐能降低骨转换，包括激活频率及重建部位的骨吸收，应用利塞膦酸盐治疗者骨组织正常，无任何矿化或骨髓异常，骨结构包括骨皮质厚度及间隙均保留；黏附于钙、磷表面而未被破骨细胞或骨细胞摄取的 BP 埋于骨的深处，最终经特殊重建再矿化，这正是 BP 在骨半衰期长的原因。

利塞膦酸盐及其他抗骨吸收制剂既可减少骨折风险，又可改变 BMD，前者在评估药物疗效上尤为重要。2001 年，Eastell 报告北美及多种应用利塞膦酸盐（5mg/d）大样本疗效观察，1 年后椎体骨折发生率分别下降 65% 及 61%；另一些报告显示髋部骨折发生率减少 60%。

应用抗骨吸收制剂出现的问题：2002 年，Cummings 等总结 12 篇应用抗骨吸收药物治疗骨质疏松症的报告来分析脊椎 BMD 与骨折发生相对危险性的关系。结果发现脊椎 BMD 每增加 1%，脊椎骨折相对危险性减少 0.03，原先估计经过治疗后骨折危险率减少 20%，而实际上减少 45%，这说明脊椎 BMD 的改善有助于脊椎骨折的减少。

长期应用 BP 安全性较好：服用阿仑膦酸盐 3 年骨活检显示骨矿化、骨组织学、激活频率、骨吸收及新骨形成均正常，但骨转换降低 88% ~ 95%；服用阿仑膦酸盐 10mg/d 或更大剂量者，临床骨活检无微损害聚集，也无骨软化或其他异常，骨体积仍保持，服用 BP 是否需长期连续或间断给予尚无明确意见。文献上曾报告，应用羟乙基膦酸盐 3 年停止后 1 年 BMD 即下降，也有报告连用羟乙基膦酸盐 5 年，BMD 可维持 2 年，应用阿仑膦酸盐时间越长剂量越大，随访 1 ~ 2 年，BMD 不会降低，骨吸收生化指标也不会升高，连用 8 年阿仑膦酸盐显示，激活频率能维持下降 80%，但不能过度抑制骨转换。长期应用羟乙基膦酸盐停止后虽可能发生 BMD 下降，但再度给予，BMD 会再度升高；总之，根据 BMD 及生化检测，口服 BP 可以采用服用 – 停止 – 服用方式。

根据服用阿仑膦酸盐或利塞膦酸盐长达 10 年的试验，两者均有长期疗效及安全性，停药后 3 ~ 4 年仍能控制骨折发生危险，BMD 及生化指标均有改善，骨折发生率亦保持低水平，但究竟能维持多长时间尚难确定：多数认为对高危患者至少应服药 7 年。一组应用 BP 治疗 2 年的报告显示，BMD 增加 11.5%，而安慰剂组仅增加 6.1%。有报告妇女闭经 5 年内，给予利塞膦酸盐 5mg/d2 年，能保持 BMD 水平，而安慰剂组脊椎与髋部 BMD 均明显下降。利塞膦酸盐停药后 1 年，BMD 丢失量与安慰剂组相似，3 年后，两者股骨 BMD 分别低于基线 0.5% 及 2.9%；而脊椎 BMD 分别低于基线 23% 及 5.6%。停药后，血清总碱性磷酸酶及尿脱氧吡啶啉 /Cr 恢复至基线。抗骨吸收制剂早期降低骨折危险性的作用机制仍不十分清楚，一些资料表明与用药早期对骨骼结构的稳定有关。

三、促进骨形成药物

骨形成贯穿于人体整个生命过程。在骨重建中需要骨不断进行更新：骨组织细胞首先分化为前体成骨细胞，然后再转化为成熟的成骨细胞。与此同时，骨基质蛋白包括 I 型胶原或其他非胶原蛋白不断产生和表达，最终基质矿化。人类骨骼解剖结构单位为骨多细胞单位（BMUs），总数达 400 万，其中约 30% 处于不同骨代谢活性时相，其余 70% 处于骨重建周期的静止期，影响骨重建周期的制剂必然会更早在松质骨得到反映。所谓重建空间指某一时间在某部位代谢活跃的 BMUs 的量。在任何个别 BMU，骨吸收且伴以骨形成，即所谓偶联，但这种偶联时间框架并非完全准确配合，骨吸收持续 1 个月，而骨形成则需要 3 个月，抑制骨吸收制剂并不改变骨形成，骨形成可在无吸收偶联下继续进行，一般认为，由于骨吸收减少，同一时间骨形成也将减少，骨吸收与骨形成将恢复平衡。一个短暂时间内，在重建瞬间增加矿盐含量决定于活跃的骨重建单位（BRUs）量及成骨细胞对破骨细胞活性降低作出反应的生物学能力。

骨质疏松症的治疗在于选择有利于抑制骨吸收和刺激骨形成药物：采用抗骨吸收制剂，经过一个阶段引起拆偶联而降低骨形成，新的治疗观点需要单独或同时采用刺激骨形成制剂，目的在于矫正被破骨细胞吸收遗留的侵蚀面，同时恢复小梁骨的厚度和矿盐密度，另外，这种制剂还应能修复缺损的小梁间连接，以恢复其微构筑。只有将所有矫正作用联合在一起，才能使骨小梁网络恢复其正常力学性能。

从发现 TNF/TNFR 及其相关 OPG/RANKURANK 系统以来，其对破骨细胞分化与活化的作用可用作开发骨代谢病的治疗途径。

（一）甲状旁腺激素（PTH）1 ~ 34 片段

PTH 是调节钙、磷代谢及骨转换的重要肽类激素之一，能精确调节骨的合成及分解代谢过程。PTH 片段目前已成为重要的骨形成促进剂，PTH 与受体结合后，通过活化 cAMP 依赖的蛋白激酶 A 及钙离子依赖的蛋白激酶 C 信号传导途径发挥生物作用，PTH 可使血清磷降低，间接影响骨的生长。大剂量 PTH 可同时刺激和抑制骨胶原的合成，促进骨吸收，抑制骨形成；小剂量特别是 PTH 1 ~ 34 片段可刺激骨胶原合成而促进骨形成，对骨质疏松患者短期应用 hPTH 1 ~ 34 可使骨重增加。2001 年，Lindsay 等对绝经后骨质疏松妇女应用 rPTH 1 ~ 34 5 μg/d 18 个月后，新脊椎骨折发生率减少；1999 年，Fujta

等对来自 71 个研究中心 45 ～ 95 岁均有椎体骨折的 220 例骨质疏松妇女每周分别皮下注射 hPTH 1 ～ 34 50、100 及 200 10，12 个月后，腰椎 BMD 分别增加 0.6%、3.6% 和 8.1%。

由 PTH 诱导的骨强度增加通过大样本 RCTs 已得到证实：Neer 对来自 17 个国家 99 个研究中心平均年龄 70 岁的 1637 例绝经 5 年以上同时有椎体骨折的骨质疏松妇女皮下注射 hPTH 1 ～ 34 20 μg/d 或 40 μg/d，连同安慰剂组共 3 组均同时服用元素钙 1000 mg/d 和维生素 D400 ～ 1200IU/d 约 21 个月，结果脊柱和股骨 aBMD 分别增加 9.7%±7.4%、13.7%±9.7% 和 1.1%±5.5%，用药组与安慰剂组比较 P < 0.001；全髋 BMD 分别为 2.6%±4.9%、3.69±5.5% 及 −1.0%±4.3%，用药组与安慰剂组比较 P < 0.001；桡骨远端 BMD 分别为 −1.6%±4.3%、−0.1%±7.2% 及 −1.5%±8.4%，用药组与安慰剂组比较无统计学意义。说明 hPTH1 ～ 34 可使腰椎及髋部 BMD 增加，但以皮质骨为主的桡骨远端 BMD 无显著改变。脊柱及非脊柱骨折发生率分别减少 65% 和 40%，给予 20mg/d 或 40mg/d 者，血钙分别上升 3% 或 11%，hPTH1 ～ 34 并不增加高钙尿和尿结石的发生率。

hPTH1 ～ 34 可使 BMD 增加，再骨折的发生率减少，不良反应如头痛、头晕或恶心很少发生，患者依从性好。一组小样本观察应用 40mg/d PTH 较阿仑膦酸盐更能降低椎体骨折的发生率。另一组临床试验显示，在应用 PTH 18 个月后，椎体骨折发生率减少 65%，抗骨吸收制剂在 12 个月时骨折发生率减少 60%，两组相比差异无统计学意义；同一时间，应用 PTH 非椎体骨折发生率减少 50% ～ 60%，而抗骨吸收制剂减少 30% ～ 40%。

骨形成制剂与骨吸收抑制剂可联合应用。对绝经后骨质疏松妇女联合应用 hPTH1 ～ 34 及 HRT，使腰椎和股骨颈的骨量都恢复到骨量减少水平之上。三维 CT 显示，这种联合治疗并不破坏股骨近端的皮质骨，髂嵴活检显示小梁骨构筑明显改善，伴连接率增加。如同时每天给予 hPTH1 ～ 34 80μg/kg 及 Rlx 3μg/kg，3 个月后可明显增加腰椎、股骨及胫骨 BMD，当 PTH1 ～ 34 减量后，RIx 仍可维持骨量。间断给予 PTH 对骨形成刺激效果并不受雌激素抗吸收活性所抑制。应用阿仑膦酸盐并不阻滞 PTH 的合成反应。临床试验显示 PTH 增加骨量的效果也不因中止使用雌激素或阿仑膦酸盐等抗骨吸收制剂而受到影响。

PTH 受体位于成骨细胞，持续应用 PTH 可使成骨细胞合成 RANKL 和 OPG 受抑制，RANKLOPG 比例上调，因而可促进破骨细胞分化成熟和骨吸收；

间断应用 PTH 并不会影响成骨细胞对 RANKL/OPG 比例，不促进破骨细胞分化成熟和骨吸收，能刺激 1GF-1、TCF-β 和 I 型胶原合成。最近报告 PTH 能防止成熟成骨细胞凋亡而延长其寿命。与持续给予 PTH 相反，间断给予既不增加 RANKL，也不减少 OPG，因此并不影响细胞因子的产生和加强破骨细胞骨吸收。

对 PTH 的给予方法还需要改进，通过间断经皮离子渗入或口服形式可能更为实用，应用钙受体拮抗剂能否促使内源性 PTH 释放还只是设想。新型开发的 PTH 类似物有 SDZPTS 893（一种骨形成促进剂），化学稳定性更好，对骨的同化作用较 hPTH1 ～ 34 强 2 ～ 5 倍，对皮质骨的骨膜和骨内膜尤强。给去势鼠间断注射 SDZPTS 893，能增加腰椎、股骨颈和股骨干的 BMD 或骨强度。停止使用则 BMD 和骨强度特别是皮质骨的骨内膜下降。PTH 间断注射产生的骨形成作用与连续灌注产生的骨吸收作用与激活细胞内不同信号传导途径有关。PTH1 ～ 7 的残基主要激活 CAMP/PKA 通路，而 PTH28 ～ 34 残基主要激话 PKA 通路。ostabolin（PTH 1 ～ 34NH2）是腺苷酸环化酶选择性 PTH 促效剂，对去势鼠皮质骨和松质骨的生长具强烈促进作用，选择性激括 cAMP/PKA 信号通路。

初步试验显示间断进行 PTH 治疗与每日用药具有相同疗效，一旦停止 PTH 治疗，骨丢失将重新出现。到目前为止，大样本应用 hPTH 治疗患者资料尚未发现骨肿瘤增加风险。hPTH 新型制剂 teriparatide 已于 2001 年被 FDA 批准用于绝经后妇女和男性骨质疏松治疗。hPTH 虽有广阔应用前景，但其作用机制，合理有效给药时间、剂量、剂型及药物对皮质骨生物力学影响等方面，特别对老年患者的最小有效剂量、长期应用的安全性、骨组织对 PTH 的抵抗、与其他药物联合应用、连续注射和周期注射效果的比较对内源性 PTH 分泌的影响等仍有待继续深入研究。

（二）他汀类药物

通过两种机制刺激骨形成。一是抑制羟甲基戊二酰辅酶 A 还原酶（HMG-CoA 还原酶），降低甲羟戊酸的产生。甲羟戊酸是代谢产物，对骨吸收及骨形成均是重要途径，可抑制 BMP-2 基因的启动因子。二是甲羟戊酸并不依赖胆固醇生物合成途径，自身具有细胞效应。羟甲基戊二酰辅酶 A 在临床上广泛应用于降低血胆固醇及低密度脂蛋白，以预防动脉粥样硬化及心血管病变。他汀类药物对 BMP-2 mRNA 及蛋白的刺激作用与其对胆固醇合成途径 HMG-CoA 酶的抑制活性有关。ssimvastatin 可抑制骨髓基质干细胞的脂肪细胞分化，而向成骨细胞分化。骨髓基质细胞是一种多能干细胞，不仅可以分化为成骨细胞，也可分化为成软骨细胞、脂肪细胞及生肌细胞等。骨质疏松中，髓腔内脂肪细胞增多，成骨细胞减少，如何抑制骨髓基质干细胞向脂肪细胞分化、促进成骨细胞分化为骨质疏松的治疗提供新方向。在老年性骨质疏松中，髓腔内脂肪细胞的体积和数目随年龄增长而呈直线增加，并伴有骨丢失。

Mundy 等依据药物是否激活成骨细胞 BMP-2 基因的启动因子活性，筛选 3 万种化合物，发现他汀类药物能促进体外大鼠骨组织生长，切除卵巢大鼠每天口服 simyas-tatin 5 ～ 10mg/kg 35d 后，BMD 增加。体外骨组织培养发现 simvastatin 等能提高 BMP-2 转录与蛋白水平的表达。2001 年，Maeda 等发现体外培养的成骨细胞只需接触 simvastatin 24 小时，就足以提高 BMP-2 的表达，后者能激活它的受体，传递有基因激活功能的信息转录子 Smad 第二信使进入细胞核，Smad 的目的基因是负责成骨细胞分化的基因 Cbfal，其产物的表达进一步促进成骨细胞的分化成熟。Edwards 等调查了 1008 例服用他汀类药物的绝经妇女，结果腰椎与髋骨 BMD 明显升高，骨折发生率降低。Meier 等调查 28340 名服用降脂类药物的患者，经过校正服用雌激素及吸烟等因素后，骨折危险率明显下降。尽管不少报告说明他汀类药物对治疗骨质疏松症有良好疗效。

他汀类药物是通过抑制胆固醇合成反应，降低甲羟戊酸的产生，抑制 HMGCoA 还原酶，以刺激骨形成；而 BP 主要通过阻止牦牛儿焦磷酸和法呢酯焦磷酸的合成，抑制谷氨酰转肽酶的活性，导致破骨细胞死亡，以抑制骨吸收。

他汀类药物首先在肝脏进行代谢，因此在活体上只有很少量进入骨细胞。其有效用药剂量是动物的 10 ～ 20 倍，可能带来肝脏、肌肉组织的严重不良反应。他汀类药物能在成骨细胞分化过程中加强产生 BMP-2，进一步促使成骨细胞分化。他汀类药物虽能促进成骨细胞分化，增高强有力的活性调节因子，也能提高骨量和降低骨转换，但尚无降低骨折率尤其是髋部骨折率的报道。临床多个病例对照研究表明，服用降脂制剂可降低骨折发生率。

（三）雷尼酸锶（Strontium ranelate，SR）

锶为微量元素，与钙在化学性能上密切相关。锶在骨显示的药理活性浓度高于正常细胞生理所需要的量。SR 由两个稳定非放射活性锶原子和有机雷尼酸构成。离体实验显示锶能调节骨细胞的募集和功能，刺激骨形成和抑制骨吸收。锶调节的细胞机制一种看法认为与骨细胞分化有关，另一种看法认为锶是通过骨细胞表达的阳离子敏感受体面激活信号途径，还有人认为锶能影响骨细胞的凋亡。

临床前期研究显示，SR 可增加绝经后妇女腰椎 aBMD。大量 RCTs 显示，给予 2g/d 能降低绝经后妇女骨质疏松脊椎骨折发生率。对 160 名早期绝经后骨质疏松妇女分别给予 SR125mg/d、500mg/d 或 1g/d，进行为期 2 年 RCTs 前瞻性研究，发现接受 1g/d 者，腰椎 BMD 经过校正较对照组明显不同，分别为 +1.41% 和 –0.98%，全髋及股骨颈 BMD 分别为 3.2% 和 2.5%。SR 不引起明显副作用。

临床二期 STRATOS 小组研究显示，353 例绝经后骨质疏松白人妇女口服 2g/d 为增加腰椎 BMD 最佳剂量，首次发现能同时增加骨形成及减少骨吸收。2 年后，脊椎 BMD 增加新脊椎骨骨折发生率减少。SR 用药安全，治疗 3 ~ 6 个月后，NTx 明显降低。2 年后新脊椎骨折发生率下降 4%，骨组织形态计量学未发现任何矿化缺陷，碱性磷酸酶增加。SR 也能预防绝经后非骨质疏松妇女骨质疏松症的发生。

临床三期试验已经进行，包括 12 个国家 72 个中心 RCTs，观察绝经后严重骨质疏松的妇女使用 2g/d 共 3 年防治脊椎骨折的有效性及安全性的情况，患者每日同时给予钙及维生素 D。SOTI 小组研究主要针对脊椎骨折干预试验（FTT），研究其抗骨折能力。受试者为 1649 名绝经后妇女，平均年龄 69.7 ± 7.3 岁，腰椎 BMD T 值为 –3.6+1.3SD，87.5% 至少有一个脊椎骨折。

经过 3 年治疗，第 1 年脊椎骨折发生率下降 49%，第 3 年下降 41%。雷尼酸锶是首个上市的能同时抑制骨重吸收和促进骨形成的药物，在人体内外有极好的生物活性以及良好的生物利用度和耐受性。2004 年由法国施维雅（Seiviev 公司）研发，在英国、日本广泛应用于抗 OP 的治疗，在某种程度代替了雌激素疗法，减轻了绝经后妇女患乳腺癌的风险。

锶是 1790 年在苏格兰一个村庄附近的矿山上被发现的，并于 1808 年被成功分离。锶是存在于土壤中的碱性金属元素。日常生活中，我们每天从食物或水中摄入 2 ~ 4mg 的锶。人体中含有非常微量的锶，约占人体体重的 0.00044%（相当于体内钙的 0.035%），但是这两种金属元素在人体内对骨均具有很强的亲和力。骨是锶主要的靶器官，人体摄入的锶几乎全部沉积于骨中，特别是新形成的骨。其主要是与骨中的羟基磷灰石结合而沉积在结晶体的表面，并主要经过肾脏排出，目前尚无锶缺乏或锶过量导致严重疾病的报道。

雷尼酸锶首先在法国被合成。它由两个稳定的锶原子和一个有机结构组成，这一特殊的分子对促进骨的形成吸收和骨形成表现出相反的作用，即促进骨的形成并抑制骨的吸收，从而有利于骨质的形成。

雷尼酸锶能刺激骨细胞的复制和成骨细胞胶原非胶原蛋白的合成，表明雷尼酸锶是一种骨形成剂。雷尼酸锶通过直接和基质介导抑制破骨细胞的活性与破骨细胞的分化显著影响骨的重吸收，表明雷尼酸锶是一种抗骨吸收药物。

雷尼酸锶人体药代动力学试验表明，口服 2g 剂量，锶的绝对生物利用度为 27%，雷尼酸为 2.5%。其胃肠道吸收表现出两个机理，低剂量（少于 1g）时的主动吸收和高剂量时未饱和的被动吸收。与钙合用或进食时服用锶的生物利用度将下降。因此，雷尼酸锶每日服用 1 次，就寝时服用，且不宜与钙和食物同服。

每日服用雷尼酸锶 0.5 ~ 4g，连续 25 天。15 天后锶和雷尼酸达到稳态血药浓度，蓄积率分别为 $92 \pm 3.9\%$ 和（5.1 ± 3.4）%；服用 2g 剂量，每日两次，25d 后，锶的 Cmin 和 Cmin 值分别为（20 ± 2.3）mg/L 和（16.2 ± 3）mgL；雷尼酸的 Cmin 和 Cmin 值分别为（0.79 ± 0.36）mg/L 和（0.65 ± 0.42）mg/L。肾清除率为锶总清除率（12ml/min）的 57%，雷尼酸总清除率（78ml/min）的 80%。绝经后妇女长期服用雷尼酸锶，在 3 ~ 24 月内达到稳定的锶血药浓度和骨中锶钙比值，锶和雷尼酸的 t1/2 分别为（6.3 ± 2.7）和（3.3 ± 2.3）d。

（四）狄诺塞麦

狄诺塞麦是一种人单克隆抗体，是破骨细胞性骨吸收的一种关键介质——NF-kB 配体（RANKL）的受体 RANK 的激活剂，对 RANK 具有高亲和力和特异性，能通过减少 RANKL 与 RANK 的结合而使破骨细胞的分化、活动和存活减少，最终呈现骨吸收抑制作用。有研究比较了狄诺塞麦与阿仑磷酸钠治疗骨质疏松症的疗效，结果发现狄诺塞麦组的腰椎骨密度增加 6.7%，阿仑膦酸钠组增加 4.6%；狄诺塞麦组的全髋骨密度增加 3.6%，阿仑膦酸钠组增加 2.1%。在另一项大型研究中，1189 例绝经后妇女经随机接受狄诺塞麦每 6 个月用药 1 次 60mg 或阿仑膦酸钠每周 1 次 70mg 治疗 12 个月，结果显示狄诺塞麦组的骨密度增加值显著高于阿仑膦酸钠组，两药的安全性则相似。与每周 1 次口服阿仑膦酸钠相比，每 6 个月 1 次皮下注射狄诺塞麦患者的依从性更高。

一项大型临床试验将 7868 例女性骨质疏松症患者分为两组：狄诺塞麦 60mg 组和安慰剂组，均每 6 个月皮下注射给药 1 次共持续 36 个月。结果发现，狄诺塞麦组的脊柱骨折危险减少 68%、髋部骨折危险减少 40%、非脊柱骨折危险减少 20%。狄诺塞麦的不良反应与安慰剂组相似，显示出良好的安全性。在这项大型研究中，患者的癌症、感染、心血管疾病、骨折延迟愈合或低钙血症的危险都没有增加。狄诺塞麦已在欧美获准治疗骨质疏松症。

随着对骨质疏松症发病机制的深入了解，将会有更多新的骨质疏松症治疗药物用于临床，骨质疏松症的治疗效果将会得到进一步提高。

Prolia 是第一个和唯一的 FDA 批准的 RANK 配体抑制剂，是一种对健康保健人员每6个月皮下注射 60mg，但每天需服 Ca1000mg 和 ViD400IU。Amgen 公司的委员会主席主要执行官员 KevinSharer 说"FDA 批准 Prolia 是一个科学的旅程，超过15年以前和 Amgen 公司开始发现调解骨代谢重要通路的成果""Prolia 是这项发现的结果并且为处在高危骨折状态的骨质疏松症绝经后妇女提供重要新药。Amgen 为医生和患者制造这种新治疗选择而骄傲"。

该药的主要研究者，美国科罗拉多州骨科中心主任、医学博士麦勒（Miller）称："我们的结果表明狄诺塞麦与唑来磷酸相比提供了明显更大的骨密度增加。"

（五）注射用重组人甲状旁腺激素（1–34）

注射用重组人甲状旁腺激素（1–34）即 rhPTH（1–34），又称赛迪松（商品名）。内源性的84个氨基酸的甲状旁腺激素（PTH）是肾脏和骨骼中钙、磷代谢的主要调节剂。PTH 的生理作用包括骨代谢的调控，肾小管对钙、磷的重吸收以及肠钙的吸收。PTH 和 PTH（1–34）的生物活性通过与特异性高亲和力的细胞表面受体相结合来发挥作用。PTH（1–34）和 PTH 与这些受体的结合有相同的亲和力，对骨骼和肾脏有相同的生理作用。PTH（1–34）对骨骼的影响取决于全身的药物剂量。每天一次给药 PTH（1–34），由于对成骨细胞的刺激活性高于破骨细胞，可以刺激骨小梁和皮层骨表面新骨的形成。对猴子的研究表明，通过刺激网状骨和皮层骨中新骨的形成，PTH（1–34）可以改善骨小梁的显微结构，提高骨量和骨强度。在人体中，PTH（1–34）对合成代谢的影响表现为：增加骨量，增加骨形成和重吸收的标记物，增大骨强度。

通过重组 DMA 技术改造的大肠杆菌生产，以无菌冻干粉针剂形式提供。以1毫升无菌注射用水溶解后，每毫升注射液含有200国际单位重组人甲状旁腺激素（1–34）、20毫克甘露醇的 pH7.0 的磷酸缓冲液。每天一次，每次200国际单位，用药时间不超过2年。

氟制剂：氟为亲骨元素，可以替代羟磷灰石（HAP）中的 OH^- 面形成氟磷灰石晶体，较 HAP 更能抵抗骨吸收。氟化物能抑制成骨细胞特异性磷酸 – 酪氨酸蛋白酶的合成，而使成骨细胞内的磷酸 – 酪氨酸蛋白增加，促进成骨细胞有丝分裂。

（六）氟化物能促进微骨折愈合，形成新骨小梁，强化骨结构，疗效呈一定剂量依赖关系。氟化物还能刺激成骨细胞分泌骨钙素，使更多羟基磷灰石晶体与其结合并沉积于骨基质。F 与 OH⁻ 半径及电荷均相同，HAP 易置换为氟磷灰石，使更多的磷灰石沉积于骨基质。氟磷灰石与骨钙素结合后能加强骨矿化，对抗骨吸收，这正是氟化物治疗骨质疏松机制之一。氟磷灰石晶的体积是 HAP 的 2～9 倍，可使骨组织变得更硬。氟制剂一方面可促进骨形成，另一方面过多的氟蓄积又可导致过量骨钙素产生，改变晶体的体积从而使骨矿化不良。

对骨质疏松患者给予氟化钠（NaF），新形成的类骨质缺乏矿盐沉积而致骨软化，容易断裂。NaF 还可引起继发性甲状旁腺功能亢进，增加骨吸收，必须同时给予钙剂及维生素 D。NaF 适宜剂量为 50mg/d，不致引起氟中毒。氟化物治疗过程中可出现胃肠刺激症状，患者有厌食、恶心、呕吐反应，还有的出现下肢关节周围疼痛或不完全性应力骨折。改用缓释剂型，同时伴用磷酸钙或换用一氟膦酸盐可减轻副作用的发生。但尚不能证明 NaF 缓释剂或一氟膦酸盐对抗骨折更有效。

应用氟化物治疗骨质疏松仍存在争议。中轴骨骨量虽然增加，但脊柱骨折的发生率并不减少。长期应用相对高剂量，氟化物在骨骼中逐渐积累，结果使骨质量降低，出现矿化缺陷。髂嵴活检显示软骨病，骨中氟含量增加。

（七）护骨素：OPG/RANKL/RANK 是破骨细胞生物学和骨代谢的关键调节因子。重组 OPG 作用于骨组织，可增加正常大鼠骨矿密度和骨体积，其增加程度与其减少活性破骨细胞数量有关。OPG 必须与 RANKL 结合才能发挥抗骨质疏松的作用；另外，RANKL 又是 RANK 的配体，RANK 与 RANKL 结合使 RANK 活化，然后才具有骨吸收作用。因此，RANK 与 OPC 两者实质上是竞争性关系，它们均须与 RANKL 结合才能发挥作用。OPC 一旦与 RANKL 结合，可阻止 RANK 与 RANKL 结合；而 RANK 与 RANKL 的结合是 RANK 活化的必要条件，活化的 RANK 是破骨细胞分化、活化和生存的必要因素，因此 OPG 的抗骨质疏松作用实际上是通过抑制 RANK 的破骨作用而实现。

对绝经后妇女注射 OPG3mg/kg，4 天后其 I 型胶原 N 端肽（NTx）6 周后平均下降约 14%；碱性磷酸酶在 3 周后无变化，6 周后下降到 30%，NTx 减少先于碱性磷酸酶，说明 OPG 主要作用于破骨细胞，抑制骨吸收。70 名绝经后健康妇女皮下注射 OPG0.1～3.0mg/kg，血清浓度 24～48h 达峰值，半衰期为 38～47h。绝经后骨质疏松妇女分别应用 rOPG0.1、0.3 及 3.0mg/kg 皮下注射，尿 NTx12h 内下降，4 周内仍低于基线水平。2001 年，Bekker 等发现临床对绝经后妇女给予 OPG 有良好疗效及安全性，能明显降低骨代谢吸收生化指标。

血清 OPG 水平有时与骨代谢生化指标相矛盾。有研究发现，严重高骨转换骨质疏松患者 OPG 水平反而升高，女性较男性高。也有研究发现，血清 OPG 水平与血清 17-β E2 浓度呈正相关。

两种 OPG 制剂已进入早期临床。单一剂量给予健康绝经后妇女或癌瘤患者，显示明显抗吸收活性。应用骨吸收标志物作为破骨细胞替代物，剂量依赖性 OPG 在一次给予后，能迅速降低骨吸收标志物达 80%，并能很好耐受，其恢复至基线的时间取决于制剂的半衰期。OPG 及其拮抗剂 RANK–RANKL 结合物已成为针对严重骨吸收的强有力制剂。

类别	药名（商品名）	口服	注射	用量
双膦酸盐类	阿仑膦酸钠（福善美）	√	×	每日早餐前（空腹）口服 10mg，每日一次或每周一次 70mg 口服
	利塞膦酸钠（唯善）	√	×	每日餐前（空腹）口服一次/日，一次 5mg
	伊班膦酸盐	√	√	每 4mg/次，4 周为一疗程，用前先静脉输生理盐水 100ml 水化治疗
	唑来膦酸（密达固）		√	每年一次静脉 5mg，滴速宜慢，注意副作用（发热、呕吐、全身骨疼），可对症处理
	氯膦酸盐（骨膦）	√	√	静脉每日 300mg，滴速宜慢最少超 2 小时，用药期间补足水分。口服每天 80mg
雷尼酸锶		√		口服一次一袋，袋中颗粒应悬浮杯中一次饮完。每袋 2g
抗 RAN 抗体	狄诺塞麦		√	70mg/ml 或 120mg/1.7ml，每 4 周一次，皮下注射
ERMS	雷洛昔芬（易维特）	√		每日口服 1 片（60mg）
	苯卓昔芬	√		美国 FDA2013 年批准辉瑞旗下惠氏公司结合雌激素混合物，40mg+ 钙尔奇 600mg+VitD300iu/ 日
	拉索昔芬	√		雌激素调节剂（第三代）
HT	雌激素（土）	√		
TH 类似物	特立帕肽		√	每日皮下注射 20μg（微克）/ 日（富泰奥）

监测治疗的有效性

（1）不常规推荐骨转化标记物（BTMs）评估抗骨质疏松药的疗效；

（2）建议监测抗骨质疏松治疗过程中 BMD 值的变化，即使它们可能低估了骨折风险；

（3）推荐检测 BMD 的间隔期不低于 18 ~ 24 个月，尽量在同样的实验室进行。

进行治疗

无应答的定义

（1）在治疗期间再次发生脆性骨折，则定义为治疗失败；

（2）腰椎 BMD 值下降 ≥ 5%，股骨颈 BMD 下降 ≥ 4%，则定义为治疗失败；

（3）抗骨吸收治疗时，血清 I 型胶原蛋白 C 肽下降 < −25%，或特立帕肽治疗时，CTX 下降 > +25%，则定义为治疗失败。

治疗时间多长

（1）当患者接受阿仑膦酸钠治疗 5 年后，BMDT 得分 ≤ −2.5 且未伴椎骨骨折，则推荐继续治疗；

（2）当患者接受阿仑膦酸钠或利塞膦酸钠治疗 5 年后，BMD T 得分 ≤ −2.0 且伴椎骨骨折，推荐继续治疗；

（3）当阿仑膦酸钠疗程超过 5 年，建议调整口服剂量低于每周 70mg；

（4）当患者伴椎骨骨折，或无椎骨骨折但 3 年内股骨颈 T 值持续 ≤ −2.5，推荐每年输注阿仑膦酸钠，疗程为 6 年。

药物种类的调整

（1）当患者对 BPs 疗法无应答时，推荐改为特立帕肽治疗；

（2）患者因药物不良反应而不能接受 BPs 疗法时，可考虑使用雷尼酸锶或狄诺塞麦。

对于老年人特别是绝经后女性患膝关节骨关节炎的疾病会加重和加快，这就与骨质疏松造成软骨下骨的微结构和刚度的衰变直接相关。如一座桥桥面的损坏（关节软骨）和桥下结构或桥墩的损坏（软骨下骨结构）同时存在，这座桥就会很快垮塌一样。

王雪飞研究报告的 68 例老年女性患者膝骨性关节炎与骨质疏松骨折间的关系支持膝骨性关节炎和骨质疏松两类不同性质的疾病之间存在负性关系。

胡海涛等报告绝经同骨关节退行性疾病与骨质疏松程度相关性的研究，结论显示在绝经后 959 例女性患者中采用 8pss19.0 软件进行统计学分析后认为绝经后女性患者中，脆性骨折与骨质疏松关系最密切，而其他骨关节疾病也在不同程度上与骨质疏松存在显著相关性，在治疗骨关节病的同时也要重视骨质疏松症的治疗。

袁晋卫等研究报告，主要从流行病学、临床和实验研究三方面，认为雌激素与骨关节炎联系紧密。骨关节炎主要是累及软骨、软骨下骨的全身性关节炎性疾病，而雌激素及其受体可通过多种途径作用于关节软骨或软骨下骨，影响其代谢或凋亡进而直接或间接影响骨关节炎的发生、发展过程。结合国内外最近文献资料，雌激素在流行病学、临床及实验研究三方面多个层次与骨关节炎紧密相关，然而绝大多数研究都认为 E2 缺乏可破坏软骨，几乎所有的动物实验都认为 E2 直接或间接与 OA 相关，特别是临床研究已将 E2 替代治疗用于临床，E2 或其调节剂可有效缓解 OA 患者疼痛，并略微降低患病率和减少关节置换发生率。结合最新 OA 病理和最近 E2 与 OA 关系的再认识，从分子免疫学和生物力学角度，研究 E2 通过局部炎性破坏或骨与软骨代谢诱导途径的某一方面探求对 OA 的影响将有助于进一步认识其作用机理，有利于开发针对特异靶点作用的药物。

随着对软骨下骨认识的提高，对骨关节炎的治疗也就不仅仅局限于治疗软骨的损伤，可以选择性针对"软骨及软骨下骨"一体化治疗。

第四节　3D 打印技术在临床骨科的应用

随着对 KOA 退行性病变的深入研究，其软骨退变凋亡和软骨下骨的代谢异常，对于发展为中、轻度膝 OA 或未明显关节退变的年轻患者可行保守治疗或软骨下钻孔减压术，保守治疗包括减重、口服 NSAIDs 类止痛药物、股四头肌锻炼等，对于发展为中、重度 KOA 可例行单髁或全膝关节置换术等，这些方法基本是在膝 OA 不同时期的例行治疗。随着现代科学技术的飞速发展，对于 KOA 的治疗也进入了细胞治疗时代，如 3D 打印技术在骨科的应用，富集血小板关节腔内注射，干细胞移植以及采用腙交联法合成水凝胶，利用天然多糖骨架的特性模拟软骨 ECM 的功能，制成可注射的凝胶系统促进软骨形成。腙交联的多糖凝胶是软骨组织工程中极具潜力的材料。2018 年刘威报告了"天然来源可注射水凝胶修复软骨缺损"的研究，获国家自然基金项目资助。

（一）术前应用

1. 模拟手术

在创伤骨科的诊断治疗中，复杂骨折一直是难点之一。利用传统的 2D 平面影像对患者受伤程度进行评估，有时不能全面地观察到骨折的各个细节。

3D打印技术可在术前打印出等比例的实体模型，在模型上进行模拟手术，能很大程度地减少术中出血、缩短手术时间，并提高手术精确度。

2. 减少术中出血及缩短手术时间

骨盆具有复杂的解剖结构，骨盆骨折常伴有不同平面上的旋转及短缩畸形。在诊治伴有复杂畸形的骨盆骨折老年患者时，仅通过传统的影像学检查不能获得足够完善的信息。有学者针对需手术治疗的 Tile B、C 型不稳定性骨盆骨折患者进行分组，3D打印组采用 SLS 技术将 CT 扫描获取的影像信息处理后打印出包含动、静脉血管及骨盆骨折的个体化标本，术前在个体化标本上进行模拟骨折块复位、钢板放置及确定螺钉长度、进钉位置和角度等，结果表明与常规组相比，3D打印组可提高复杂骨盆骨折的手术效率（3D打印技术组、常规组手术时间分别为 2.7h 和 4.4h，P < 0.05）并减少术中出血量（3D打印技术组、常规组平均出血量分别为 646mL 和 827mL，P < 0.05）。这充分表明包含动、静脉血管及骨盆骨折的 3D 模型在指导复杂骨盆骨折手术治疗中具有优势。

以往在儿童前臂骨折骨连接不正的治疗中，依靠 2D 图像并不能可靠地显示出骨折存在的旋转畸形。Storelli 等对有症状的前臂骨连接不正并伴有活动受限或远端尺桡关节不稳定的儿童患者尝试使用 3D 打印技术，术前打印出模型进行演练，结果 7 例患者术后均达到影像学和临床上的骨连接，其中 4 例术前存在远端尺桡关节不稳定，术后均得到修复，且缩短了手术时间，止血带平均使用时间仅为 121 分钟。

Bagaria 等将 CT 信息转换成 STL 文件后采用 FDM 技术打印出髋臼、跟骨骨折及 Hoffa 骨折模型，以助术前确定复位顺序、选择合适的内植物、确定植入角度等，结果显示该技术不仅缩短了纯手术时间，而且简化了术前大量冗杂的器械准备等工作，同时减少了麻醉药用量、术中出血量及术中射线暴露；因此推荐在关节周围、髋臼及颅、颌面骨折中应用 3D 打印技术。

3. 提高手术精确度

Wu 等先将 16 具尸体的骨盆进行 CT 扫描并打印，比较打印出的模型与实际尸体骨盆，发现两者无统计学差异，表明打印出的模型精确度可信；在术前利用打印出的模型进行模拟手术，证实术前模拟所选择的最佳手术入路、钢板预弯及钢板放置位置等均与术中实际情况良好匹配；打印 1 个骨盆模型平均需要 7h（6 ~ 9h），9 例患者术后经历 3 ~ 29 个月（平均 5 个月）随访，骨盆骨折愈合时间为 9 ~ 17 周（平均 10.7 周），均未发生切口延迟愈合、伤口感染及骨不连；在术前模拟手术过程中寻找一些有助于术中定位的解剖学标记并对其进行测量，结果这些解剖学标记对术中导航帮助很大。

对于跟骨关节内骨折患者，目前最常用的手术入路是扩大外侧入路。该入路可以很好地暴露骨折范围，但它也常引起皮瓣坏死、切口感染等软组织并发症。为了避免这些并发症，一些微创入路如跗骨窦入路备受关注。但由于骨折端可能暴露不全，采用微创入路可能会带来钢板塑形问题。

Chung 等为了解决这一问题，术前打印出跟骨关节内骨折患者健侧跟骨等比例模型，并在模型上对钢板进行预塑形使钢板匹配受伤前的跟骨，实现了微创切口置入跟骨钢板的操作。Kim 等利用类似方法在术前选择最合适的钢板治疗锁骨骨折，取得了精确的复位效果。Zeng 等打印出 10 例髋臼骨折模型并用计算机进行模拟复位，在模拟过程中对钢板进行预弯，术中发现预弯的钢板完美地贴合骨骼，不需要再进行塑形或其他调整，骨折复位情况得到极大改善；10 例患者中有 7 例在复位后产生小于 1mm 的移位，3 例在复位后移位仅有 1 ~ 2 mm，均未出现螺钉穿出、畸形愈合。

（二）术中应用

1. 3D 导板导航

使用传统方法治疗复杂骨折时，往往需要消耗大量的手术时间，手术效果也很难达到最佳。3D 打印导板的应用使得术者能在导板引导下精确置入内植物，减少手术时长的同时，提高了手术精确度。穆卫庐等根据 CT 扫描数据打印个体化骨盆模型，通过软件设计并打印出骶髂螺钉置入导板，术中在导板辅助下置入骶髂螺钉，与传统透视下手术相比，该技术避免了钉道修正及反复透视操作过程，手术更加简便；骶髂螺钉置入时间约 30 min，少于 C 形臂 X 射线机透视下及 CT 导航下置入时间（分别为 116 min 和 97 min）；术中螺钉进钉点、进钉方向均与术前设计方案的最佳进钉点方向一致，未见螺钉穿破骶骨侧块皮质，表明骶髂螺钉置入导板与骨性标志匹配良好，实现了骶髂螺钉的精确置入。

实施全髋关节置换术时，如用传统方式置入假体，利用现有的设备并不能保证足够的准确度，是否成功往往取决于术者的操作经验。能精确仿制股骨近端和髋关节的解剖结构及精准置入内植物对于保证患者术后功能恢复最为重要，3D 打印技术为全髋关节置换术提供了新的思路。Zhang 等将 20 例单侧髋关节病变并计划实施全髋关节置换术患者随机分成常规组与导板组，对导板组患者进行 CT 扫描，根据髋臼轮廓和股骨头解剖特征设计出特定的导航模板，结果导板组植入前倾角和外展角误差均显著优于常规组，导板组平均手术时间明显短于常规组（导板组 118.6 分钟，常规组 140.2 分钟，P < 0.05），且平均术中出血量明显少于常规组（导板组 410.9mL，常规组 480.6mL，P < 0.05）。Huang 等打印出个体化导航模板辅助复杂胫骨平台骨折内植物植入，比较理想与实际螺钉长度、进钉点和进钉方向，发现两者无统计学意义，认为在个体化导板辅助下术前精确放置钢板和螺钉的理想化设计成功实现。

由于膝关节骨肿瘤解剖复杂，且手术难度大、技术要求高，常规的膝关节置换术仍达不到满意的效果。潘伟等对 16 例胫骨近端恶性骨肿瘤患者采用旋转铰链型人工膝关节进行膝关节置换术，术前行 CT 及 MRI 扫描设计复位导板，应用 FDM 技术制作实体导板以术中引导截骨，术后所有患者均获随访，平均 31 个月，结果患者下肢功能评定总优良率为 88.1%，无感染、皮肤局部坏死、腓总神经损伤及假体脱位等并发症发生。3D 打印技术的应用使得重建的膝关节更符合生理需求，达到精确切除肿瘤并尽可能恢复患膝功能的目的。

2. 定制假体植入

Yang 等应用 EBM 技术打印出人造椎体，经动物实验证实该人工椎体与周围骨结构能良好地联系，具有良好的生物相容性和机械稳定性，预示着未来在人类身上应用的可能。Dai 等为 10 例需行半骨盆切除术的骨盆肿瘤及骨盆严重损伤患者打印出骨盆假体模型，并根据模型进行模拟手术切除和设计个性化假体，假体制作完成后再在模型上进行模拟安装与调试，应用计算机辅助设计技术完成最终设计，术中发现该假体可提高固定效果，且准确性和可操作性更强，保证了手术的顺利进行。

（三）术后应用

大部分骨科患者往往在相当长的时间内需采用各种外固定支具维持保护，目前临床常用的石膏外固定方式虽然经济方便，但硬度大、缺乏舒适度，长时间的石膏固定导致患者体验差，且后期康复锻炼非常痛苦而难以配合。新材料外固定支具如泡沫夹板、高分子夹板的出现改善了上述情况。最佳的外固定支具应具有维持稳定但不过于坚硬，与患者肢体匹配度高且舒适性好，便于安装、拆卸等特点。利用 3D 打印技术可以设计出与患者肢体高度匹配的外固定支具，实现支具轻量化的同时提高强度。而应用 3D 打印技术制作的矫形器可根据患者情况自由定制，突破了解剖结构上的限制，同时能节约制造时间和成本。Mavroidis 等通过 3D 激光扫描收集患者体表解剖结构数据，使用计算机辅助设计，利用 3D 打印技术制作出踝足矫形器，随后让患者佩戴踝足矫形器进行步态分析，发现采用 3D 打印技术打印出的踝足矫形器与患者吻合度高，佩戴更加舒适，且更符合实际步态生物力学曲线。Qiao 等应用 3D 打印技术为 3 例胫骨骨折患者制作个体化外固定架，获得了良好复位，平均旋转 1.21°，成角 1.84°，横向移位 2.22mm。该个体化外固定架具有提供恰当固定、帮助获得高度精确复位、缩短手术时间减少损伤、避免射线暴露过多等优点，且有助于患者自身体验及康复锻炼，支架足够的强度也减少了二次创伤的可能。

张海峰报道 3D 打印 PAL-HA（聚乳酸 PLA- 羟基磷灰石 HA）复合材料构建组织工程骨的实验研究，以骨髓基质细胞为种子细胞，3D 打印 PLA-HA 复合材料可作为骨组织工程支架材料研究特定环境中 3D 打印材料的成骨性能，能为 3D 打印 PLA-HA 复合材料在骨组织工程中的支架研究奠定实验基础。体外实验发现骨髓基质细胞在 3D 打印 PLA-HA 复合材料上生长状态良好，可见此种材料具备优良的细胞相容性；体内研究表明实验组及对照组术后在一定时间内切口均未出现明显感染，同时均有新生骨组织出现，这在一定程度上表明支架材料在体内具备较好的组织相容性。为进一步研究 3D 打印 PLA-HA 复合材料在体内生物反应器内的成骨性能，实验中选取结果可靠的骨膜下构建组织工程骨为对照，在实验组中加入知名血管束构建体内生物反应器，结果提示其较对照组明显促进新生骨生长速度，这与体内生物反应器所提供的特定成骨微环境及血管促进成骨作用密不可分。实验结果表明，3D 打印 PLA-HA 复合材料在具备良好生物相容性的基础上，能在体内生物反应器内促进新生骨生长，这为 3D 打印 PLA-HA 复合材料修复大块骨缺损奠定了实验基础。

由上可见，3D 打印 PLA-HA 复合材料能在体内生物反应器内构建性能较好的组织工程骨，其可作为骨髓基质细胞载体进一步应用于骨组织工程相关研究中。然而，3D 打印材料仍存在诸如 3D 打印材料后期成骨性能、降解速度及生物力学性能有待研究；改良其孔径及孔隙率能否进一步促进骨组织新生；植入体内的 3D 打印复合材料与新生血管的具体关系；随着 3D 打印技术第三阶段的到来，其能否实现与种子细胞的同步打印，促进组织工程新的扩展等问题。相信不久的将来，这些问题都会得到解决。

第五节　个体化数字导板结合 3D 打印技术在旋转铰链型人工膝关节置换术中的应用

采用旋转铰链型人工膝关节置换术治疗胫骨近端恶性骨肿瘤 16 例。术前行 64 排螺旋 CT 及 3.0T MRI 扫描，建立膝关节三维解剖模型并模拟手术及设计复位导板，应用熔融沉积成型技术制作实体导板，术中引导骨肿瘤截骨。所有患者均获随访，随访时间为 5～44 个月，平均 31 个月，总优良率为 88.1%。膝关节活动度为伸膝 0°、屈膝 90°～125°（平均 106°）。术后肿瘤局部复发 4 例，但无假体松动、感染等并发症发生。旋转铰链型人工膝关节可减少骨与假体之间的应力，降低假体松动及疲劳性骨折发生率，因此旋转铰链型膝关节置换术是膝部恶性骨肿瘤较理想的保肢方法。而应用个体化数字导板可减少手术操作时间，提高假体安装精度，从而达到更佳的手术效果。

膝关节（股骨下端及胫骨上端）为骨恶性肿瘤的好发部位，随着新辅助化疗的广泛开展，越来越多的学者主张保肢治疗。目前研究表明，肿瘤局部合理处理联合术后综合治疗（化疗、放疗）的保肢疗法 5 年生存率与截肢术相当。近年来随着人工关节制作工艺的改进及个性化设计的发展，旋转铰链型人工膝关节置换术显示出较多优势。但由于骨肿瘤解剖部位复杂，且手术难度大、技术要求高，常规的关节置换术仍达不到满意的效果。为了达到精确切除肿瘤并尽可能恢复患膝功能的目的，采用个性化数字导板结合 3D 打印技术辅助旋转铰链型人工膝关节置换术治疗 16 例膝关节肿瘤患者，初步随访显示临床效果满意。

所有患者均采用旋转铰链型人工膝关节（上海晨实医疗科技有限公司制造）。旋转铰链型人工膝关节由金属股骨髁、胫骨平台、聚乙烯垫片及锁定装置 4 个部分组成，其中金属胫骨平台包括向足端延伸的胫骨近段。假体金属部分由钴铬钼合金制成，有左、右之分。假体关节活动度：水平面呈 ±10° 旋转，轴向 3mm 活动，矢状面上关节活动度 0°～125°，假体自带 6° 外翻角。股骨假体与胫骨假体之间有锁定装置，两者不易脱位。对于截骨较多的患者，可根据切骨范围选择大小不同的股骨假体及胫骨假体进行组合。

术前患者行下肢 64 排螺旋 CT（扫面电压 120kV，电流时间积 205.59 mAs，扫描层厚小于 1mm）及 3.0T MRI 扫描。将扫描获得的病变骨骼断面图像以

DICOM 格式导入 Simpleware 三维建模软件，运用 Threshold、Floodill 等功能分别重建病变部位骨及软组织的三维解剖模型。将根据 CT 图像重建的硬组织模型与根据 MRI 图像重建的软组织模型在 Simpleware 软件 CAD 模块中进行装配，生成骨肿瘤复合三维模型。将 STL 格式的复合模型导入 Geomagic 逆向工程软件中，定位三维参考平面，确定肿瘤切除范围及假体安装方案，设计截骨导板并以 STL 格式输出。将输出的截骨导板 STL 格式文件导入快速成型机前处理软件，应用熔融沉积成型技术制备病变骨骼模型和截骨导板。

1. 手术方法

采取全身麻醉，取平卧位，常规安装下肢充气止血带以备术中使用。切口起自髌上 4 ~ 5cm 处，止于胫骨拟截骨水平远侧 2 ~ 3cm 处。切口上部经股直肌内侧及股中间肌进入膝关节，绕髌骨内缘切开，在髌骨内缘保留部分股四头肌扩张部以利于缝合，沿髌韧带内缘切开至胫骨粗隆。沿该切口向远侧切开深筋膜及骨膜，向内外侧进行肌肉间剥离，将骨膜及一层肌肉保留在肿块上。切开近侧胫腓关节，注意保护腓总神经，并尽量保留外侧副韧带、横断交叉韧带和内侧副韧带。根据术前计划横断胫骨，截骨前先在胫骨正前方做刻痕标记，再将胫骨近段连同肿瘤一并切除。股骨远端假体安装时，先安装截骨导板以引导截骨，再进行肿瘤精确切除。冲洗伤口后，先置放股骨侧标准假体，胫骨近端肿瘤切除后扩大髓腔，再置入髓腔栓安装假体并进行骨水泥固定。假体前方标记应正对胫骨残端上的刻痕，紧压假体至骨水泥固化。根据垫片试件选择并置入适当厚度的聚乙烯垫片，置放旋转轴（缓冲销）。髌韧带编织后固定于胫骨假体上端的金属缝合孔中。以腓肠肌内侧头肌瓣转移覆盖人工关节，并将转移的肌瓣缝合至髌韧带上进行加强，以重建伸膝装置。冲洗后留置负压引流，关闭切口。

2. 术后处理

术后早期需进行康复锻炼，以免重要肌群萎缩。术后早期要求患者在床上进行股四头肌收缩训练，术后 3 周开始进行主动膝关节屈伸活动，根据情况决定患者扶拐下地行走时间。

3. 结果

术中输血 400 ~ 600mL，平均 450mL，平均手术时间 3h。所有肿瘤均包膜外完整切除，术中肿瘤边界冰冻切片均呈阴性。术后患肢血供良好，无感染发生，伤口一期愈合，常规予以化疗。所有患者均能在术后 4 ~ 6 周扶单拐或弃拐行走，术后 3 个月恢复室内活动和室外行走，行走时无步态不稳定感，能上下楼梯。所有患者均行胫骨近段截除、假体置换及髌韧带重建，其中 15 例术后伸膝功能恢复满意，伸膝时能对抗中度以上阻力并能维持立姿，另 1 例术中发现胫骨侧血管畸形，术后患肢循环血供较差，经再次手术减压清创无效后获得家属同意予以截肢，术后恢复良好。所有患者均获随访，随访时间为 5 ~ 44 个月，平均 31 个月。除 1 例术后行截肢术外，其余患者均根据 Enneking 骨骼肌肉肿瘤术后下肢功能评定标准进行评定，结果优 9 例、良 5 例、差 1 例，总优良率达 88.1%。术后膝关节活动度为伸膝 0°、屈膝 90° ~ 115°（平均 106°）。有 4 例（骨肉瘤 3 例，骨巨细胞肉瘤 1 例）出现局部复发或远处转移，术后肿瘤药敏试验显示为不敏感，其中 1 例骨肉瘤术后 6 个月发现肺部转移灶，随后给予肺部病灶 γ 射线治疗联合放疗，术后 15 个月局部复发，进行截肢，术后 20 个月死亡；1 例骨肉瘤复发后行局部病灶切除联合化疗，术后 5 个月出现肺部转移，术后 8 个月死亡；1 例骨肉瘤术后出现肺部转移，进行化疗，于术后 19 个月因肺部转移瘤继发肺部感染死亡；1 例骨巨细胞肉瘤术后局部复发伴肺部转移放弃治疗，至末次随访仍带瘤生存。其余患者无局部复发或转移征象。患者出现假体断裂 1 例，无感染、皮肤局部坏死、腓总神经损伤及假体脱位等并发症发生。

4. 循证依据

膝关节周围肿瘤切除后重建包括生物学重建和机械性重建，生物学重建主要有瘤段切除灭活再植术、带血管的自体骨或异体骨移植重建术，机械性重建主要是各种类型人工关节置换术。该膝关节置换术操作简单，易在术中调整厚度并置放假体。在进行肿瘤切除和假体置放时，要求对位准确，假体置放偏移可能导致膝关节力线改变，出现髌骨不稳、术后疼痛等，最终发生假体松动。胫骨近段切除后需进行髌韧带止点及伸膝装置重建。在假体设计与手术技术上应注意：①在假体胫骨粗隆部制备髌韧带固定装置，戴尅戎等采用的带凹槽固定装置取得很好效果，但由于安装步骤较为复杂，需要髌腱远端保留部分骨片以便于嵌入凹槽，因此不适用于髌韧带远端有肿瘤浸润的患者。研究中在原有基础上对胫骨假体做了不同水平的缝合孔道，以便于编织后的髌韧带或人工髌韧带固定，不同平面的孔道设计提供了术中调试余地，同时对孔道出口进行打磨处理以免切割编织线。②伸膝装置重建，即应用腓肠肌内侧头肌瓣转移覆盖人工关节，并将转移的肌瓣缝合至髌韧带上进行加强，从而尽可能地恢复患肢伸膝功能同时满足对人工关节的软组织覆盖，以避免发生术后感染。

第六节　3D 打印技术构建骨修复材料生物力学研究

在各种骨修复材料中，磷酸钙骨水泥（CPC）因在室温下可固化生成与天然骨无机成分类似的缺钙羟基磷灰石，并具有良好的可塑性、骨传导性等特性而备受关注。但在临床应用中，CPC 诱导成骨生物活性欠佳，降解速度较缓慢，未得到广泛应用。以生物玻璃为代表的硅基材料能引导羟基磷灰石形成，其释放的硅离子可促进成骨相关基因骨桥蛋白和骨钙素的表达。硅对骨、软骨代谢基质及细胞外基质的形成和矿化具有重要影响。研究发现，用硅酸钙引导 CPC，能显著提高材料的降解性能和生物活性，在细胞及基因水平可促进成骨细胞增殖分化、刺激血管内皮细胞。骨形态发生蛋白（BMP）可显著促进间充质干细胞成骨分化，能很大程度地加快骨修复过程。大量研究证实在骨水泥中添加 BMP-2 可明显提高材料的生物活性和骨修复能力。

从骨组织自愈合的角度来看，理想的骨组织支架除具有良好的生物相容性、生物降解性外，还应具有三维立体多孔道结构。该结构具有较高的比表面积和充足的空间，有利于活性因子负载、细胞黏附生长、细胞外基质沉积、营养成分和氧气进入、代谢产物排出以及血管神经长入等。同时，支架需为新生组织提供支撑直至其具备足够的自身生物力学性能，因而可塑性和力学强度也是评价骨修复支架的一大重要指标。

传统的多孔支架材料制备方法各有不同优点，但均需人工操作，可重复性差，无法控制孔道结构（如孔的尺寸、空间分布、连通性等），更缺乏制造复杂外形的能力，还存在制孔剂毒性作用问题。20 世纪 80 年代出现的一种基于计算机辅助设计的新型制造技术——3D 打印技术，具有制造个体化和一次成型的特点，可设计孔道结构并控制制备过程，构建出任意复杂形状的三维实体，为组织工程支架的仿形与仿生制造提供了新途径。

要使骨缺损得到良好修复，所选择的支架材料应当具有合适的三维多孔结构。较高的孔隙率、较好的连通性、均衡的微观结构利于新骨形成，但过高的孔隙率、过大的孔径又会降低材料的力学强度，只有最佳的生物学性能才能使骨组织工程支架发挥最大作用。传统的机械加工及数控加工方法很难满足这样的要求。目前的多孔生物材料大多不能很好地再现骨组织微结构的特点，孔道之间的连通率也难以保证，植入后可严重影响骨缺损部位血液、营养的循环代谢。

3D 打印技术具有制造个体化和一次成型的特点，适用于制作非均质结构多孔的支架材料。支架材料孔道结构是影响其骨传导性的主要因素之一，尤其孔径、孔隙率、孔道连通性这 3 个结构参数是普遍关注的指标。有研究表明，有矿化骨再生的最小孔径为 $100 \mu m$，孔径过大（$> 500 \mu m$）不利于诱导成骨。实验以 MCS/CPC 为原料，采用 3D 打印技术设计制备了孔径在 $200 \sim 500 \mu m$ 范围内、孔道大小，及分布不同的钙磷硅基复合多孔支架，旨在通过研究孔道结构对支架力学性能、细胞黏附性能的影响为骨修复支架孔道结构设计提供优化方案，并观察了负载有生长因子 rhBMP-2 的生物活性骨修复支架植入体内的成骨过程。

骨组织的形态结构和骨量受周围力学环境的影响，因而骨组织工程支架的力学性能影响骨重建过程。本实验制备的 MCS/CPC 多孔支架孔隙率为 $40.8\% \sim 65.4\%$，最大抗压强度为 $3.6 \sim 13.8MPa$，抗压强度高于采用传统方法制备的多孔 CPC 支架。此外，支架的孔道大小和分布显著影响其细胞黏附性，在垂直孔径相同的情况下，孔道连通性高的支架更有利于细胞黏附生长。

VG 染色、HE 染色和 Masson 三色染色组织学切片观察结果表明，在颅骨缺损修复模型中，成骨过程是由长入支架孔道间的纤维组织内部形成骨化中心，并不断扩展形成骨小梁，最后骨小梁生长并整合成致密骨组织，该过程与颅骨自身膜内成骨过程接近。由此可见，连通的孔道结构在成骨过程中尤为重要，而采用 3D 打印技术制备的支架连通孔道结构，有利于新生组织的长入和钙、硅离子从材料中扩散，为新生骨形成提供了有利条件。此外，MCS/CPC/rhBMP-2 支架比 CPC 或 MCS/CPC 支架更能促进新生骨组织快速形成，且由 MCS/CPC/rhBMP-2 支架连通孔道内生长的新生组织内均含丰富的造血细胞，可以推测 MCS/rhBMP-2 支架还有利于细胞迁移和血管生成。

采用 3D 打印技术制备的 MCS/CPC/vhBMP-2 支架材料具有规则的连通孔道，力学性能良好，促进成骨效果优异，是理想的新型骨缺损修复材料，通过生物、组织工程材料的研究开发，膝关节内软骨下骨的生物材料必将取代单纯的软骨移植来更换新的符合膝关节软骨的支架或假体，为膝关节退变性疾病的治疗开辟新的途径。

（龙荫生　张留栓）

第七节　膝骨关节炎的最新微创治疗

微创技术是 20 世纪后半叶兴起的一项新的外科技术。自从 1985 年英国泌尿外科医生 Payne 和 Wickham 首次提出"微创外科"（minimally invasive surgery，MIS）的概念，1987 年法国医生 Mouret 成功施行了世界首例腹腔镜胆囊切除术以后，"微创外科"才逐渐被广泛接受。通常是指以最小的侵袭和最小的生理干扰达到最佳外科疗效的一种新的外科技术，它不是独立的新学科或新的分支学科，而是一种比现行的标准外科手术具有更佳的内环境稳定状态、更小的手术切口、更轻的全身反应、更少的瘢痕愈合、更短的恢复时间、更好的心理效应的手术。值得强调的是不能把单纯的小切口手术和微创手术相混淆。

20 世纪 70 年代以来，随着科技的飞速发展和高新技术在医学中的应用，以及人们对健康和美容提出的更高要求，大大促进和加速了微创外科的发展，微创技术在骨科领域的应用也日趋广泛。

近 20 多年来，关节镜、腔镜、介入技术和计算机技术的飞速发展，新型固定材料和辅助设备的不断涌现，为微创技术的快速发展提供了广阔的空间。随着微创治疗观念的不断深入和骨生物学及生物力学的不断发展，微创技术作为"生物–社会–心理"新型医学模式的一种具体体现，朝着更加以人为本的"人性化"方向发展，强调保护患者的正常组织和恢复病变组织的生理功能。微创骨科作为一种理念，可以指导所有骨科手术；而且作为一种新兴技术微创技术已成为当今骨科领域中诊疗疾病不可缺少的重要手段，其适应证不断扩大，恰当地运用微创技术，可以显著减少手术创伤，降低手术并发症。但具体微创技术的应用，却是有其适应证的。目前已经应用或具有应用前景的骨科微创技术，能否真正取得与传统手术相似或更佳的疗效，在广泛应用于临床之前，必须进行认真、反复的实验研究，严格掌握适应证，在有条件的医院审慎进行并取得成熟的经验后，才能逐步推广应用，而不能无根据地滥用。此外，微创手术本身也有潜在的缺点：需要借助特殊的设备和器械；由于暴露范围小，难以观察病变和解剖结构的全貌；要求骨科医师具有扎实的解剖知识和良好的临床技术以及良好的传统手术技术。

微创骨科是外科医师不断追求的目标和努力的方向，而且微创外科本身也在不断发展。当前微创技术的开展需要根据患者的实际情况，考虑到需要和可能，积极而细致地开展有适应证的微创手术。

近年来，融合先进的计算机技术和可视化技术的外科手术导航系统与手术模拟系统已经开始应用于骨科，使传统骨科手术理念向微创目标前进了一大步。在脊柱外科、骨盆与髋关节外科等手术中采用手术导航系统，以计算机图形学方法为手段，以数字 X 线、三维 CT、MRI、DSA 等医学影像为基础，可以对手术区的结构进行三维立体定向和定位，对医师的手术操作进行实时指导和评价，不仅可以提高内固定装置放置的精确度，而且可以提高手术的安全性。此外，手术导航系统还可将手术方案的技术参数，从规划导航系统传送给机器人控制器，完成手术操作。利用先进的计算机手术模拟系统可以设计手术方案、模拟手术过程，并预测远期疗效。例如在进行全髋或全膝关节置换术前，医生可以在计算机上模拟各种手术方案，定量或定性地分析比较其疗效，选取最佳手术方案，甚至可根据专家系统的知识对若干年后的手术效果进行预测。此外，骨科医生或医学生还可以通过手术模拟系统反复进行各种复杂手术的操作训练，或开展更加复杂的手术，甚至可以不直接接触患者，而是通过计算机控制的机器人进行远程疑难病例会诊和遥控手术。而更先进的纳米机器人一旦研制成功，可在 1s 内完成数十亿个操作动作，装上特殊的手术刀，可以完成医生难以完成的微型手术，如修复关节软骨和血管壁的损伤、缝合血管神经、直接进入被污染的组织中清除污染物等，达到真正意义上的微创治疗。

21 世纪将是生命科学和信息科学高速、同步、相互渗透和协调发展的世纪，它们的发展势必在更多的手术中部分或全部代替手术医生，并由宏观到微观，再由微观走向单分子水平。

随着微创技术的日趋成熟，微创骨科涉及的领域和手术种类不断拓展，一些微创手术已走向成熟．成为定型手术。作为现代骨科疾病微创治疗重要手段的关节镜外科，近年在临床上的应用得到了惊人的发展，受到了广泛的青睐。关节镜技术显著深化了人们对关节局部的活体结构、生理及病理的认识，拓展了关节疾患的诊疗范围，极大地提高了关节疾病的诊治水平。随着关节镜外科的快速发展，新的镜下手术器械、手术方法和新的内固定材料不断问世，关节镜的适应证范围也在不断扩大，以往需要切开关节直视下完成的手术，现在已经能够利用关节镜高质量、高水平地完成，甚至可以进行许多常规手术难以完成的操作，其中一些已经成为定型的手术。关节镜的种类不断增多，目前已由膝关节发展到肩、髋、肘、腕、踝及指、趾等关节，对关节内疾病由以往的检查诊断，发展到镜下的手术治疗和功能重建。近年关节镜的治疗范围还延伸至关节外，如镜下移植神经的切取、皮瓣血管蒂的处理、骨折的微创固定和内固定物的取出等，取得了较理想的效果。在关节镜技术日臻成熟的同时，激光、射频消融、聚焦超声等高新技术应用于关节镜下手术进一步微创化，手术操作进一步微创化，手术疗效进一步提高。

关节镜或腔镜辅助下的微创骨科手术具有创伤小、出血少、恢复快、住院时间短等诸多优点，是一个很有价值、值得研究和应用的方向。

20世纪70年代末期，Mark Coventry 建立高位胫骨截骨术和髁上股骨截骨术治疗骨关节炎。基本原理在于恢复下肢关节的正常力线来减轻关节解剖间室的负荷。尽管膝关节置换术取得了很大的成功和满意度，但是临床上仍然有截骨术的。下肢力线和胫股角由下肢全长X线片来决定。这个力线轴从髋关节中心到踝关节中心。在正常人，这条力线应该经过膝关节偏胫骨侧。在正常人的膝关节，承重的60%通过股骨髁的中部。胫股角是胫骨解剖轴线与股骨解剖轴线的交角。正常的膝关节其角度为处翻5°～7°，内侧间室受累合并内翻畸形进行内翻胫骨截骨，而外侧间室受累的外翻畸形进行外翻股骨截骨。

高位胫骨截骨术（high tbial ostomy，HTO）的为：年龄小于60岁；关节炎限于一个解剖间室；在负重位的X线片上，10°～15°的内翻畸形；术前活动度90°；屈曲畸形小于15°；有足够的力量和愿望应用辅助器械进行康复训练。HTO的禁忌为：外侧间室软骨变窄；内侧间室胫骨半脱位超过2～3mm；内侧间室的骨丢失超过为2～3mm；韧带不稳；炎性关节炎。

外翻性髁上股骨截骨术（supercondylar femonl ostomy，SFO）的适应包括单独的外侧间室关节炎，外翻角度小于15°，外翻关节力线倾斜大于10°，活动范围90°和屈曲畸形小于10°，如上表现在外伤后出现或者在骨关节炎中发生。尽管骨质疏松并非SFO的禁忌，但是对骨质疏松患者仍需小心给予坚强固定。与HTO项类似，SFO也适用于参与重体力工作、强壮或体胖的年轻人。

高位胫骨截骨作为一种有用的手段，可以推迟关节置换时间。HTO后的翻修术比率为6%～37%，存活分析依赖于随访期限的长短，报道的成功率与翻修术相比，中期随访优良率为80%～85%，HTO可能要进行人工膝关节置换术（total knee arthroplasty，TKA）的情况包括髌骨低位（patella infera）（80%）、髌骨轨迹不良。近来的研究观点支持这项发现，比较进行HTO和TKA的两组患者发现，超过88%的TKA组积分为优良，而63%的HTO为优良。HTO组更容易出现侧副韧带的松弛和胫骨远端的内翻畸形。至于感染率和同种移植物的应用与麻醉术后的操作则无明显区别。HTO 和 TKA 术后效果不好的患者危险因素中包括体力失代偿的患者、HTO 后疼痛无减轻的患者和多次膝关节置换的患者或者体力劳动者。进行这种手术的技术考虑包括正确的皮肤切口，近端截骨时要小心胫骨部分的对线不良。目前关于 SFO 后行 TKA 手术的资料报道尚很少，尽管临床效果优良也高达90%，进行这项手术的总体数目仍然较少。这种手术方法的主要难点在于偏心距和股骨远端的外翻定位。

随着人工关节材料研究的进步、关节设计的不断改进、手术技术的不断熟练、人工关节置换术的不断普及，在骨关节炎的治疗中，膝关节置换术已经成为常规手术。

一、微创镜下治疗轻、中度膝关节骨性关节炎

在膝关节退行性改变中，早期、中期都会在临床上表现出髌骨关节炎的症状；有明显的膝关节疼痛，上下楼梯或下蹲及起立时膝痛往往加重，髌骨不稳，关节可出现间歇性绞锁，股四头肌不同程度的萎缩，关节反复积液肿胀。体检显示：髌骨研磨试验阳性，下蹲试验阳性，髌内移活动度减少（与健侧对比）。

X 线检查发现，患侧膝关节间隙变窄，关节面存在高密度影响。

1. 治疗方法

患者入院后常规行膝关节正侧位、轴位片检查，排除手术禁忌证后行关节镜手术治疗。在腰硬联合麻醉下，常规前外侧及前内侧髌旁入路，置入关节镜镜头和操作器械。术中常规各个间室、半月板、交叉韧带探查，排除其他原因导致的膝前疼痛，对滑膜皱襞明显肥大，嵌夹于髌股关节间隙的，将增生的滑膜进行清除；对髌骨及相应股骨滑车关节面有骨质增生，导致关节面突起不平的，用电锉仔细打磨平整；如果存在髌骨内移活动度过小，或者外侧支持带挛缩，则利用 Serface 射频汽化钩刀从近端的髌股韧带至远端的髌胫韧带，距髌骨外缘 1cm 处逐层切开滑膜、关节囊、支持带及浅筋膜，直达皮下，松解外侧支持带；若有软骨剥脱，较小者直接取出，较大者用可吸收螺钉固定，关节内病变软组织清理和外侧支持带松解可引起关节腔内术后出血，因此术中刨削清理后要采用射频仔细止血，术后弹力绷带加压包扎。

2. 术后康复与随访

术后用弹力绷带对其进行包扎，固定 2 ~ 3 周，垫软枕屈膝 15°；麻醉清醒后，即开始股四头肌等长收缩训练；次日开始直腿抬高及膝关节屈伸等训

练；术后 1 周内髌骨中立位支具保护，下地部分负重行走，至术后 3 周康复膝关节正常屈伸活动，并完全负重。

3. 循证依据

Dave 等报道年龄超过 40 岁的 174 例患者中，共 206 个膝关节有膝前疼痛症状，通过影像学检查发现单纯髌股关节炎占 9.2%，虽然髌股关节炎是一种常见疾病，但是关于其治疗方式的选择仍难以达成统一意见，原因在于目前髌股关节炎的病因还不是很清楚，从解剖上说，它的关节面是不一致的，导致其在运动弧的任一接触面积都相对较小，同时传递由身体最大肌肉群通过最长骨产生的极大力，因此即使有很小的对线不良，通过关节生物力学激发就可导致严重的疼痛、功能障碍和过早退变，髌股关节手术的目的是取得稳定的髌骨关节面以及最优化的力学负载。通过病例研究发现，关节镜手术治疗轻、中度髌股关节炎，具有简单、微创、术后效果好的特点，值得推广。

患者接受膝关节镜下清理联合髌骨外侧支持带松解术治疗髌骨关节炎，关节镜下松解外侧支持带主要适用于术前、术中检查发现髌骨内移活动过小，或者有外侧支持带挛缩症状的患者，但是需要注意的是，术中要首先清理增生的骨赘、滑膜，然后再次检查髌骨活动度。如果活动度仍然过小，则需要进行外侧支持带松解，原因是髌股关节炎患者往往伴有髌股外侧骨质、滑膜增生。造成髌骨外侧支持带张力增高，髌股外侧关节面因压力增高而内侧关节面压力降低。内外侧应力不平衡，进一步导致内、外侧关节软骨发生退变，外侧支持带紧张，髌骨活动度减少，通过增生骨赘、滑膜清理，可以减轻髌股关节外侧高压，外侧支持带得到松解，增加了髌骨的活动度缓解疼痛。

此外，关节镜下进行外侧支持带松解能有效地纠正膝关节屈伸运动时髌骨运行轨迹不良，改善髌股关节面的异常接触，从而减少髌股关节面软骨的损伤。外侧支持带的松解还能有效地减少外侧髌旁软组织的张力，同时电热烧灼有"去神经化"的作用，主要是通过部分清除髌骨周围神经，减少疼痛的神经传导，缓解膝前疼痛。

膝关节前方的脂肪垫、关节囊以及滑膜组织是膝关节非常敏感的部位，软组织的平衡程度和滑膜炎的程度与膝关节的症状密切相关。软组织进入髌股关节间隙，增加膝关节屈伸过程中的阻力，从而引起软组织炎症和损伤软骨，产生膝关节前缘疼痛，关节镜下清理增生、病变的膝关节软组织能有效地治疗关节物理性的挤压以及继发性的炎性反应引起的疼痛症状。术中微刨削切清理，并采用射频仔细止血，术后可取得良好的临床效果。

关节镜清理术，通过清理增生的骨质、去除游离体以及增生、病变的膝关节内软组织（主要是滑膜皱襞），不仅消除了影响膝关节活动的机械性因素，阻断了髌股关节退变－损害－退变的恶性循环，而且用大量盐水冲洗关节腔，将关节内的磨损碎屑和炎性因子冲出关节腔，减轻炎性反应，以达到治疗目的。

用关节镜治疗轻、中度髌股关节炎的诊治中总结以下几点体会：①术前、术后随访膝关节轴位片的拍摄是必不可少的；②清理术时注意仅切除病变的滑膜，尽量不去干扰正常的滑膜，滑膜皱襞在增生肥厚时予以切除，脂肪垫在无病变时不要切除；③术中进行外侧支持带松解时，一定要在手术的最后阶段，也就是在骨赘、增生滑膜彻底清理后，仍然存在髌骨活动度过小，或者外侧支持带挛缩再进行松解；④术后在医生指导下早期行膝关节功能锻炼，避免膝关节术后各种并发症的发生。

利用关节镜技术避免了开放手术的许多缺点，治愈率高，减少了手术创伤，保护了软组织，对关节内环境影响小，促进了术后愈合的过程，但同时也应牢记微创并不意味着无创，不熟练操作器械可能带来的关节软骨、韧带、半月板等的损伤都影响着手术后的效果，故严格的手术适应证的把握和熟练的关节镜操作技术是确保手术成功的关键。

研究证实关节镜治疗轻、中度髌股关节炎可以取得良好的临床疗效，该术式可明显缓解患者的膝前疼痛，提高生活质量。

二、微创单髁置换术

膝关节自发性骨坏死（SPONK）通常累及一个髁，病变的发生率女性是男性的 3 倍，典型病变发生于 60 岁以上的老年患者，通常有明确定位于病变区的严重疼痛的急性发病病史，虽然目前对于 SPONK 的病因许多研究者已经给出了解释，但是争论不一。内侧髁自发性坏死和下肢机械轴内外翻关系密切，同时也有学者提出 SPONK 的发生可能和老年人关节镜半月板切除有关。对于 SPONK 的治疗目前还存在争议，总体说来保守治疗、钻孔减压、软骨移植、胫骨高位截骨术、单髁置换术及全膝关节置换术等都是常用的方法。目前对于治疗方法的选择暂时没有固定的标准，现在主要是根据临床分期和坏死面积大小来选择治疗方案。一般来说，Koshino 分期是自发性膝关节骨坏死常见的分期方法，对于 Koshino 分期 1 期的 SPONK 患者，推荐使用消炎止痛药物、抗骨质疏松药物、避免负重等保守治疗方式；而对于 Koshino 分期 2 期的患者，由于患者的内侧关节软骨保存基本完整，行钻孔减压术可取得较好效果；对于

Koshino 分期 3 期以上的比较严重患者，根据病情的严重程度和患者的需求，可行软骨移植术、腓骨截骨术、胫骨截骨术、单髁置换术或全膝关节置换术等。

SPONK 多发生于股骨内侧髁或者胫骨平台，UKA 或者 TKA 都是可以选择的治疗方式，目前对于两种方式的选择还存在争议。由于早期假体设计和手术操作欠佳，失败率很高，UKA 很长一段时间不被青睐。Myers 等通过一项回顾性研究 148 例 SPONK 患者行 TKA 治疗，64 例 SPONK 患者行 UKA 治疗，发现 UKA 治疗膝关节自发性坏死早期的患者疗效欠佳，认为原因是没有区分自发性膝关节骨坏死和继发性膝关节骨坏死。1993 年 Marmor 等通过研究 UKA 治疗 SPONK，随访发现 5.5 年 UKA 失败率达 12.5%，同样 2005 年 Radke 等通过研究发现 TKA 在膝关节自发性坏死的治疗上可以取得较好的临床效果，UKA 5 年的失败率达 16.4%。近年来随着科技发展和医疗水平的不断提高，假体设计和微创手术技巧不断改进，21 世纪初的文献表明，1985 年之后单髁关节置换术治疗自发性膝关节骨坏死的疗效明显高于 1985 年之前，其原因总体来说是更加严格把握手术指征。近来国内对于膝关节自发性骨坏死的研究也逐渐开展，郭万首等在 2014 年回顾性研究了 27 例单髁置换术治疗膝关节自发性骨坏死的患者，平均随访 27.8+15.9 个月，发现 HSS 评分较术前明显增高，VAS 评分明显降低，UKA 治疗 SPONK 收到良好的效果，末次随访时患者满意率高达 96.3%。无独有偶，2016 年马童等回顾性分析了 18 例 UKA 治疗膝关节自发性骨坏死的患者，术后平均随访 60 个月，所有患者无死亡、脂肪栓塞、心脑血管意外、肺栓塞或假体感染等严重并发症。末次随访时 X 线片示假体位置良好，无假体松动等并发症，患者术后无特殊不适。近来 Bruni 等、Parratte 等、Choy 等以及 Heyse 等都对膝关节骨坏死患者行单髁关节置换术长期随访，都发现膝关节单髁置换术对于膝关节自发性骨坏死的短中期疗效好。综上可知，膝关节单髁置换术治疗膝关节自发性骨坏死具有较好疗效。

膝关节骨性关节炎也多累及内侧间室，所以也是 UKA 很好的适应。就目前来说，UKA 已经非常成功地应用于膝关节骨性关节炎，那么 UKA 治疗 KOA 和 SPONK 是否有差异，目前国内外已有研究。Andrew 等通过使用 OKS 评分评估 29 膝关节自发性骨坏死的患者（其中 26 例为股骨内侧髁坏死，3 例为内侧胫骨平台骨坏死），所有患者均采用 UKA 治疗，同时与之对比的是 28 膝 KOA 患者行 UKA，平均随访 5 年，两组患者术后均未出现并发症，膝关节自发性骨坏死组患者术后 OKS 评分为 38 分，而膝骨关节炎组评分为 40 分，认为 UKA 治疗 SPONK 可以获得较好的短期效果，SPONK 和 KOA 在 UKA 术后可获得类似的疗效。Servien 和 Verdonk 等对比研究了 33 例 KOA 和 35 例 SPONK 行单髁置换术的患者，随访 5 年，术后 KSS 评分都得到明显提高，两组在其他方面未见明显差异，SPONK 组 5 年的生存率为 92.8%，而 KOA 组为 95.4%，认为 UKA 治疗 SPONK 展现出优异的临床效果。Tong 等通过比较 UKA 治疗 23 例膝关节自发性骨坏死的患者和 UKA 治疗 235 例 KOA 患者，随访 60 个月，并发症方面未见明显差异，SPONK 组的 OKS 评分从 39.48 ± 5.69 到 18.83 ± 3.8，两组患者术前术后 OKS 评分无明显差异，认为 UKA 治疗膝关节自发性坏死短中期疗效好。研究中，两组病例患者术后平均随访时间分别为 15.3 ± 8.1 月和 14.8 ± 6.5 月，术后在手术出血量、术后住院时间、关节活动度、下肢力线、VAS 评分及 HSS 评分方面无明显差异，SPONK 组手术时间长于 KOA 组。两组病例均无死亡、肺性塞、下肢静脉血栓形成、心脑血管意外、创伤后精神障碍等严重并发症发生，可见单髁置换术治疗 SPONK 和 KOA 均能获得较好疗效。

膝关节自发性骨坏死和膝骨性关节炎在单髁置换治疗手术操作中是否有差异，目前在国内外文献中研究较少，单髁置换治疗 KOA 时，基本采用常规截骨，然而在 SPONK 单髁置换手术中，由于单髁置换术骨量截除较少，当病灶较大时，很难通过常规截骨将病灶清除，多需将剩余病灶刮除后采用骨水泥填塞，如果坏死区域过大，那么术中将改行全膝关节置换术，否则有可能影响术后假体的生存率，不过目前还未有文献明确 UKA 和 TKA 的选择问题是导致假体生存率不高的原因，所以坏死体积将影响手术疗效和手术方案的选择。研究在随访期内并未出现假体松动或下沉和翻修的病例。

大部分通过常规截骨去除坏死灶或者刮除后采用骨水泥填塞后假体稳定性好。

通过研究可知，UKA 治疗膝关节自发性骨坏死可以缓解患者痛苦，改善患者的膝关节功能，获得良好的效果，但是从研究可知，微创单髁置换术治疗膝关节自发性骨坏死中短期疗效满意，具有创伤小、恢复快、症状改善明显、术后功能良好等特点。

1. 手术方法

所有患者均行腰麻或全麻，取仰卧位，常规消毒铺巾，上止血带。将膝关节屈曲至 90°，从髌骨内侧缘到关节线下方 3cm 处做髌骨内侧切口，长约 8cm，通过皮肤切口切开关节囊，显露膝关节，切除部分髌下脂肪垫、内侧半月板，清除股骨内髁、髁间窝内外缘、胫骨平台内侧骨赘。胫骨和股骨截骨方面，胫骨髓外定位法，保持 7° 后倾角，行胫骨平台水平截骨；股骨髓内定位法，行股骨后髁截骨，安放股骨及胫骨假体试模，调整屈伸间隙平衡、屈伸活动关节，在确保达到良好的内外侧平衡髌骨轨迹、下肢力线后，对于膝关节自发性骨坏死要彻底清除病变坏死组织，选取自体截骨块移植填充于清除坏死灶后大的骨缺损，并用骨水泥填充小的骨缺损。然后安放相应胫骨假体、股骨假体和垫片，骨水泥固定。松止血带，止血，彻底冲洗术口，关节腔内"鸡尾酒"灌注，放置一次性负压引流管，逐层缝合切口，加压包扎，术毕。

2. 术后处理

术后对膝关节加压包扎，予抗感染、消肿、术区清洁换药等，密切观察切口的疼痛、出血量等情况，复查血常规、凝血、生化、血沉和 C 反应蛋白。嘱患者进行股四头肌的主动收缩锻炼，两组患者术后 1 周开始行 CPM 锻炼。术后 24 h 内拔出引流管，术后 48 h 静脉使用二代头孢菌素，术后常规口服抗凝药物预防下肢深静脉血栓等并发症，指导患者主动行足跖屈和下肢直腿抬高功能训练。配合中药口服，冰敷、拍打涌泉穴等方法促进患者术后康复。术后第一天使用助行器辅助患者下地行走，检查术后膝关节正侧位 X 线片和下肢全长负重位 X 线片，观察假体安装的准确性，术后 3 天内全部负重行走，两周左右拆除缝线并可恢复正常行走。

三、骨组织工程的应用

自 1993 年 Vacanti 等利用牛成骨细胞聚羟基乙酸构建组织工程骨以来，骨组织工程便成为组织工程研究领域中活跃的部分。移植组织工程骨（tissue engincering bone）具有明显的促进骨缺损修复作用。

1. 种子细胞获取

种子细胞是组织功能活动的创造者，组织修复的执行者。骨组织工程中理想的种子细胞应具备：取材容易，对机体损伤小；体外培养时增殖力强、易稳定表达成骨细胞表型；植入体内后能耐受机体免疫，继续快速产生成骨活动；无致瘤性等特点。早期研究的重点是成骨细胞，它可以从骨膜、骨小梁和骨髓中直接分离获得，其主要功能是合成、分泌骨基质并促进基质矿化形成骨组织，最后在骨陷窝内演变为骨细胞。但是获取大量的成骨细胞对机体的创伤比较严重，而且成骨细胞的体外扩增能力有限，因此有必要寻找更适宜的种子细胞。后来发现骨髓基质细胞具有一定的诱导成骨作用，在动物实验中表现出促进骨缺损修复，因此被作为种子细胞而进一步研究。结果表明骨髓基质细胞是一组成分不均一的细胞群，该细胞扩增能力也有限，促进骨修复的细胞是其中的成骨细胞和可被诱导的干细胞或祖细胞。

间充质干细胞是目前认为相对理想的种子细胞，可以采用骨髓穿刺后分离获得，其体外扩增能力强，扩增 120 代后仍具有多向分化潜能，它可以较容易地在体外、体内被诱导表达成骨细胞、软骨细胞、脂肪细胞等结缔组织细胞表型。采用 MSCs 为种子细胞的优点有：对机体创伤小、安全、可靠，以自体细胞进行组织构建则可将免疫作用降到最低限度。目前对 MSCs 体外扩增培养条件进行大量研究，利用该细胞的理化特性建立了体外获得的基本方法，即采用密度 1.077 的 Ficoll 液或密度 1.073 的 Percoll 液来进行骨髓细胞梯度离心获得单个核细胞，结合细胞换液进一步除去不贴壁的血细胞。为了增加干细胞纯度，也可以利用细胞表面特异性抗原来分选细胞，如采用 CD444、CD1054、神经生长因子受体（NGFR）。

CD45 等标记的流式细胞仪或免疫磁珠分选技术，细胞培养的传代密度方面，人 MSCs 在极低密度（2 个 /cm^2）时扩增速度迅速，12 天可以扩增 2000 倍，而鼠 MSCs 在极低密度条件下的扩增速度则更快。培养液名采用 DMEM，并添加 10% 胎牛血清，环境条件多设定为 37℃、含 5%CO_2 的空气、湿度。MSCs 向成骨细胞表型诱导的体外方法主要有两类：①在培养体系中加入化学药物，如地塞米松、β 甘油磷酸、维生素 C 或维生素 D_3 等时，MSCs 逐渐形成细胞团，从而表达碱性磷酸酶、I 型胶原或骨钙素，并具有钙化能力；②利用生长因子促进细胞分化，如 BMP2、BMP7、TCF-β、1L-6 等。MSCs 成骨诱导后生物学特性将发生改变，如细胞倍增时间将延长，扩增能力下降。

胚胎干细胞也可以诱导为成骨细胞，当胚胎干细胞特异分化为成骨细胞的机制被明确，同时异体细胞移植免疫问题被解决后，胚胎干细胞有可能成为体外构建异体组织工程骨的种子细胞，从而使组织工程产品进入产业化生产时代，这必将对现代医学产生深刻影响。

2. 支架材料制备

细胞外基质不仅具有连接和支持细胞组织的作用，而且还影响细胞的形态、表型，控制细胞的增殖、分化，调节细胞的运动等，因此包括支架材料在内的细胞外基质和种子细胞同属于组织工程骨中最重要的组成部分。用于构建组织工程骨的支架材料，可来源于人工合成和天然物质的改良。理想的支架材料应具备如下特点：①良好的组织相容性，无明显的机体毒性和免疫原性；②多孔的立体结构，孔隙率 70% ~ 90%，微孔直径 200 ~ 400μm；③

性能较佳的材料微环境，有利于种子细胞增殖与分化；④可控的材料降解率，材料降解几乎与骨再生同步；⑤一定的机械性能，其压缩模量接近骨组织；⑥易于加工、消毒、储存。

目前尚无公认的性能最佳的支架材料，对以下几种材料研究得相对深入：①骨组织衍生材料：对动物骨组织采用不同的处理方式获得不同的材料特性，脱蛋白处理较好地保留了材料的孔隙结构和机械强度，并降低了抗原性，但同时也降低了材料的骨诱导性，而脱钙处理虽较好地保留了骨诱导性，但大大降低了材料机械强度；②胶原：能够促进细胞黏附增殖，但材料机械强度低，难以单独使用；③羟基磷灰石（HA），机械强度高、骨传导性好，但材料降解与骨再生难以同步；④磷酸三钙类陶瓷（TCP），机械强度高、材料降解与骨再生可以同步，但材料孔隙率偏低、脆性大且难以塑性；⑤聚羟基乙酸（PGA）和聚乳酸（PLA），生物相容性好、高孔隙率及可控的降解率，但材料降解的酸性微环境不利于成骨活动；⑥藻酸盐聚合物，可通过注射方式填充骨缺损区，但难以单独使用。Kasten 等在同一实验条件下比较了骨髓基质细胞分别在脱钙骨基质（DBM）、HA、TCP 内的增殖与分化情况，发现 3 种材料均可以促进种子细胞增殖和成骨分化，在 DBM 内细胞分布最良好、骨钙素表达最高。目前支架材料的加工技术由溶解注模萃取法、气体发泡法、无纺加工术、膜层压术等简单方法，向能够实现材料精细加工的 3D 印刷术及其盐粒漂洗术、熔融沉积成形术、3D 凝胶注模叠层法等复杂技术发展，试图制备出性能更优越的支架材料。

由于各单一材料存在明显的缺点，因此近年来制备组织工程支架材料时常应用复合材料的原理方法，将两种或两种以上具有互补特性的生物材料，按一定比例与方式组合，构造出新型复合材料。如 TCP 陶瓷与 Pluronic 凝胶复合，使得材料不仅具有较高的机械性能，还使种子细胞在材料内分布更均匀；HA 吸附 RGD 多肽后，明显改善了细胞在材料表面的黏附性；PLGA 与胶原凝胶复合也增加了材料的整附作用，与成骨细胞共同植入后，其成骨能力优于单纯 PLCA 与成骨细胞构建的移植物。

3. 生长因子应用

在骨修复过程中，促进骨再生的生长因子包括：骨形态发生蛋白（BMPs）、转化生长因子 β（TGFβ）、碱性成纤维细胞生长因子（bFGF）、血小板衍化生长因子（PDGF）、胰岛素样生长因子（IGF）等，这些生长因子表现出网络式的有序作用。除了 BMPs 具有强烈的体内异位诱导成骨外，其他单一生长因子的骨诱导作用有限，但是具有促进骨再生的协同作用，这些生长因子还被广泛应用于种子细胞的体外扩增和表型诱导实验。

在构建组织工程骨时，生长因子应持续有效地释放，目前有两种应用方式：①缓释技术：将生长因子直接加载在支架材料内，或者将生长因子用微囊包裹后与支架材料复合，当组织工程骨植入体内后，生长因子缓慢释放而产生生物学效应；如 Vehof 等将 rh-TGFβ1 加载在可吸收高分子材料聚丙烯类物质（propylene fumarate）内，植入体内后观察到明显的骨再生，而仅将材料植入体内后无骨组织形成；②基因转染：将 BMP 基因转染细胞，使其进入体内后经过细胞分泌的方式发挥作用，如 Licberman 等将带有 rb-BMP2cDNA 的腺病毒载体转染永生化的基质细胞，细胞转染后可分泌出 rb-BMP2，再将这种细胞与 DBM 材料复合后植入人体内，可明显改善对骨缺损的修复，这是因为细胞分泌出的 rhBMP2 促使了机体内未分化的干细胞向成骨细胞分化。

4. 三维动态培养

在培养瓶中扩增细胞是以二维方式进行的，在内置显微镜下比较容易观察细胞形态、数量等，但是这与细胞在体内所处的环境迥然不同。近年来将种子细胞与支架材料复合后，以三维立体方式进行培养，使得细胞更接近体内的功能状态，其较高的细胞密度更有利于骨组织形成，Kinxhita 等将骨祖细胞接种于三维网状胶原支架内复合培养，12 周后检测发现骨祖细胞在该状态下出现良好的增殖与分化表现，形成了类似于正常骨组织的结构。

将细胞与材料复合体置于培养瓶中进行简单的三维培养时，可以出现细胞分布不均匀、深部细胞营养交换障碍等问题，因此目前进行三维培养时往往需要使用生物反应器。研究表明，旋转式细胞培养系统比较适宜培养组织工程骨。复合体在该系统中被浸泡于培养液内，随着水平转轴移动，由于该系统无明显破坏性应力产生，同时复合体被模拟处于微重力状态，因此细胞在支架材料内分布较均匀、增殖速度较快、分化状态较好、细胞密度较大。Terai 等将旋转式细胞培养系统增加气体交换装置后，有效地解决了支架材料中 O_2 渗透和 CO_2 排除的问题，MSCs 与 PGLA 构建的组织工程骨在该反应器中，培养 2 周时出现钙化情况，培养 7 周时细胞即被形成的骨样组织包裹。

5. 促进血管化措施

骨缺损的良好修复必须依赖充分的血供，新生血管不仅是氧气、营养物质及代谢废物运输的通道，而且是参与骨修复调控的细胞、信号分子通过的重要路径，即血管化和骨再生是骨愈合过程中两个最基本环节。体外构建的组织工程骨，植入体内后同样必须迅速建立充分的血供，为种子细胞功能活动提供充足的营养，只有这样才能保证组织工程骨的成活及骨缺损的修复，这在完成较大骨缺损修复时显得尤为重要。

目前促进组织工程骨血管化的技术主要有5种：①包裹血管束法：Vacanti、Cao等将复合有成骨细胞的可降解材料包裹体内血管束，由血管束长出毛细血管深入材料内，形成带血管蒂的人工骨，再用于移植。②预构带血管蒂的组织工程骨肌骨瓣：Levine等根据骨缺损区形状与大小设计好HA支架材料，将HA/BMP复合物植入带有轴心血管的肌肉组织内，预构成带血管蒂的组织工程骨肌骨瓣。③带血管蒂筋膜包裹法：植入组织工程骨时，就近选择带血管蒂的筋膜瓣包裹移植物，使其表面弥漫的毛细血管能够从各个方向长入移植物内。这3种方法是借用体内已经存在的血管条件来促进人工骨的血管化。手术效果明确，但存在增加机体额外创伤、受局部血管条件限制等缺点。④应用血管内皮细胞：将该细胞联合成骨细胞与支架材料复合，使内皮细胞作为血管生成的种子细胞，在体内成骨活跃的微环境中发生毛细血管化，并与宿主血管系统建立吻合。⑤应用促血管生成的生长因子：如采用生长因子缓释技术将血管内皮细胞生长因子（VFGF）吸附于支架材料内，依靠局部较高浓度的VECF促进微血管生成，当然也有将上述方法联合应用的尝试，以最大限度地提高血管化的速度，如杨志明等植入由复合材料、rh-B3MP2、成骨细胞制备的组织工程骨修复兔骨缺损时发现，人工骨包裹带血管蒂筋膜及复合血管内皮细胞的方法具有明显的促血管作用，其效果强于人工骨单纯复合血管内皮细胞或单纯包裹带血管筋膜的方法。

目前利用组织工程进行骨修复是骨组织缺损治疗的热点和发展方向。生物基质材料、细胞、生长因子是骨组织工程的三个组成部分，认识到这三方面现阶段的主要来源和它们之间的关系是骨组织工程理论的关键，为今后的研究与临床应用提供了依据。

四、人骨髓（MSC）干细胞培养方法

骨髓间充质干细胞（MSC）已成为骨组织工程中良好的种子细胞。组织工程与基因转移技术相结合，将编码的特定基因导入MSC，并使MSC合成分泌外源性特定基因，不仅可使MSC长期保持成骨表型，还可继续产生特定因子，进一步促进MSC向成骨细胞转化，从而提高骨组织修复的效果。骨的再生是一个复杂的调控过程，近年来基因组研究已发现许多调控因子对骨组织形成是

必需的。应用基因治疗激发旁分泌和自分泌调控机制能充分发挥调控因子的生物作用。多种因子共同作用的体内微环境在不同时期的作用强弱各异，基因治疗自身的一些问题如载体容纳基因大小、机体对载体免疫反应、是否能移植到安全住点、转基因后能否保持原来的生物学特性等，都有待进一步研究。

人骨髓（MSC）干细胞培养

1. 髂后上棘取骨髓血 120 ～ 200ml。

2. 举例：取人体骨髓 10ml 加入 PBS 10ml 吸管混匀，20℃、1000r 离心 20 分钟后取细胞同法再洗一次，用 10mlPBS 重悬细胞，将细胞加入 20ml 1.073 Percoll 液，混匀后 20℃、1000r 离心 30 分钟，分层取乳白色单核细胞层，吸入 10ml PBS 中 20℃、1000r 离心 20 分钟收集细胞，2ml 培养基（H-DMEM+10% 胎牛血清）重悬细胞计数，以 $2 \times 10^5/cm^2$ 接种于 $25cm^2$ 培养瓶中观察后置于 37℃、5%CO_2 饱和湿度孵箱中培养。48h 首次换液可见少许贴壁细胞，弃掉未贴壁细胞，更换新鲜培养液。每三天换液一次。细胞长到80%融合时，用0.25% 的胰蛋白酶消化，按 $8 \times 10^3/cm^2$ 的细胞密度传代进行扩增培养。

3. 至72h后开始出现纺锤形贴壁细胞，10 ～ 14 天后形成克隆。视情况培养中加入细胞因子：EGF、bFGF 等。

4. 约3周出现致密贴壁细胞层，细胞两极开始有规律排列成束状或旋涡状。每瓶单层融合的 MSC 用胰蛋白酶消化后平均获得 5.0×10^5 个细胞。

五、MSC 是基因治疗的理想靶细胞

骨组织工程学是应用工程学和生命科学原理与方法依靠支架材料承载被分离的成骨细胞或其前体细胞并植入宿主体内，支架材料在宿主体内逐渐降解并释放细胞，从而形成新的有功能的骨组织产品的技术。但目前该方法存在细胞因子量控、种子细胞易老化和增殖缓慢、细胞定向分化细胞与生物材料亲和性及动物组织基因人源化等不足。为解决以上问题，学者将不断发展的转基因技术应用于骨组织工程，利用特定基因转染相应细胞，使目的基因能在种子细胞内有效表达，诱导其定向组织分化，即基因修饰的组织工程骨，并用以修复骨缺损，获得了良好的效果。

目前骨组织工程基因转染应用最多的种子细胞是骨髓 MSC，其具有以下优点：①来源广，易分离。MSC 不但存在于骨髓，在其他造血和非造血组织中也能被分离出。②低免疫原性或没有免疫原性。这主要是因为 MSC 属于未分化的前体干细胞，其细胞表型分化尚不成熟。Liechty 等将人 MSC 移植入早

319

期妊娠的胎羊，发现异种细胞在多种组织中存活达 13 个月。③多向分化潜能。不同的微环境可促使 MSC 向成骨细胞、脂肪细胞、软骨细胞、肌肉细胞及肌腱细胞等分化。④ MSC 被转染后仍能保持低或无免疫原性多向分化等特性，且能长时间瞬时表达转染基因。Lee 等将人白介素（LL）-3 基因转入 MSC，发现其表达超过 17 代，且之后 MSC 仍具有向多种细胞分化的能力。为取得有效的基因传送，体外细胞介导的基因治疗必须依赖体内移植细胞。MSC 作为基因转染的靶细胞较其他类型细胞更具优势，因为它不但可传送基因，而且自身也参与修复过程。

2013年陈全伟报告了骨关节腔内注射间充质干细胞治疗骨关节炎的研究，显示 MSC 具有营养、抗炎及免疫抑制等作用。将 MSC 直接注射至关节腔内治疗骨关节炎可明显修复关节软骨，延缓关节炎退变的进展。经基因修饰的 MSC 注射入关节腔内可起到抗炎和抗基质降解作用，转导的 MSC 在关节腔内可以释放治疗蛋白并作用于软骨损失部位，为晚期骨关节炎治疗提供条件。

六、循证依据

MSC 可从骨髓、脂肪、滑液等组织中分离出来，在成人全骨髓细胞中的分离率为 1/10 万 ~ 1/5 万，即约 1ml 骨髓中可获取几百个 MSC。Peaser 等的报道显示，MSC 在脂肪组织中的分离率约 1/100，为骨髓组织的 500 倍左右。然而，从不同组织提取的 MSC 的分化能力并不相同。有研究报道从 18 例老年膝 OA 患者骨髓、脂肪和滑液组织中分离培养 MSC 并观察比较各自的软骨分化潜能，结果显示髌下脂肪源性 MSC 增殖能力和软骨分化潜能与骨髓 MSC 相当，皮下脂肪源性 MSC 增殖能力强，但分化为透明软骨能力差（与其细胞表面标志物 CD36 和 CD54 有关），而滑液源性 MSC 增殖和分化能力较弱于骨髓 MSC 与髌下脂肪源性 MSC。

分离方法、培养介质、播种密度及与不同生长因子联合应用均可影响 MSC 扩增、分化和免疫原性，捐赠者年龄和 OA 疾病发展阶段也会影响 MSC 增殖和分化。

研究表明，无论 OA 患者年龄和病因如何，在其骨髓中均可分离出足够具有软骨分化潜能的 MSC。Dudics 等研究也表明，从健康者和 OA 患者中分离出的骨髓 MSC 具有相似的软骨细胞分化潜能。

临床研究

OA 软骨缺损区常呈大范围无界限、多位置分布，股骨胫骨上下面相对应。

直接关节腔内注射 MSC 治疗 OA，是一种相对侵袭性较小的微创方法，与动物 OA 模型相比，人 OA 进展缓慢，可能需要 15～30 年。因此，动物 OA 模型上的病理改变并不一定与人 OA 缓慢进展的损伤相一致。即便如此，仍有多项临床研究报道。

Wakitani 等报道采用骨髓 MSC 混合 I 型胶原蛋白水凝胶直接注射入 24 例膝 OA 患者股骨内侧膝关节软骨缺损区，42 周后缺损区覆盖有白色软组织并观察到此透明软骨样组织；与对照组（仅注射 I 型胶原蛋白水凝胶）相比，治疗组关节镜下软骨形态学和组织学分级均明显改善。1 例 46 岁 OA 患者经关节腔内直接注射自体 MSC 治疗，24 周后 MRI 显示软骨和半月板增长明显，疼痛视觉模拟评分（VAS）和运动范围均获得提高。Davachi 等报道评估 4 例中重度膝 OA 患者（分别为 54.55、57 和 65 岁）关节腔内注射自体 MSC 后 6 个月的疗效，发现 3 例患者行走时间增加，4 例患者爬楼梯能力和 VAS 评分均获得提高。Emadedin 等报道对 6 例膝 OA 女性患者（平均 54.5 岁）关节腔内注射自体 MSC，随访 1 年显示所有患者 VAS 评分较注射前明显降低；注射后 6 个月疼痛、膝关节功能活动、行走距离明显改善，关节软骨厚度和软骨下组织修复较注射前明显改善；随访半年与随访 1 年相比，患者症状缓解在注射半年时达到最高峰，提示在首次注射后隔 6 个月再次注射，有利于疗效的维持。

然而，也有一些有争议的报道。Noth 等研究发现，直接关节腔内注射 MSC 可能仅对早期 OA 有效，因为早期 OA 缺损仅限于软骨层，晚期 OA 常涉及关节软骨大面积缺损、骨赘形成及软骨下骨硬化等改变，而 MSC 载入支架植入修复软骨缺损容易控制，且可定位。然而，晚期 OA 患者股骨和胫骨关节上下相对的软骨层常同时缺损，植入的矩阵形支架很容易迅速磨损而导致 MSC 不能起到很好的修复作用。可见，目前组织工程技术研究尚未找到合适的细胞支架植入 OA 缺损区。直接关节腔内注射 MSC 则操作简单、侵入性小、不存在支架磨损等问题，具有一定优势。未来进一步研究将着重于直接关节腔内注射 MSC 是否适合修复大面积侵蚀的软骨缺损，如晚期 OA 软骨缺损。

随着生物医学的发展，在不久的将来关节腔内注射间充质干细胞治疗可能代替人工膝关节的置换，造福人类，提高 OA 患者的生存质量。

七、富集血小板血浆（PRP）的临床应用

国内刘密报告了全膝关节置换联合自体富血板血浆凝胶，对术中、术后

失血及术后恢复的影响，认为 TKA 联合 PRP 凝胶能有效降低失血量，加快创面修复及关节功能恢复，同时安全性高值得临床推广。苏柯等 2015 年报告了关节内联合松质骨内注射 PRP 治疗 KOA40 例，认为用 PRP 关节内注射法或关节内联合松质骨内注射法治疗 KOA 均能减轻膝关节疼痛，改善患肢功能；关节内联合松质骨内注射 PRP 效果能使持久，长期效果优于一般关节内药物注射。

1. 富集血小板血浆凝胶制备

富集血小板血浆的制备过程必须在严格无菌条件下进行。

预先装有 2.4ml 枸橼酸钠抗凝剂的针筒经患者肘前静脉抽取血液约 30ml，摇匀后注入离心管进行 2 次离心。第一次 1300 转 ×10min，吸取全部血清液至交界面下 3mm，移至另一离心管；平衡后再次离心 1300 转 ×10min，离心管中液体即分为两层，血清液为富集血小板血浆，下层为血小板浓缩物（platelet concentrate，PC）。吸取 3/4 血清液弃之，剩余约 5ml 摇匀即为 PRP。使用前需加入促凝剂（10% 氯化钙 1ml 与凝血酶 2000u 混合而成）激活血小板并使 PRP 凝固成胶状。

①对于富集血小板血浆浓度的要求

根据近年来国内外学者对富集血小板血浆促进骨再生与修复的影响因素研究进展的报告：

富集血小板血浆的制备方法大体可分为两种方法：

②手工制备：其制备过程较烦琐，所需设备简单易于开展。手工操作分离法与全自动血小板分离法在离心后血小板数量无明显差异。其制备原理相似，即根据血液中各组分的沉降系数进行分层制备。1 次离心后血液可分为 3 层，最底层是沉降系数最大的红细胞，最上层是血清，交界处有一薄层，即为富集血小板层。一次离心后弃去血清或红细胞层，然后改变离心力再次离心，可分离出更多血小板。不同离心次数、离心力和离心时间制备的 PRP，血小板和生长因子浓度与活性各不相同，其机制仍未明确。两次离心法仍是当前制备 PRP 的常用方法。2007 年刘彩霞比较了动模中不同离心力和时间所制备的 PRP 对牵张成骨的影响，结果显示应用 Landesberg 法以两次离心（每次 200g、离心 10min）法制作的 PRP 血小板计数明显高于全血，为全血的 6.17 倍，血小板回收率超过 86%，促进新骨作用较明显。离心力 > 250g 会导致血小板破坏过多，而一次离心 < 5min 得到的 PRP 血小板浓度与全血无名显差异。结果说明二次离心法制作的 PRP 血小板浓度和血小板回收率显著高于一次离心法。

③激活剂的选择

通常 $CaCl_2$ 和凝血酶是制备 PRP 的激活剂。加入 $CaCl_2$ 和凝血酶后可以激活血小板，使 PDGF（血小板源性生长因子）、TGF（转化生长因子）、IGF（胰岛素样生长因子）等多种因子从血小板 a 颗粒中释放，发挥促进骨再生与修复作用。该研究表明单纯应用 $CaCl_2$ 激活 PRP 效果优于 $CaCl_2$ 凝血酶的复合物。

低浓度 PRP（1%、5%）对成骨细胞增殖有促进作用，而高浓度 PRP 对细胞增殖有抑制作用。不仅如此，浓度为 100% 的 PRP 对细胞反而产生毒性反应，复合培养的细胞未见生长。因而认为促进成骨细胞、成纤维细胞增殖，在制作 PRP 时血小板浓缩程度有最佳浓度要求。因此，不同血小板浓缩程度的 PRP 对细胞增殖作用如何？是否 PRP 的血小板浓缩程度越高增殖作用越明显？制作 PRP 时血小板浓缩程度限定在什么范围内最佳？血小板中含有血小板源性生长因子（PDGF）、生长转化因子-β（TGF-β），血管内皮生长因子（VBGF）、表皮生长因子（BGF）、胰岛素样生长因子-1（IGF-1）等，其中含量最多的是 PDGF、TGF-β1。目前临床上所用的各种因子主要通过基因工程重组和从动物身上获得，其制备过程烦琐，价格昂贵，给临床应用带来很大不便，也限制了推广应用。临床上常用离心制备 PRP，对设备要求低，步骤简单，在实验室或手术室均可制备。其制备原理是血液中各组分的沉降系数不同，一次离心后血液分为 3 层，最底层为沉降系数最大的红细胞层，最上层是血清层，交界处有一薄层，即富集血小板层；一次离心后弃去血清层或红细胞层，然后改变离心力再次离心，使更多的血小板分离出来。2002 年 Dugrullon 报告 PRP 中血小板浓度可达全血的 16 倍，经酶联免疫吸附试验证实，PRP 中 4 种血小板源性生长因子的浓度是人体内正常浓度的 3～8 倍，PRP 内的纤维网络对促进黏附、防止细胞流失也具有一定的作用。PRP 制备简单、快捷，对患者损伤小、无免疫排斥反应。

这种复合优势再结合近几年中药在治疗骨质疏松和骨坏死领域研究成果，运用"活血化瘀""补肾壮骨""壮骨生髓"的中医理论为基础，通过现代中药药理方面的研究结果，都肯定了对骨的双向调节作用，即对破骨细胞的直接抑制作用，同时又促进成骨细胞生长，使骨钙化形成增加。主要是促进成骨细胞钙化形成增加，以利于骨的早期重建与塑形。

八、人羊膜在骨科的应用

人羊膜（human aminoric membrane,HAM）作为生物工程材料用于基础研究和临床治疗可追溯至 20 世纪初期。早年，人羊膜作为敷料常用于烧伤和溃疡表面的治疗。随着基础研究的深入发展和临床技术的进步，人羊膜在眼科、泌尿外科和胃肠外科等相关领域展示了强大的修复功能。近年来，人羊膜在骨科应用中蕴藏的潜能也逐渐引起学者的重视，已成为骨科组织工程材料新的研究热点。

（一）人羊膜的结构及特性

1. 结构

人羊膜的厚度为 0.02 ~ 0.5mm，是一层来源于细胞滋养层的生物膜，呈半透明状，无神经、淋巴管和肌肉。羊膜主要由上皮细胞层、基底层和间质组织构成。上皮细胞层和基底层紧密相连，表面有大量微绒毛，主要执行运输营养物质和分泌的功能，可分泌多种生长因子如转化生长因子（TGF）-α、TGF-β1、TGF-β2 和表皮生长因子（EGF）等。基底层致密且呈半透明状，有着错综复杂的胶原网络，含有 I、III、IV、VI、XV、XVI、XVII 和 XVIII 型胶原蛋白以及 3 层粘连蛋白、巢蛋白、纤维蛋白、蛋白多糖等多种可促进细胞黏附和生长的成分，正是这些成分的存在使基底层作为细胞外基质被广泛应用于组织工程领域。间质组织与基底层相似，也含有大量疏松多孔的胶原纤维束。值得注意的是，间质组织中还含有源自中胚层的间充质干细胞（MSC）。MSC 免疫原性低，不表达组织相容性 II 类抗原，仅少量表达组织相容性 I 类抗原。此外，MSC 具有多向分化潜能，作为种子细胞在组织工程和干细胞的治疗研究中具有重要意义。

2. 特性

羊膜具有显著的抗炎作用。羊膜细胞通过表达白细胞介素 -1 受体拮抗剂（IL-1Ra），降低白细胞介素（IL）-1 引起的炎症反应，再上调 IL-4、IL-10、基质金属蛋白酶抑制剂（TIMP）-1、TIMP-2、TIMP-3 及 TIMP-45 等活性物质的释放，从而增强抗组织炎症反应的能力。羊膜有效抑制组织血管新生的能力在眼科领域备受瞩目，常用于修复角膜缺损等眼科疾病，其机制为羊膜细胞表达内皮抑素（ES）、血小板反应蛋白（TSP）-1 等抗血管形成的细胞因子。但近年有研究发现，羊膜也具有生成血管的能力，经过不同处理的羊膜能表达不同的促血管生成因子。这些研究解释了为何羊膜在修复眼表缺损中抑制血管形成，而在修复创面中却促进组织血管再生。同时，羊膜还具有来源广泛、伦理争议少等特点，这些也为羊膜在科研和临床中的广泛应用打下了扎实的基础。

（二）羊膜细胞在骨科的应用

羊膜细胞具有多向分化潜能，通过表达八聚体结合转录因子（OCT）-4、肝细胞核因子（HNF）-3β、阶段特异性胚胎表面抗原（SSEA）-3、SSEA-4及肿瘤排斥抗原（TRA）-1-60等多种干细胞表面标志物，在适当的诱导条件下可向内胚层、中胚层及外胚层细胞分化。羊膜细胞的这种特性使其可以进行成软骨诱导分化及成骨诱导分化，成为良好的骨组织工程种子细胞。

1. 成软骨诱导分化

羊膜细胞表达 Sox 家族和骨形态发生蛋白（BMP）家族相关基因及其受体。Toda 等将羊膜细胞和 BMP2 在体外共培养，检测发现羊膜细胞表达了 II 型胶原和聚蛋白聚糖，表明羊膜细胞能向软骨细胞分化。随后，Wei 等和 Zhou 等分别将羊膜细胞置于含重组人骨形态发生蛋白（rhBMP）-2 和 BMP-7 的诱导培养基，发现在体外羊膜细胞可诱导分化为软骨细胞，动物实验中羊膜细胞也成功修复大鼠软骨缺损。Muinos-Lopez 等对比研究人骨髓间充质干细胞（hBMSC）和人羊膜细胞向软骨细胞分化的能力，发现经相同诱导处理的羊膜细胞较 hBMSC 可表达更多的 II 型胶原，表明羊膜细胞可能位于 hBMSC 的分化上游，分化潜能更大。虽然羊膜细胞向软骨细胞分化的能力十分出众，但分离羊膜细胞及负载到组织工程支架材料上的过程费时费力，阻碍了其在骨科领域的推广与应用。为解决这一难题，Lindenmair 等尝试直接在整个羊膜上诱导羊膜细胞向软骨细胞分化，结果也获得成熟的软骨细胞。

2. 成骨诱导分化

羊膜细胞在适当条件下还可进行成骨诱导分化。Jiawen 等分离人羊膜细胞后，将其置于成骨诱导培养基，14 天后聚合酶链式反应（RT-PCR）结果显示碱性磷酸酶（ALP）、成骨转录因子（Runx2）及骨桥蛋白（OPN）基因的表达量均显著升高，21 天后进行茜素红（ARS）染色可看到大量钙结节沉积，表明羊膜细胞向成骨细胞诱导分化成功。Chen 等将羊膜细胞载于支架材料进行成骨细胞诱导分化培养，ALP 活性检测和骨钙素（OCN）基因检测均显示羊膜细胞成骨诱导分化成功，且诱导成功的羊膜细胞依然具有很高的活性。Steigman 等将体外成骨诱导培养的羊膜细胞植于 3D 纳米纤维支架，再移植到体内，成功修复全层胸骨缺损。表明成骨诱导分化的羊膜细胞在体内可促进骨组织再生，同时羊膜细胞的低免疫原性也降低了免疫排斥反应。

（三）羊膜细胞外基质在骨科方面的应用

羊膜经适当处理后可完全脱去细胞，成为具有一定韧性和力学延展性的细胞外基质。细胞外基质包含多种生物活性物质，且生物相容性良好，在体内可被完全吸收而不引起免疫排斥反应，这些特性使羊膜细胞外基质广泛应用于修复损伤、减轻粘连及缓解疼痛等方面。

1. 骨缺损修复

羊膜细胞外基质含有丰富的成纤维细胞生长因子（FGF）和 TGF 等与成骨相关的活性物质，这些物质可促进相关细胞成骨分化。Go 等将 MG-63 细胞置于含有羊膜细胞外基质的培养基中进行成骨诱导，结果表明在羊膜细胞外基质存在的情况下，ALP 活性、钙结节沉积程度及 OCN、OPN 等成骨分化特异性基因的表达均显著提高，证实羊膜细胞外基质在体外可促进细胞成骨分化。近年来，引导骨再生（GBR）概念的提出引发了探索骨诱导再生膜的热潮，羊膜凭借其优秀的生物相容性和诱导成骨分化能力在众多材料中脱颖而出。Li 等在修复大鼠胫骨缺损的实验中发现脱细胞羊膜的修复能力强于传统胶原薄膜，新生骨硬度和光滑程度均远优于胶原薄膜对照组。Semyari 等使用天然羊膜成功修复大鼠颅骨的临界性缺损，进一步证实富含 I 型胶原和多种生物活性物质的羊膜是一种理想的促骨组织再生的天然材料。

2. 修复肌腱损伤及预防粘连

动物实验表明，羊膜移植物在动物体内可有效修复肌腱损伤、减轻疼痛及预防肌腱粘连。随后，DeMill 等对 124 例患者开展回顾性分析，结果显示羊膜可被安全地应用于修复足踝部肌腱。Gellhorn 等在超声引导下将羊膜粉末注射到患者损伤的肌腱部位，经 3 个月随访，91% 的患者损伤部位疼痛和粘连程度较对照组明显减轻。Wertber 等用羊膜颗粒和羊水治疗慢性足底筋膜炎与跟腱炎，经 12 周随访，所有患者均无不良反应，且疼痛视觉模拟评分（VAS）显著降低，临床效果良好。但也有研究发现，采用手术修复配合羊膜移植物包裹固定的方法具有一定风险，在治疗 5 例手屈肌肌腱损伤时，3 例患者取得良好疗效，1 例患者出现局灶性纤维化，1 例患者肌腱修复失败，表明用羊膜修复肌腱损伤需要更多高质量的临床研究来提供进一步的证据支持。

3. 关节软骨损伤修复

关节软骨由于结构复杂和部位特殊，一旦发生损伤难以进行自我修复，目前临床上常用的治疗手段大多无效，治疗后的新生软骨组织以纤维软骨为主，而纤维软骨力学性能和运动功能均无法与透明软骨组织相提并论。羊膜组织凭借抗纤维化、抗血管形成、镇痛和抗炎等特性使其具有修复软骨损伤的潜质。Liu 等发现载有 hBMSC 的羊膜细胞外基质可成功修复兔子的关节软骨缺损。

Diaz-Prado 等将关节炎患者的软骨标本取出，裁成 6mm 的关节软骨盘，随后在体外覆盖载有软骨细胞的羊膜组织，组织学和免疫组化分析显示，载有软骨细胞的羊膜组织在体外可成功修复关节炎患者的软骨损伤，为羊膜在体内的进一步应用提供理论支持。近年，羊膜已在临床展示了其出众的修复软骨缺损的能力。Vines 等将羊膜粉剂注射到骨关节炎患者的关节腔内，经 12 个月随访，患者的血细胞计数、淋巴细胞亚群和炎症标志物无显著改变，而膝关节损伤和骨关节炎评分（KOOS）则显示患者的疼痛水平、运动功能和生活质量均有不同程度的改善，证实羊膜被用于修复软骨损伤是安全无害的，且可治疗和延缓关节软骨损伤。

4. 进展

羊膜作为骨科领域新兴的组织工程材料，受到学者们的青睐，在骨科实验研究和临床中均得到广泛应用。羊膜细胞可分泌多种生物活性因子，并具有向软骨细胞和成骨细胞分化的潜能，使其成为良好的组织工程种子细胞；羊膜细胞外基质也在体内外被证明具有修复骨缺损、软骨损伤和肌腱损伤的能力。随着研究日益深入，人羊膜必将在骨组织工程中发挥更加重大的作用。

5. 人羊膜的制备与保存

目前，临床应用中大多采用的是以不同方法制备保存的 HAM，而如何在制备保存过程中确保 HAM 的活性，使其在临床应用中发挥最大的作用是关键问题。

①新鲜 HAM。新鲜 HAM 在理论上较其他方法保存 HAM 具有更好的生物活性。新鲜 HAM 中的生物活性物质浓度和种类较其他方法保存的 HAM 明显丰富，在抗炎、抗菌、抗病毒、抑制瘢痕组织形成、阻止基质细胞凋亡、抑制新生血管生成、促进上皮细胞增殖、分化等方面具有更显著的效果。新鲜 HAM 的制备保存主要是采集经血清学检查人类免疫缺陷病毒（human immunodeficiency virus，HIV）、乙型肝炎病毒（hepatitis B virus，HBV）、丙型肝炎病毒（hepatitis C virus，HCV）、梅毒等均为阴性的剖宫产产妇胎盘，在无菌条件下分离 HAM，并用生理盐水冲洗干净，抗生素药水浸泡 30min 后，用纯甘油、DMEM/ 纯甘油（1:1）混合液或无水乙醇保存备用。新鲜 HAM 的制备虽然在生物活性方面有优势，但其操作复杂、保存时间短，且易被污染，这些因素均限制了新鲜 HAM 的产量化制备及临床应用。

②冷冻及生物干燥 HAM。冷冻干燥 HAM 可尽量保存其原有的生物学性能，该方法是将 HAM 在冷冻条件下进行真空干燥，去除水分，通常含水量应

< 5%，抑制酶的活性，减轻酶对组织的降解，便于室温的长期保存。生物干燥 HAM 是以一种新型保存方式制备的，其结构主要是人类胎盘的基底膜胶原组织，与新鲜和冷冻保存 HAM 成分完全一致，不仅保留了 HAM 原有的生物学特性，且克服了新鲜和冷冻保存 HAM 被污染的可能性，使其临床应用更具有安全性，明显减少了由 HAM 污染问题而引发医疗纠纷的可能性。滕丹等采用辐照灭菌的冷冻干燥 HAM 治疗兔眼角膜碱烧伤，结果显示，术后 30 天，HAM 组的角膜上皮愈合良好，炎细胞浸润程度轻，兔眼角膜透明度、新生血管及角膜上皮的修复情况均明显优于对照组（不用 HAM，仅于相同位置进行缝合），表明辐照灭菌后的冷冻干燥 HAM 可减轻角膜炎性反应，促进角膜上皮修复，减少角膜新生血管形成。

③脱细胞 HAM。脱细胞 HAM 是一种天然的细胞外基质，不包含上皮细胞，其主要成分是多型胶原蛋白、糖蛋白及蛋白多糖，其作为细胞培养的载体，特别是作为生物活性载体，可为载体细胞的增殖与分化提供稳定的生长环境。

HAM 去细胞的方法有酶 – 化学法、机械法及二者结合。雷宁静等采用 Triton 法结合胰蛋白酶的方法制备脱细胞 HAM，比较其与甘油法结合胰蛋白酶制备脱细胞 HAM 效果的差异，结果显示，两种方法获得的 HAM 脱细胞基质均无细胞残留，但甘油强力脱水可能会影响机制的蛋白结构，因此，作者认为 Triton 法结合胰蛋白酶的方法更好。目前，比较常用的 HAM 脱细胞处理方法是胰酶降解及物理方法，有研究表明，0.05% 的胰酶对 HAM 组织消化 30min，其细胞的损伤较小，过量的酶或酶解时间过长均可能使 HAM 组织的蛋白结构及韧性损伤，而物理方法的器械钝性分离也可能会对 HAM 组织造成二次污染，这些不足降低了 HAM 脱细胞基质作为天然细胞外基质的生物学活性。

羊膜是胎盘的最内层，与人眼结膜组织结构相似，含有眼表上皮细胞，包括结膜细胞和角膜上皮细胞生长所需要的物质，其光滑,无血管、神经及淋巴,具有一定的弹性，厚 0.02 ～ 0.5mm。在电镜下，其分为五层：上皮层、基底膜、致密层、层和海绵层，羊膜基底膜和基质层含有大量不同的，主要为 i、iii、iv、v、vii 型胶原和纤维粘连蛋白、层粘连蛋白等成分，正是这些成分使羊膜可以充当"移植的基底膜"而发挥一种新的健康合适的基质作用来促进上皮化。tseng 认为人羊膜具有的这层较厚的基底膜及无血管的基质是决定移植成功的关键。

动物实验和临床观察显示：羊膜基底膜可促进结膜干细胞分化为结膜上

皮细胞、促进结膜上皮向角膜上皮转化，促进角膜缘干细胞增殖及提供一个有助于其生长的微环境，促进角膜上皮细胞移行、促进角膜基质增生、抑制结膜下纤维组织增生、抑制新生血管增生，具有抗炎、抗菌等功能。Boudreau 等发现羊膜基底膜能阻止上皮细胞凋亡，促进上皮细胞的分化及增殖。羊膜尤其新鲜羊膜能产生一些生长因子如碱性成纤维细胞生长因子（bfgf）、肝细胞生长因子（hgf）和转化生长因子-β（tgf-β）等，这些因子能促进上皮化发生，有利于上皮细胞的分化、移行和增强上皮细胞的黏附性。羊膜产生的 gb4、gb9、gb11 三种单克隆抗体，有助上皮细胞的增殖、移行和分化，有利于创面迅速上皮化。

羊膜可阻止白细胞浸润，抑制多种蛋白酶如胰蛋白酶、纤维蛋白酶、组织蛋白酶、胶原蛋白酶等的活性，通过抑制相应的蛋白酶，从而减轻炎症程度、缩短炎症持续时间及抑制新生血管形成；羊膜还含有丰富的溶解酶、裂解体和补体，可以抑制炎症反应和实质溶解。研究显示：羊膜的基质层一侧含有独特的间质成分能抑制转化生长因子 β 信号增生和正常人类角膜、角膜缘的肌纤维母细胞的增殖及分化为纤维细胞，因而羊膜具有抑制纤维化、减轻瘢痕形成的功能。akle 等于 1981 年，andinolfi 等于 1982 年分别报道了人羊膜上皮细胞表面不表达 hla—a、b、c、dr 抗原或 β2 微球蛋白。houlihan 等于 1995 年研究报道人羊膜表达 ib 抗原、限制 ia 抗原，这些免疫学上的特点论证了羊膜无免疫原性。综上所述羊膜的生物学特点，可见羊膜可作为一种新型、可靠的供体材料应用于临床。

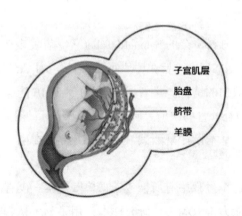

图 12-7-1　人体羊膜示意图

人类的软骨修复比较困难，除了刺激软骨本身的修复功能以外，学者发现还可以将人羊膜放置在缺损处，这个研究目前在动物样本上取得了不错的成果。

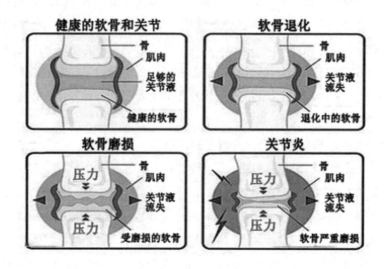

图 12-7-2　关节软骨退变图

人类软骨缺损的修复是一件难事，外科医生想出了一些办法如微骨折技术来解决这个问题，刺激软骨的修补功能，填补软骨的缺损。还有些其他的方法，目的都是用透明软骨或软骨细胞填补软骨的缺损。据称，使用人羊膜是软骨修复的一个理想选择，因为它是现成的，易于放置在缺损处，诱发疾病率最小。

美国新墨西哥骨科协会的 SamuelK.Tabet 等学者发表在科研出版社英文期刊（干细胞探索）上的研究，旨在评估使用人羊膜（HAM）与脱钙骨（DMB），填补羊模型软骨缺损的情况。学者假设 HAM / DMB 能够用类似透明软骨的基质细胞增殖，填补软骨的缺损。研究进行了 6 个月，研究对象是 6 只成年绵羊（3 岁以下），基本设计是测试 HAM / DMB 膜在两种关节面（软骨轮、股骨）上的效果。

这几只羊在这个过程中有所恢复，据兽医观察，仅有一只羊没有重新获得全方位的运动能力（ROM）。研究样本采用了苏木精和曙红（H&E）染色及三色染色。在比较了实验组和对照组之后，学者发现缺损处的填补保留完好，但结果的范围比预期的更有局限性。在混合透明类型的软骨中，软骨移植物比较特别。统计数字清楚地表明，样本的软骨和透明软骨具有相似性。

这项研究获得了比较可喜的成果：人羊膜是一种潜在的多功能细胞来源，可以生成羊身上特别的透明软骨，在人身上的应用值得期待。未来对这一项研究的修正就是增加样本数量，得到更有力的统计学意义数据。

随着对 HAM 的研究深入及其在医学、生物学和组织工程应用等方面的进一步发展，HAM 的免疫豁免特性、抗炎、抗菌、抗等特点的优势在临床应用中将得到充分体现。HAM 作为一种天然高分子生物移植材料、来源充足、取材方便，为临床应用提供了极大的方便。HAM 制备保存技术解决了其储备问题，同时也解决了其研究进程中的保存问题，使 HAM 在临床应用中发挥更大作用。

（龙荫生　张留栓）

附 1：骨关节炎诊疗指南（2018 年版）

骨关节炎（osteoarthritis，OA）是一种严重影响患者生活质量的关节退行性疾病，预计到 2020 年将成为第四大致残性疾病，给患者、家庭和社会造成巨大的经济负担。2007 年，中华医学会骨科学分会发布的《骨关节炎诊治指南》对我国 OA 的诊断及治疗起到了巨大的指导和规范作用。

为了及时反映当今 OA 药物和手术治疗的新理念和循证医学进展，优化 OA 诊疗策略，规范骨科医生诊疗行为，自 2017 年 6 月开始，中华医学会骨科学分会关节外科学组和《中华骨科杂志》编辑部组织国内关节领域相关专家，根据近年 OA 药物及手术治疗的最新进展，参考国内外 OA 诊疗指南，遵循科学性、实用性和先进性原则对原指南进行更新。

一、定义

OA 指由多种因素引起关节软骨纤维化、皲裂、溃疡、脱失而导致的以关节疼痛为主要症状的退行性疾病，病因尚不明确，其发生与年龄、肥胖、炎症、创伤及遗传因素等有关，病理特点为关节软骨变性破坏、软骨下骨硬化或囊性变、关节边缘骨质增生、滑膜病变、关节囊挛缩、韧带松弛或挛缩、肌肉萎缩无力等。

OA 分为原发性和继发性，原发性 OA 多发生于中老年人群，无明确的全身或局部诱因，与遗传和体质因素有一定的关系，继发性 OA 可发生于青壮年，继发于创伤、炎症、关节不稳定、积累性劳损或先天性疾病等。

二、流行病学

OA 好发于中老年人群，发病率高，65 岁以上的人群 50% 以上为 OA 患者。累及部位包括膝、髋、踝、手和脊柱（颈椎、腰椎）等关节，来自中国健康与养老追踪调查数据库（China Health and Retire-ment Longitudinal Study，CHARLS）的研究结果显示，我国膝关节症状性 OA（膝关节 Kellgren & Lawrence 评分 ≥ 2 分，同时存在膝关节疼痛）的患病率为 8.1%；女性高于男性；呈现明显的地域差异，即西南地区（13.7%）和西北地区（10.8%）最高，华北地区（5.4%）和东部沿海地区（5.5%）相对较低。从区域特征来看，农村地区膝关节症状性 OA 患病率高于城市地区。在城市人口中，手部关节 OA 的患病率为 3%（男性）和 5.8%（女性）；髋关节影像学 OA（采用 Croft 等的标准，即双侧髋关节正位 X 线片上存在以下影像学征象中的任意一条：关节间隙最窄处 ≤ 1.5mm；≥ 2 分的骨赘，及上外侧关节间隙狭窄 ≥ 2 分或上内侧关节同隙狭窄 ≥ 3 分；其他 ≥ 3 分的 OA 影像学征象）的患病率为 1.1%（男性）和 0.9%（女性），农村地区髋关节 OA 患病率为 0.59%。随着我国人口老龄化的进展，OA 的发病率还有逐渐上升的趋势。

OA 可导致关节疼痛、畸形与活动功能障碍，进而增加心血管事件的发生率及全因死亡率。尤其是症状性膝关节 OA，研究认为可导致全因死亡率增加近 1 倍。导致 OA 发病的相关因素较多，女性、肥胖和关节损伤与膝关节 OA 发病有关；年龄、性别及某些特殊职业是手部 OA 发病的危险因素；年龄、性别是髋关节 OA 发病的相关因素。髋、膝关节 OA 的发病率均随年龄增加而增高，且女性发病率高于男性。

三、诊断

（一）临床表现

1. 关节疼痛及压痛：关节疼痛及压痛是 OA 最为常见的临床表现，发生率为 36.8% ~ 60.7%，疼痛在各个关节均可出现，其中以髋、膝及指间关节最为常见。初期为轻度或中度间断性隐痛，休息后好转，活动后加重；疼痛常与天气变化有关，寒冷、潮湿环境均可加重疼痛，OA 晚期可以出现持续性疼痛或夜间痛。关节局部可有压痛，在伴有关节肿胀时尤其明显。

2. 关节活动受限：常见于髋、膝关节。晨起时关节僵硬及发紧感，俗称晨僵，活动后可缓解。关节僵硬持续时间一般较短，常为几至十几分钟，极少超过 30 min。患者在疾病中期可出现关节绞锁，晚期关节活动受限加重，最终导致残疾。

3. 关节畸形：关节肿大以指间关节 OA 最为常见且明显，可出现 Heberden 结节和 Bouchard 结节。膝关节因骨赘形成或滑膜炎症积液也可以造成关节肿大。

4. 骨摩擦音（感）：常见于膝关节 OA。由于关节软骨破坏，关节面不平整，活动时可以出现骨摩擦音（感）。

5. 肌肉萎缩：常见于膝关节 OA。关节疼痛和活动能力下降可以导致受累关节周围肌肉萎缩，关节无力。

（二）影像学检查

1. X 线检查：为 OA 明确临床诊断的"金标准"，是首选的影像学检查。在 X 线片上 OA 的三大典型表现为受累关节非对称性关节间隙变窄，软骨下骨硬化和（或）囊性变，关节边缘骨赘形成。部分患者可有不同程度的关节肿胀，关节内可见游离体，甚至关节变形。

2. MRI：表现为受累关节的软骨厚度变薄、缺损，骨髓水肿、半月板损伤及变性、关节积液及腘窝囊肿。MRI 对于临床诊断早期 OA 有一定价值，目前多用于 OA 的鉴别诊断或临床研究。

3. CT：常表现为受累关节间隙狭窄、软骨下骨硬化、囊性变和骨赘增生等，多用于 OA 的鉴别诊断。

（三）实验室检查

骨关节炎患者血常规、蛋白电泳、免疫复合物及血清补体等指标一般在正常范围内。若患者同时有滑膜炎症，可出现 C 反应蛋白（C-reactive protein，CRP）和红细胞沉降率（erythrocyte sedimentationrate，ESR）轻度增高。继发性 OA 患者可出现与原发病相关的实验室检查异常。

（四）诊断要点

OA 诊断需根据患者病史、症状、体征、X 线表现及实验室检查临床诊断，具体可参照图 12-8-1。

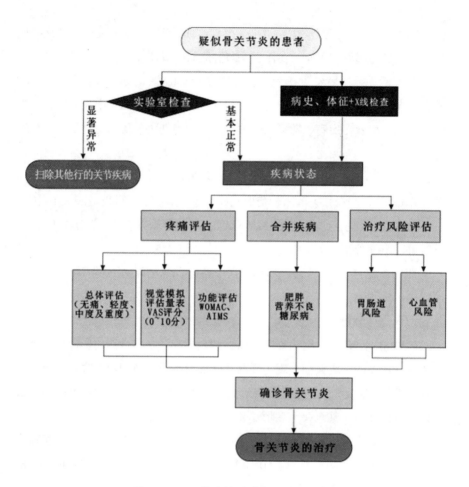

图 12-8-1 骨头节的诊断与评估流程

此外，本指南提出了髋关节（表 12-8-1）、膝关节（表 12-8-2）和指间关节 OA 的诊断标准以供参考。

表 12-8-1 髋关节 OA 的诊断标准

序号	症状、实验室或 X 线检查结果
1	近 1 个月内反复的髋关节疼痛
2	红细胞沉降率 ≤ 20mm/lh
3	X 线片示骨赘形成，髋臼边缘增生
4	X 线片示髋关节间隙变窄
注：满足诊断标准 1+2+3 条或 1+3+4 条，可诊断髋关节 OA	

表 12-8-2　膝关节 OA 的诊断标准

序号	症状或体征
1	近 1 个月内反复的膝关节疼痛
2	X 线片（站立位或负重位）示关节间隙变窄、软骨下骨硬化和（或）囊性变、关节边缘骨赘形成
3	年龄 ≥ 50 岁
4	晨僵时间 ≤ 30min
5	活动时有骨摩擦音（感）
注：满足诊断标准 1+2 条或 1+4+5 条或 1+3+4+5 条，可诊断膝关节 OA	

本指南的诊断标准参照了美国风湿病学会和欧洲抗风湿联盟制定的标准并经部分骨科专家讨论确定。

（五）临床分期

目前，对 OA 的临床分期有多种方法，包括根据临床特点的四级分期、根据 X 线改变的 Kellgren&Lawrence 分级（表 12-8-3）和根据关节镜下关节软骨损伤的 Outbridge 分级（表 12-8-4）。

表 12-8-3　Kellgren & Lawrence 分级

分级	描述
0 级	无改变（正常）
I 级	轻微骨赘
II 级	明显骨赘，但未累及关节间隙
III 级	关节间隙中度狭窄
IV 级	关节间隙明显变窄，软骨下骨硬化

表 12-8-4　Outbridge 分级

分级	描述
0 级	正常
S 级	软骨软化
I 级	软骨变软、肿胀
II 级	直径 < 1.3cm 的破碎和裂开
III 级	直径 > 1.3cm 的破碎和裂开
IV 级	软骨下骨裸露

但是上述各类分级方法对于患者的临床治疗并无明确的指导意义，绝大部分被用于临床研究。

四、治疗

OA 的治疗目的是缓解疼痛，延缓疾病进展，矫正畸形，改善或恢复关节功能，提高患者生活质量。

OA 的总体治疗原则是依据患者年龄、性别、体重、自身危险因素、病变部位及程度等选择阶梯化及个体化治疗（图 12-8-2）。

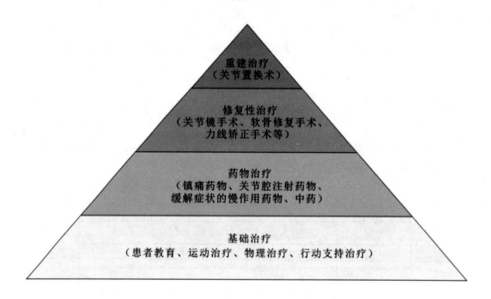

图 12-8-2　OA 阶梯化治疗示意图

底层为基础治疗，适用于所有 OA 患者；早期患者，依据患者的需求和一般情况，可选择适宜的基础治疗方案；病情加重，进入第二层药物治疗，在考虑患者发病的部位及自身危险因素的基础上，选择正确的用药途径及药物种类；病情进一步加重，在基础治疗和药物治疗无效的前提下进行手术治疗，手术方案需依据患者病变部位、病变程度、一般情况以及自身意愿综合考虑。

（一）基础治疗

对病变程度不重、症状较轻的 OA 患者是首选的治疗方式。强调改变生活及工作方式的重要性，使患者树立正确的治疗目标，减轻疼痛、改善和维持关节功能，延缓疾病进展。

1. 健康教育：医务工作者应通过口头或书面形式进行 OA 的知识宣教并帮

助患者建立长期检测及评估机制，根据每日活动情况，建议患者改变不良的生活及工作习惯，避免长时间跑、跳、蹲，同时减少或避免爬楼梯、爬山等。减轻体重不但可以改善关节功能，而且可减轻关节疼痛。

2. 运动治疗：在医生的指导下选择正确的运动方式，制订个体化的运动方案，从而达到减轻疼痛、改善和维持关节功能、保持关节活动度、延缓疾病进程的目的。

（1）低强度有氧运动：采用正确合理的有氧运动方式可以改善关节功能，缓解疼痛。应依据患者发病部位及程度，在医生的指导下选择。

（2）关节周围肌肉力量训练：加强关节周围肌肉力量，既可改善关节稳定性，又可促进局部血液循环，但应注重关节活动度及平衡（本体感觉）的锻炼。由医生依据患者自身情况及病变程度指导并制订个体化的训练方案，常用方法：股四头肌等长收缩训练；直腿抬高加强股四头肌训练；臀部肌肉训练；静蹲训练；抗阻力训练。

（3）关节功能训练：主要指膝关节在非负重位的屈伸活动，以保持关节最大活动度。常用方法包括：①关节被动活动；②牵拉；③关节助力运动和主动运动。

3. 物理治疗：主要是通过促进局部血液循环、减轻炎症反应，达到减轻关节疼痛、提高患者满意度的目的。常用方法包括水疗、冷疗、热疗、经皮神经电刺激、按摩、针灸等。不同治疗方法适用人群不同，但目前经皮神经电刺激、针灸的使用尚存一定争议，临床医生应根据患者的具体情况选择合适的治疗方法。

4. 行动辅助：通过减少受累关节负重来减轻疼痛和提高患者满意度，但不同患者的临床收益存在一定差异，患者必要时应在医生指导下选择合适的行动辅助器械，如手杖、拐杖、助行器、关节支具等，也可选择平底、厚实、柔软、宽松的鞋具辅助行走，但对改变负重力线的辅助工具，如外侧楔形鞋垫尚存在争议，应谨慎选用。

（二）药物治疗

应根据OA患者病变的部位及病变程度，内外结合，进行个体化、阶梯化的药物治疗。

1. 非甾体类抗炎药物（nonsteroidal antiinflam-matory drugs，NSAIDs类）是OA患者缓解疼痛、改善关节功能最常用的药物。包括局部外用药物和全身应用药物。

（1）局部外用药物：在使用口服药物前，建议先选择局部外用药物，尤其是老年人，可使用各种 NSAIDs 类药物的凝胶贴膏、乳胶剂、膏剂、贴剂等，如氟比洛芬凝胶贴膏。局部外用药物可迅速、有效缓解关节的轻、中度疼痛，其胃肠道不良反应轻微，但需注意局部皮肤不良反应的发生。对中、重度疼痛可联合使用局部外用药物与口服 NSAIDs 类药物。

（2）全身应用药物：根据给药途径可分为口服药物、针剂以及栓剂，最为常用的是口服药物。

用药原则：①用药前进行危险因素评估，关注潜在内科疾病风险；②根据患者个体情况，剂量个体化；③尽量使用最低有效剂量，避免过量用药及同类药物重复或叠加使用；④用药 3 个月后，根据病情选择相应的实验室检查。

注意事项：口服 NSAIDs 类药物的疗效与不良反应对于不同患者并不完全相同，应参阅药物说明书并评估服用 NSAIDs 类药物的风险，包括上消化道、脑、肾、心血管疾病风险后选择性用药。如果患者上消化道不良反应的危险性较高，可使用选择性 COX-2 抑制剂，如使用非选择性 NSAIDs 类药物，应同时加用 H2 受体拮抗剂、质子泵抑制剂或米索前列醇等胃黏膜保护剂。如果患者心血管疾病危险性较高，应慎用 NSAIDs 类药物（包括非选择性和选择性 COX-2 抑制剂），同时口服两种不同的 NSAIDs 类药物不但不会增加疗效，反而会增加不良反应的发生率。

2. 镇痛药物：对 NSAIDs 类药物治疗无效或不耐受者，可使用非 NSAIDs 类药物、阿片类镇痛剂、对乙酰氨基酚与阿片类药物的复方制剂。但需强调的是，阿片类药物的不良反应和成瘾性发生率相对较高，建议谨慎采用。

3. 关节腔注射药物：可有效缓解疼痛，改善关节功能，但该方法是侵入性治疗，可能会增加感染的风险，必须严格无菌操作及规范操作。

（1）糖皮质激素起效迅速，短期缓解疼痛效果显著，但反复多次应用激素会对关节软骨产生不良影响，建议每年应用最多不超过 3 次，注射间隔时间不应短于 3 个月。

（2）玻璃酸钠：可改善关节功能，缓解疼痛，安全性较高，可减少镇痛药物用量，对早、中期 OA 患者效果更为明显。但其在软骨保护和延缓疾病进程中的作用尚存争议，建议根据患者个体情况应用。

（3）生长因子和富血小板血浆：可改善局部炎症反应，并可参与关节内组织修复及再生，但目前对于其作用机制及长期疗效尚需进一步研究。临床上对有症状的 OA 患者可选择性使用。

4. 缓解 OA 症状的慢作用药物（symptomatic slow-acting drugs for osteoarthritis，SYSADOAs）：包括双醋瑞因、氨基葡萄糖等，有研究认为这些药物有缓解疼痛症状、改善关节功能、延缓病程进展的作用，但也有研究认为其并不能延缓疾病进展。目前，该类药物对 OA 的临床疗效均尚存争议，对有症状的 OA 患者可选择性使用。

5. 抗焦虑药物：可应用于长期持续疼痛的 OA 患者，尤其是对 NSAIDs 类药物不敏感的患者，可在短期内达到缓解疼痛、改善关节功能的目的，但应用时需注意药物不良反应，包括口干、胃肠道反应等。目前，尚需进一步的远期随访研究证明其在 OA 治疗中的作用，建议在专科医生指导下使用。

6. 中成药：包括含有人工虎骨粉、金铁锁等有效成分的口服中成药及外用膏药。目前，有研究表明中药可通过多种途径减轻疼痛、延缓 OA 的疾病进程、改善关节功能，但对于其作用机制和长期疗效尚需高级别的研究证据。

（三）手术治疗

OA 的外科手术治疗包括关节软骨修复术、关节镜下清理手术、截骨术、关节融合术及人工关节置换术，适用于非手术治疗无效、影响正常生活的患者，手术的目的是减轻或消除患者疼痛症状、改善关节功能和矫正畸形。

1. 关节软骨修复术

采用组织工程及外科手段修复关节表面损伤的透明软骨，主要适用于年轻、活动量大、单处小面积负重区软骨缺损，对退行性关节炎的老年患者、多处损伤、激素引起坏死等效果较差。包括自体骨软骨移植、软骨细胞移植和微骨折等技术。

2. 关节镜下清理术

关节镜兼具诊断和治疗的作用，对伴有机械症状的膝关节 OA 治疗效果较好，如存在游离体、半月板撕裂移位、髌骨轨迹不良、滑膜病变、软骨面不适合等，通过关节镜下摘除游离体、清理半月板碎片及增生的滑膜等，能减轻部分早、中期 OA 患者症状，但有研究认为其远期疗效与保守治疗相当。对伴有机械症状但关节间隙狭窄较明显的患者，关节镜手术的益处可能有限。

3. 截骨术

截骨术多用于膝关节 OA，能最大限度地保留关节，通过改变力线来改变关节面的接触面。适合青中年活动量大、力线不佳的单间室病变，膝关节屈曲超过 90°、无固定屈曲挛缩畸形、无关节不稳及半脱位、无下肢动静脉严重病变的患者。

膝关节截骨术包括：①胫骨近端截骨术，多用于合并股胫关节内翻较轻，胫骨平台塌陷 < 0.5 cm，髌股关节基本正常的患者，截骨后易愈合，患者术后主观和客观临床结果评分均明显改善。②股骨远端截骨术，主要用于矫正膝外翻畸形合并膝关节外侧间室 OA 的患者。适用于股胫外翻较轻，关节线倾斜不重，胫骨外侧平台塌陷 < 0.5 cm。③腓骨近端截骨术：近年来新兴起的技术，术后近期能缓解膝关节疼痛，适用严内翻角 < 100°的内侧间室退行性 OA 患者，短期随访 KSS、VAS 评分等均有大幅改善，远期疗效有待高级别的循证医学证据支持。选择开放截骨与闭合截骨要根据肢体长度、韧带肌腱止点是否受干扰、骨折是否愈合等因素进行个体化选择。

4. 关节融合术

实施关节融合术后会造成关节功能障碍，现已不作为大关节 OA 的常规治疗手段。但对于严重的慢性踝关节、指或趾间关节 OA 且非手术治疗无效者，融合术成功率高。

5. 人工关节置换术

人工关节置换术是终末期 OA 成熟且有效的治疗方法，应用日益广泛。

髋关节置换术：①全髋关节置换术，适用于大多数非手术治疗无效的终末期髋关节 OA。②表面置换术，主要适用于年轻的 OA 患者，女性患者后平均 10 年翻修率达 6% ~ 17%，男性达 2% ~ 7%，且存在血清金属离子增高、假瘤等并发症。目前临床应用较少，对育龄女性、骨质疏松或肾功能不全者更应慎用。

髋关节骨水泥型假体与非骨水泥型假体的选择：骨水泥型假体短期内可获得更优秀的稳定性，但从长期来看，尤其对于年轻或活动量大的患者，骨水泥型假体会带来更高的并发症及松动率，对于 70 岁以下患者，骨水泥型假体翻修率是非骨水泥型假体的 1 ~ 2 倍，松动率为 2 ~ 4 倍；而 70 岁以上患者翻修率相似。55 ~ 64 岁患者非骨水泥型假体 15 年生存率为 80%，高于骨水泥型假体（71%）。65 ~ 74 岁患者非骨水泥型假体 15 年生存率为 94%，高于骨水泥型假体（85%）。75 岁以上患者 10 年生存率均高于 90% 且无明显差异。对于翻修手术，两种假体翻修后并发症发生率无明显区别。

膝关节置换术：①全膝关节置换术，适用于严重的膝关节多间室 OA，尤其伴有各种畸形时其远期疗效确切，全膝关节置换术后 15 年生存率为 88% ~ 89%。②单髁置换术，适用于力线改变 5° ~ 10°、韧带完整、屈曲挛缩不超过 15°的膝关节单间室 OA 患者。单髁置换术后 15 年假体生存率为

68% ~ 71%。全膝关节置换术与单髁置换术后 KOS-ADIS、HAAS 评分等的短期随访结果相似，且均较截骨术有更好的运动和生存率优势。③髌股关节置换术，主要适用于单纯髌股关节 OA 患者。

肩关节置换术：①反肩置换术，适用于肩袖撕裂损伤的肩关节退变患者、骨不愈合或内植物感染后的翻修、肿瘤切除后的重建 10 年假体生存率达93%。②全肩关节置换术，适用于关节盂病变严重、关节盂骨量足够、肩袖完整且功能良好的患者，术后 5 年临床满意率为 92% ~ 95%。③半肩关节置换术，适用于病变仅累及肱骨头或盂肱关节炎合并肩袖损伤的高龄患者，长期临床满意率较低，15 年以上的临床满意率仅 25%。全肩关节置换术与半肩关节置换术中期随访在活动度方面无明显差异，但全肩关节置换术后疼痛改善更明显，运动功能更佳。

肘关节置换术适用于肘关节严重疼痛、非手术治疗无效、关节不稳或关节僵直的患者，但术后并发症发生率较高，10 年假体生存率为 69% ~ 94%。

踝关节置换术能有效解除疼痛、保留踝关节活动功能，与踝关节融合术一样，均为治疗终末期踝关节 OA 的有效方法，相对于踝关节融合术，踝关节置换术后临床功能更优异。术后 AOFAS 踝与后足评分、Kofoed 评分、VAS 评分均较术前有较大幅度的改善。

参考文献（略）

附2：骨关节炎诊疗指南（2018年版）解读

雷光华　　王坤正

410008 长沙，中南大学湘雅医院（雷光华）；710014 西安交通大学附属二院（王坤正）

DOI：10.3760/cma.j.issn.0253　2352.2018.12.002

随着我国人口老龄化的不断进展，骨关节炎（osteoarthritis，OA）的发病率和患病率也呈逐年上升趋势，严重影响中老年人生活质量，给家庭和社会造成了巨大的经济负担。因此，规范诊断和治疗 OA 显得尤为重要。2007 年，中华医学会骨科学分会发布了《骨关节炎诊治指南》，11 年来，该指南极大地规范和提高了我国骨科医生的 OA 诊疗技术与水平。近年来，随着对 OA 发生、发展机制探讨和循证医学研究的不断深入，出现了一些新的理念、技术和药物，有必要对该指南进行更新修订，以进一步优化 OA 诊疗策略。

因此，中华医学会骨科学分会关节外科学组和《中华骨科杂志》编辑部组织国内关节外科领域相关专家 37 名，历时 1 年，先后召开 5 次讨论会，遵循科学性、先进性和实用性的原则，以原指南为重要基础，复习了最新 OA 相关文献，参考国外有关 OA 诊疗指南，再结合我国具体情况，完成了对该指南的更新。本指南主要有以下三个重要特点。

一、OA 流行病学特点得到重视

本版指南专门介绍了 OA 的流行病学特点，尤其是增加了我国 OA 流行病学研究的成果。以往关于国人 OA 患病的流行病学研究极少，近年来，先后出现了北京 OA 研究、武川 OA 研究、湘雅 OA 研究和 CHARLSOA 研究等大型人群系列研究，初步明确了国人 OA 患病的一些流行病学特点。总的来讲，农村膝 OA 患病率高于城市，农村山区膝 OA 患病率高于农村平原地区，城市髋OA 患病率高于农村，而女性髋、膝 OA 患病率均高于男性，某些特殊职业是手部骨关节炎的危险因素，随着年龄的增长，髋、膝和手部 OA 患病率均增高。这些流行病学特点对我国 OA 的预防以及国家有关卫生政策的制定均有一定的指导意义。当然，这方面的研究还有待于进一步更加深入开展。

二、OA 诊断标准进一步优化

本版指南进一步优化、细化了 OA 的诊断标准。在临床表现方面，着重强调了 OA 的三大危害：疼痛、活动受限和畸形，以使骨科医生诊断 OA 时能够突出和抓住重点。影像学检查项目中除了常规的 X 线检查以外，还增加了 MRI 和 CT 检查，事实上 MRI 和 CT 检查目前在 OA 患者中的应用已逐渐增多，其除用于临床科研外，也可以帮助临床制定治疗决策。MRI 可以用于 OA 的早期诊断和鉴别诊断，主要影像学表现包括受累关节的软骨厚度变薄、缺损，骨髓水肿，半月板变性、损伤和关节积液等，尤其是 MRI 可以了解膝关节三个间室各自退变的情况和程度，如仅单间室退变严重而其他间室正常者可选择行单髁置换或髌股关节置换而非全膝关节置换，这样不仅可以减少患者手术创伤，而且为年轻患者今后可能面临的翻修保留更多的骨量。而 OA 的 CT 表现常为受累关节间隙狭窄、软骨下骨硬化、囊性变和骨赘增生等，结合三维重建成像可以精准了解关节结构畸形，如髋臼增生变形的程度和具体情况，有助于指导手术计划制订和术中精确操作。

另外，指南对诊断和评估流程也进行了优化，将诊断流程和评估流程合二为一，有机结合，同时进行，更加科学合理，更加方便执行。前版指南诊断要点中只列表介绍了髋关节 OA 和膝关节 OA 的诊断标准，由于对手部 OA 重视程度逐渐得到提高，本版指南中又增加了指间关节 OA 诊断标准。而在膝 OA 诊断标准中，去掉了"关节液至少两次清亮黏稠，白细胞计数 < 2000/ml"这一项，更加符合我国国情和临床实际。另外，本版指南还介绍了 Kellgren & Lawrence 分级和 Outbridge 分级标准，以指导临床分期，使骨科医生对 OA 软骨退变程度以及影像学表现有更加深入的了解。

三、OA 治疗方案更加详细规范

本版指南对 OA 的治疗策略进行了创新性和科学性的界定，继续强调个体化治疗，并首次提出了阶梯化治疗的理念。将药物和手术以外的治疗措施均归纳为 OA 的基础治疗，而以前统称为非药物治疗，尚不够准确，因为其实手术也是非药物治疗的一种方法。基础治疗包括健康教育、物理治疗和行动辅助，并新提出了运动治疗，尤其强调了关节周围肌力和关节活动度的训练。阶梯治疗的"金字塔"策略，即 OA 患者的治疗首先从基础治疗开始，效果不佳则可以同时进行药物治疗，如无效且影响正常生活者，考虑进行手术治疗，而手术治疗应先考虑修复性手术，最终考虑重建手术。

药物治疗是 OA 治疗的重要组成部分，本版指南继续强调内外结合使用药物。首先推荐非甾体类抗炎药，并建议先选择局部外用非甾体类抗炎药，或者局部使用联合口服非甾体类抗炎药。局部外用非甾体类抗炎药可选择类型较多，如凝胶贴膏、乳胶剂、膏剂、贴剂等，目前国内临床应用比较多的是氟比洛芬凝胶贴膏，起效迅速，不良反应轻微，尤其适用于老年人。指南特别强调要重视口服非甾体类抗炎药的上消化道、脑、肾和心血管疾病风险，用药前须评估危险因素，关注用药安全性，尤其强调不要过量服用或者同时口服两种非甾体类抗炎药物，以尽量减少其不良反应。如果患者上消化道不良反应的危险性较高，可使用选择性 COX-2 抑制剂，如使用非选择性 NSAIDs 类药物，应同时加用 H2 受体拮抗剂、质子泵抑制剂或米索前列醇等胃黏膜保护剂。如果患者心血管疾病危险性较高，应慎用非甾体类抗炎药物（包括非选择性和选择性 COX-2 抑制剂）。

强调关节腔注射药物必须严格无菌操作及规范操作。虽然 2013 年版 AAOS 膝关节 OA 指南强烈不推荐使用玻璃酸钠关节内注射，2014 年版 OARSI 膝关节 OA 指南认为其疗效不确定，但国内专家临床经验发现玻璃酸钠关节腔注射可改善关节功能、缓解疼痛，安全性较高，能减少消炎镇痛药物用量，对部分早、中期 OA 患者有效，因而还是予以推荐。关于糖皮质激素注射，肯定了其短期缓解疼痛的效果，但反复多次应用会对关节软骨产生不良影响，建议每年应用最多不超过 3 次，而前版指南是建议每年不超过 4 次；并明确提出了两次注射间隔时间不应短于 3 个月。对于有症状的 OA 患者可选择性使用生长因子和富集血小板血浆关节腔注射，报道认为其可参与关节内组织修复及再生。

在生物 - 心理 - 社会医学模式的指导下，更加重视 OA 患者的心理因素，尤其是对非甾体类抗炎药物不敏感的长期持续疼痛患者，抗焦虑药可在短期内达到缓解疼痛、改善关节功能的目的，但应在专科医生指导下使用。

在国家大力促进中医药发展的大背景下，中成药治疗 OA 的作用也得到了重视，有研究表明包括含有人工虎骨粉（如金天格胶囊等）、金铁锁（如金骨莲胶囊等）等有效成分的口服中成药可通过多种途径减轻疼痛、延缓 OA 的疾病进程、改善关节功能，可选择性使用。

作为一部由中华医学会骨科学分会关节外科学组制定的 OA 诊疗指南，在重视基础治疗和药物治疗的前提下，更加详细地规范了手术治疗，包括手术方案的选择和手术指征的把握。手术治疗的目的更加明确和精简，主要针对 OA 的三大重要危害，减轻或消除患者疼痛症状、改善关节功能和矫正畸形。手术分为修复性手术和重建手术两大类，修复性手术包括关节镜手术、软骨修复手术和力线矫正手术等，而重建手术就是指关节成形术，即人工关节置换手术，包括单间室置换术。

自体骨软骨移植、软骨细胞移植和微骨折等关节软骨修复术主要适用于年轻、活动量大、单处小面积负重区软骨缺损患者，对退行性 OA 的老年患者、多处损伤、激素引起坏死等效果较差。关节镜清理术对伴有机械症状的膝 OA 治疗效果较好，能减轻部分早、中期 OA 患者的症状，但对关节间隙狭窄较明显的患者不太适用。

截骨术主要适用于青、中年活动量大、力线不佳的单间室退变，膝关节屈曲超过 90°、无固定屈曲挛缩畸形、无关节不稳及半脱位、无下肢动、静脉严重病变是其手术指征。胫骨近端截骨术多用于合并股胫关节内翻较轻、胫骨平台塌陷 < 0.5cm、髌股关节基本正常的患者，而股骨远端截骨术主要用于矫正膝外翻畸形合并膝关节外侧间室 OA 的患者，适用于股胫外翻较轻、关节线倾斜不重、胫骨外侧平台塌陷 < 0.5cm 的患者。除了常规的胫骨和股骨截骨术外，本指南还推荐了近几年国内兴起的腓骨近端截骨术，术后近期能缓解膝关节疼痛，适用于内翻角 < 100°的内侧间室退行性 OA 患者，短期随访 KSS、VAS 评分等均有大幅改善，远期疗效有待高级别的循证依据支持。

人工关节置换是终末期 OA 成熟且有效的治疗方法，应用日益广泛。针对髋关节 OA，全髋关节置换适用于大多数非手术治疗无效的终末期患者，而表面置换主要适用于年轻的 OA 患者。由于金属对金属的界面存在血清金属离子增高、假瘤等并发症，所以目前临床应用较少，特别是对育龄女性、骨质疏松或肾功能不全者更应慎用。非骨水泥型假体适用于年龄不足 70 岁的患者，骨水泥型假体适用于年龄超过 70 岁，尤其是 75 岁以上的患者。

对于膝关节 OA，全膝关节置换术适用于严重的膝关节多间室 OA，尤其伴有各种畸形时，其远期疗效确切。而对于只有一侧胫股关节间室的患者，建议选用单髁置换术，但要求力线改变在 5°~10°、韧带完整、屈曲挛缩不超过 15°。全膝关节置换和单髁置换均较截骨术有更好的运动和生存率优势。而髌股关节置换术主要适用于单纯髌股关节 OA 患者。

肩关节置换术可用于治疗肩关节 OA 患者，全肩关节置换术适用于关节盂病变严重、关节盂骨量足够、肩袖完整且功能良好的患者。半肩关节置换术适用于病变仅累及肱骨头或盂肱关节炎合并肩袖损伤的高龄患者。反肩置换术适用于肩袖撕裂严重的肩关节退变患者。肘关节置换术适用于肘关节严重疼痛、非手术治疗无效、关节不稳或关节僵直的患者。踝关节置换术为治疗终末期踝关节炎的有效方法，能有效解除疼痛、保留踝关节活动功能。

总之，本指南力求全面客观反映当前 OA 研究的最新进展，但目前国际上在 OA 诊疗方面尚存在不少争议，因此在遵循指南指导诊疗时也应客观考虑和个体化考虑，并实事求是告知患者有关情况。

（本文编辑：闫富宏）

参考文献

[1][美]丹尼尔·利伯曼.人体的故事[M].1版.蔡晓峰主译.杭州:浙江人民出版社,2017.

[2][新西兰]布莱恩R·穆里根.MULLIGAN手法治疗——脊柱、四肢动态关节松动术[M].1版.徐建武,李密图,主译.沈阳:辽宁科学技术出版社,2017.

[3][美]ThomasHendrickson.骨科疾病的矫形按摩[M].1版.叶伟胜,万瑜,主译天津:天津科技翻译出版公司,2004.

[4]M·ReiserA·Baur-MelenykC·Glaser.骨肌影像学[M].1版.董越(分册主译).北京:人民卫生出版社,2012.

[5]梁克玉,聂中华,何成建,等.滑囊炎[M].1版.武汉:湖北科学技术出版社,2013.

[6]梁克玉.膝骨性关节炎[M].1版.武汉:湖北科学技术出版社,2012.

[7][法]I·A·KAPANDJ,周国轼,等.图解关节运动生理学(下肢分册)[M].1版.广州:广州科技出版社,1987.

[8]杜小东,冯云,等.人羊膜的制备保存及临床应用[J].中国生物制品杂志,2016.29(5):548-558.

[9]千人智库.人羊膜:未来可能用于人类软骨修复[M].北京:科研出版社,2015.1.

[10]汤开,吴佳怿,熊泽康,等.人羊膜在骨科领域的研究进展[J].国际骨科学杂志,2017.38(6):36-37.

[11]吴开泽,陈献聪,康禹,等.富集血小板血浆在膝关节骨关节炎治疗中的应用[J].国际骨科学杂志,2015,36(6):414-417.

[12]苏柯,白玉明,王军,等.关节内联合松质骨治疗膝骨关节炎的临床观

察 [J]. 中华关节外科杂志 (电子版),2015(12).

[13] 刘宏 , 汤睿 , 喻亮 , 等 . 全膝置换联合自体富集血小板血浆凝胶治疗膝骨关节炎患者疗效分析 [J]. 中华骨与关节外科杂志 (电子版),2016(12).

[14] 彭亮权 , 王大平 . 转基因间充质干细胞在骨组织工程中的应用 [J]. 国际骨科学杂志 ,2008,25(4):257-258.

[15] 陈全伟 , 俞根贤 , 验忠 . 关节腔内注射间充质干细胞治疗骨关节炎研究进展 [J]. 国际骨科学杂志 ,2013,34(4):263-265.

[16] 张雪松 , 张志刚 , 陈德生 , 等 . 退变型股骨髁间窝撞击综合征的微创治疗 [J]. 中国骨肿瘤骨病 ,2006,5(1):23-25.

[17] 刘威 , 俞牧雨 , 于晓巍 . 可注射 RGD 功能化的透明质酸果胶水凝胶促进体外成软骨的研究 [J]. 国际骨科学杂志 ,2018,39(3):180-186.

[18] 刘威 , 于晓巍 . 天然来源可注射水凝胶修复软骨缺损的研究 [J]. 国际骨科学杂志 ,2018,39(2):81-83.

[19] 刘玉刚 , 初同伟 . 关节软骨损伤的治疗进展 [J]. 中国骨与关节损伤杂志 ,2007,22(7):614-615.

[20] 美丽 , 刘少英 , 刘福艳 , 等 . 脂肪组织来源干细胞治疗骨关节炎研究进展 [J]. 国际骨科学杂志 ,2016,37(2):102-104.

[21] 刘效仿 , 张健 , 侯蕾 , 等 . 透明质酸促进关节软骨缺损修复的实验研究 [J]. 中国矫形外科杂志 ,2015,23(24):2271-2275.

[22] 李兴福 , 段莉 , 梁宁杰 , 等 . 体外诱导脐带血间充质干细胞向软骨细胞分化研究进展 [J]. 国际骨科学杂志 ,2016,37(4):251-253.

[23] 潘伟 , 郝永强 , 严孟宁 , 等 . 个体化数字导板结合 3D 打印技术在旋转铰链型人工膝关节置换术中的应用 [J]. 国际骨科学杂志 ,2015,36(3):231-234.

[24] 张海峰 , 杜子婧 , 毛曦媛 , 等 .3D 打印 PLA-HA 复合材料构建组织工程骨的实验研究 [J]. 国际骨科学杂志 ,2016,37(1):57-62.

[25] 陆华 , 汤亭亭 , 董玉峰 , 等 . 人骨髓间充质干细胞复合不同载体的体内成骨 [J]. 临床骨科杂志 ,2001,4(3):161-164.

[26] 王哲 , 王金平 . 氟化物在成骨中作用机制的研究进展 [J]. 中国矫形外科杂志 ,2002,10(9):906-907.

[27] 段小军 , 杨柳 , 何天佐 . 骨组织工程关键技术的研究进展 [J]. 中国矫形外科杂志 ,2003.11(23):1628-1630.

[28] 央视网 .《2015 年中国骨关节炎防治认知白皮书》中国医师协会骨科

医师分会骨关节炎工作组,2015.1.19.

[29] 裴国献,任高宏.21 世纪骨科微创技术发展的评价 [J]. 中国矫形外科杂志,2003,11(3.4):151-153.

[30] 周英祝,王强.关节镜治疗轻、中度髌股关节炎疗效分析 [J]. 实用骨科杂志,2012,18(8):704-706.

[31] 卢明峰,杨伟铭,朱东平,等.微创单髁置换术治疗膝关节自发生骨坏死的中短期疗效分析 [J]. 中国中医骨伤科杂志,2017,25(10):32-37.

[32] 姚琦,王继芳.微创全膝关节置换术的研究现状 [J]. 中国矫形外科杂志,2007,15(7):522-524.

[33] 吕厚山,孙铁铮,刘忠厚.骨关节炎的诊治与研究进展 [J]. 中国骨质疏松杂志,2004,10(1):7-21.

[34] 徐化防,田发明,张柳.软骨下矿化组织在骨性关节炎进展中的作用及其机制 [J]. 中国矫形外科杂志,2014,22(13):1190-1194.

[35] 段王平,卫小春.绝经妇女骨关节炎与骨质疏松的关系 [J]. 中国矫形外科杂志,2007,15(3):200-201.

[36] 翟云,高根德,徐守宇.膝关节骨关节炎的基础研究进展 [J]. 中国骨伤,2012,25(1):83-85.

[37] 移平,谭明生,杨峰,等.胫骨内侧高位楔形截骨治疗膝内翻畸形的临床疗效观察 [J]. 中国矫形外科杂志 2010,18(3):192-194.

[38] 王兵,孙卫平,王善超,等.射频汽化关节镜下治疗膝关节及半月板病变的临床观察 [J]. 中国矫形外科杂志,2014,22(14):1310-1313.

[39] 陈后煌,邵翔,郑文伟,等.关节软骨含水率变化与骨关节炎筋骨失养的关系探讨 [J]. 风湿病与关节炎 2016,5(10):51-53.

[40] 李国华,郭洪敏,李清运,等.经皮松解髌骨外侧支持带结合关节镜治疗髌骨股关节炎 [J], 中国医药导刊,2012,14(7):1118-1119.

[41] 施俊武,胡艇,池永龙,等.射频汽化软骨成形术微创治疗老年膝关节骨性关节炎 [J]. 中国医师进修杂志,2006,29(3):18-20(外科版).

[42] 许檬磊,徐天鹏,郝跃峰.衰老对肌腱功能及病变的影响 [J]. 国际骨科学杂志,2017,38(6):380-382.

[43] 赵晶鹏,邓国英,周峰,等.光热效应及年龄因素对软骨细胞及关节炎模型制备的影响 [J].2017,38(6):393-400.

[44] 李业成,朱宝林,刘加元,等.双醋瑞因治疗膝、髋关节骨性关节炎疗

效与安全性的 Meta 分析 [J]. 山东医药 ,2013,53(18):84-86.

[45] 高峰 , 杜宁 . 雌激素受体与骨性关节炎 [J]. 医学综述 ,2008,14(1):33-34.

[46] 王伟 , 王坤正 , 党少谦 , 等 . 老年人人群骨关节炎的流行病学研究 [J]. 中国老年学杂志 ,2007,27(6):566-568.

[47] 段戡 , 袁长深 . 膝关节骨关节炎非药物疗法的国外进展 [J]. 中国矫形外科杂志 ,2008,16(1):47-49.

[48] 卢敏强 , 钟庆 , 贾兆峰 . 雌激素与骨关节炎 [J]. 国际骨科学杂志 ,2018,39(1):41-42.

[49] 谢进 , 韩晋 , 王伊文 , 等 . 膝关节骨性关节炎药物治疗 [J]. 中国医药指南 ,2010,8(10):38-39.

[50] 黄冲 , 刘全钊 . 褪黑素治疗骨性关节炎的研究进展 [J]. 中国矫形外科杂志 ,2010,18(17):1434-1436.

[51] 彭嘉斌 , 载祝 , 廖英 , 等 . 运动力学对线在全膝关节置换术中的应用 [J]. 国际骨科学杂志 ,2016,37(6):354-356.

[52]Kongqinglin. 意大利临床内分泌协会 : 绝经后骨质疏松的治疗与管理 , 丁香园 ,2016,4.1-7.

[53] 陈鸿辉 , 杨小红 , 王文 , 等 . 物理疗法促进髌骨髌腱结合部损伤早期恢复的实验研究 [J]. 中华物理医学与康复杂志 ,2006,28(5):291-294.

[54] 李敏 , 张林 . 衰老肌腱生物化学及生物力学的变化 [J]. 中国组织工程研究与临床康复 ,2008,12(28):5513-5515.

[55] 吴晶晶 , 周红海 , 陈文思 , 等 . 现代数理方法在骨科临床研究中的应用 [J]. 中国中医骨伤科杂志 ,2017,25(1):73-75.

[56] 中华医学会骨科分会 . 骨科常见疼痛的处理专家建议 [M].2000.

[57] 中华医学会 , 骨关节炎诊治指南 (2007 版) 骨科分会

[58] 中国医学论坛报 ,(会议快讯), 抗关节炎新药——欧洲风湿病学年会特刊醋氯芬酸 (美诺芬),2008.

[59] 杨全增 , 张成俊 , 姜全 , 等 . 骨细胞力学信号转导功能被引用最高 50 篇相关文献分析 [J]. 中国骨质疏松杂志 ,2017,23(9):1174-1186.

[60] 高曙光 , 徐文硕 , 曾凯斌 , 等 . 膝关节骨关节炎滑液和软骨骨桥蛋白水平与其病变程度的相关性 [J]. 中华骨科杂志 ,2010,30(7):672-676.

[61] 罗卓荆 , 杨柳 . 骨与关节疾病的分子病因学研究进展 [J]. 中国矫形外科杂志 ,2003,11(7):477-479.

[62] 李威，吴闻文．组织工程在骨修复中的应 [J]，中国矫形外科杂志 ,2003,11(21):1495-1496.

[63] 段小军，杨柳，何天佐．骨组织工程关键技术的研究进展 [J]. 中国矫形外科杂志 ,2003,11(23):1628-1629.

[64] 陆圣君，瘳全明，鲁厚根．软骨下骨在骨关节炎进展中的作用 [J]. 国际骨科学杂志 ,2011,32(3):167-169.

[65] 宋淑军，张建中．雷奈酸锶：翻开了治疗骨质疏松的新篇章 [J]. 中国现代医学杂志 ,2008,18(18):2670-2672.

[66] 高凯，李云霞，陈世益．骨质疏松症药物治疗及研究进展 [J]. 上海医药 ,2012,33(15):16-18.

[67] 郭世绂．骨质疏松病的药物治疗及其理论基础 [J]. 中华骨科杂志 ,2004,24(11):691-695.

[68] 黄汉忠，常淑梅，李树军．雷奈酸锶研究现状 [J]. 天津医药 ,2006,18(4):65-68.

[69] 王新凤，李晓林．骨质疏松症非药物治疗研究 [J]. 国际骨科学杂志 ,2009,30(6):365-367.

[70] 李兵，吴志宏，邱贵兴．四环素类抗生素治疗骨关节炎的作用机制及应用前景 [J]. 中国矫形外科杂志 ,2007,15(3):197-199.

[71] 伦学刚，谈志龙，白人骁．骨质疏松与骨性关节炎关系的研究进展 [J]. 中国骨伤 ,2007,20(12):876-878.

[72] 孟瑶，雷涛．骨的微结构与骨强度关系的研究进展 [J]. 中国骨质疏松杂志 ,2011,17(9):831-834.

[73] 李海东，蒋雷生，载力杨．雌激素在骨关节炎及骨质疏松中的作用研究 [J]. 中国矫形外科杂志 ,2010,18(6):474-476.

[74] 范猛，姜文学，汪爱媛，等．唑来膦酸预防股骨头坏死塌陷的效果及机制 [J]. 中国医学科学院学报 ,2012,4:330-336.

[75] 徐琳．腓肠豆骨的形态特点及病变的诊治进展 [J]. 中国骨伤 ,2017,30(11):1-3.

[76] 何耀华，赵金忠，蒋垚．膝关节内侧结构损伤研究新进展 [J]. 国际骨科学杂志 ,2007,28(5):291-294.

[77] 洪海平，卫晓恩，陈勇，等．膝骨关节炎患者肌四头肌肌张力与膝关节功能的关系研究 [J]. 中医正骨 ,2014,26(10):32-34.

[78] 李海鹏, 刘玉杰, 姚建华, 等. 568 例膝关节关节镜检查软骨损伤情况的回顾性分析 [J]. 中国矫形外科杂志, 2009.17(8):261-263.

[79] 沈龙祥, 曾炳芳. 药物促进骨形成——骨质疏松治疗新举措 [J]. 国际骨科学杂志, 2016,37(30:135-139.

[80] 安丙辰, 载尅戎. 影响膝关节炎发病及进展的生物力学因素 [J]. 国际骨科学杂志, 2012,33(3):153-155.

[81] 陈刚, 徐卫东. 骨关节炎研究与基因芯片技术 [J]. 国际骨科学杂志, 2008,29(2):78-80.

[82] 李克军, 蒋拥军. 渐进抗阻力训练在膝骨关节炎康复治疗中肌四头肌表面肌电的表现 [J]. 风湿病与关节炎, 2016,5(6):21-23.

[83] 吴开泽, 陈献聪, 康禹, 等. 富血小板血浆在膝关节骨关节炎治疗中的应用 [J]. 国际骨科学杂志, 2015,36(6):414-417.

[84] 王宇辰, 陈云丰. 3D 打印技术在临床骨科中的应用 [J]. 国际骨科学杂志, 2016,37(6):358-362.

[85] 李翠苗, 陈芳萍, 王金武, 等. 负戴 VhBMP-2 钙磷硅基活性骨修复材料的 3D 打印构建及生物学性能研究 [J]. 国际骨科学杂志, 2015,36(3):187-193.

[86] 中华医学会运动医疗分会

外用 NSAIDs 疼痛治疗中国专家委员会：

外用非甾体抗炎药治疗肌肉骨骼系统疼痛的中国专家共识 [J]. 中国医学前沿杂志 (电子版),2016,8(7):24-27.

[87] 曹胧, 高宇阳, 庞坚, 等. 国际骨关节炎研究会髋与骨关节炎治疗指南——第二部分：基于循证和专家共识之治疗指南 [J]. 国际骨科学杂志, 2009,30(4):208-217.

[88] 李锋, 李元超, 贾晓峰, 等. 关节软骨模拟运动摩擦磨损行为研究 [J]. 摩擦学学报, 2011,317(1):30-35.

[89] 蔡振兵, 杨莎, 高姗姗, 等. 扭伤摩擦条件下软骨损伤行为研究 [J]. 四川大学学报 (工程科学版),2011,43(3):209-213.

[90] 倪志丰, 钱善华, 罗勇. 接触面积对天然软骨摩擦行为的影响 [J]. 润滑与密封, 2012,37(7):10-13.

[91] 董江峰, 于杰, 陈维毅. 力学刺激对关节软骨基质代谢的影响 [J]. 国际骨科学杂志, 2006,27(6):328-331.

[92] 徐斌, 吕厚山, 燕太强, 等. 国人正常髌骨厚度的测量 [J]. 中华骨科学

杂志 ,1998,18(9):522–523.

[93] 张金龙 , 何成奇 . 膝关节骨性关节炎的肌力变化研究进展 [J]. 华西医学 ,23(6):1491–1492.

[94] 贺本祥 , 檀亚军 , 夏万荣 , 等 . 股四头肌等长收缩练习治疗膝骨性关节炎的病例对照研究 [J]. 中国骨伤 ,2011,25(5):369–372.

[95] 郭翔 , 夏慈忠 . 不同类型运动对中老年肌力、骨密度影响研究 [J]. 中国骨质疏松杂志 ,2017,23(5):599–605.

[96] 谢光文 , 顾玉彪 , 李宁 , 等 . 高位髌骨对髌骨关节炎发生的影响及研究进展 [J]. 中国矫形外科杂志 ,2014,22(1):47–50.

[97] 马云青 , 张洪 , 孙大铭 . 膝关节骨坏死 : 自发性和继发性两种类型的区别 [J]. 北京解放军总院第一附属医院骨科 .

[98] 刘新光 , 郭万首 . 自发性膝关节骨坏死的治疗进展 [J]. 中华骨与关节外科杂志 ,2015,8(4):363–365.

[99] 朱翔 , 东扬 . 膝关节滑膜炎性病变临床特征 , 诊断和治疗 [J]. 国际骨科学杂志 ,2011, 32(1):65–68.

[100] 代燎原 , 卢一生 , 潘兵 , 等 . 高位髌骨的研究进展 [J]. 杭州解放军 117 医院骨科关节 ,363–267.

[101] 彭时雨 , 谢雁鸣 , 黎元元 , 等 . 基于文献计量学方法对中医药治疗膝关节骨性关节炎主要流派的研究 [J]. 中国中医骨伤科杂志 ,2016,24(9):36–41.

[102] 杨伟铭 , 曹学伟 . 膝关节自发性骨坏死的研究进展 [J]. 中国中医骨伤科杂志 ,2017,25(2):79–82.

[103] 吴晶琳 , 周红海 , 陈文思 , 等 . 现代数理方法在骨科临床研究中的应用 [J]. 中国中医骨伤科杂志 ,2017,25(1):73–75.

[104] 周逸民 , 邱友利 , 张俐 . 膝骨性关节炎合并骨质疏松大鼠模型的建立与评估 [J]. 中国中医骨伤科杂志 ,2017,25(9):1–4.

[105] 龙荫生 , 张留栓 , 冯峰 . 股骨髁间窝前交叉韧带撞击综合征骨伤综合征 [M]. 北京 : 北京科技出版社 ,2015:247.

[106] 龙荫生 , 张留栓 , 冯峰 . 髌骨外侧撞击综合征骨伤综合征 [M]. 北京 : 北京科技出版社 ,2015,252.

[107] 梁克玉 . 膝骨性关节炎 [M].1 版 . 武汉 : 湖北科技出版社 2012:7–9.

[108] 梁克玉 , 聂中华 , 何承建 . 滑囊炎 [M].1 版 . 武汉 : 湖北科技出版社 2013:39–942.

[109] 工华伟, 杨柳, 工富友. 膝关节退行性骨关节炎钙化层病例改变的研究 [J]. 中国矫形外壳杂志 ,2009,17(12):925–927.

[110] 胡海岚, 凌龙, 何敏辉, 等. 绝经后不同骨关节退行性疾病与骨质疏松程度相关性的研究 [J]. 中国骨伤 .

[111] 袁晋卫, 杨威, 隙斌, 等. 雌激素与骨关节炎综述 [J]. 中国骨质疏松杂志 ,2017.23(10):1363–1368.

[112] 雷光华, 王坤正. 骨关节炎诊疗指南 (2018 年版) 解读 [J]. 中华骨科杂志 ,2018,38(12):716–717.

后　记

　　中华医学会骨科学分会最新公布《骨关节炎诊疗指南》（2018年版）明确指出该指南根据近年OA药物及手术治疗的最新进展，遵循科学性、实用性和先进性原则，对2007年版进行了更新。随着对OA发生、发展机制的探讨和循证医学研究的不断深入，出现了一些新的理念、技术和药物，进一步优化了OA的诊疗策略。作为一部由中华医学会骨科学分会制定的OA诊疗指南，在重视基础治疗和药物治疗的前提下，针对OA流行病学的特点和OA诊断标准，更加详细地规范了诊疗的流程和目的。

　　本书在编写过程中，力求较全面客观地反映当前OA研究的最新进展，但目前国际上在OA的诊疗方面尚存不少争议。因此本书中许多观点及诊疗标准也应客观考虑和个体化考虑，并尽可能精准告知患者相关情况。书中的许多循证依据以及治疗方案有许多与新指南相符合，还是值得庆幸的！但由于我们水平有限，编写中难免有疏漏之处，敬请同道指正。

编者　龙萌生
2018年8月于古都洛阳